PhytoPraxis

Markus Wiesenauer

PhytoPraxis

8., vollständig aktualisierte Auflage

Unter Mitarbeit von Annette Kerckhoff

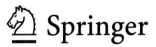 Springer

Markus Wiesenauer
Kernen-Stetten, Deutschland

ISBN 978-3-662-68225-8   ISBN 978-3-662-68226-5   (eBook)
https://doi.org/10.1007/978-3-662-68226-5

Die Deutsche Nationalbibliothek verzeichnet diese Publikation in der Deutschen Nationalbibliografie; detaillierte bibliografische Daten sind im Internet über https://portal.dnb.de abrufbar.

Planung/Lektorat: Ulrike Hartmann
Springer ist ein Imprint der eingetragenen Gesellschaft Springer-Verlag GmbH, DE und ist ein Teil von Springer Nature.
Die Anschrift der Gesellschaft ist: Heidelberger Platz 3, 14197 Berlin, Germany

Das Papier dieses Produkts ist recyclebar.

Vorwort zur 8. Auflage

Die Phytotherapie erfährt durch unterschiedliche Entwicklungen nicht nur in Pharmazie und Medizin einen besonderen Stellenwert: die zunehmend etablierte Begrifflichkeit der Nature-based Therapies beinhaltet ein Behandlungskonzept, das sich unterschiedlicher Ressourcen bedient. Diese wiederum werden als „green space" und „blue space" Intervention einer intensiven Beforschung unterzogen.

Dabei kann „green" vereinfacht ausgedrückt für die Natur per se verstanden werden – unter „blue" das Wasser. Gebündelt sind diese therapeutischen Optionen ein Spiegel der Kneipp`schen Therapie, basierend auf den bekannten fünf Säulen, zu denen auch die Phytotherapie gehört.

Eine weitere Entwicklung kommt der Arzneipflanzentherapie entgegen: Sie verfügt über einen extrem breiten Fundus an Empirie, die sich in die Patientenversorgung implementieren lässt. Voraussetzung ist, dass die Begrifflichkeit „evidenzbasiert" im Sinne ihres Begründers David Sackett umgesetzt wird. Dies gipfelt in Perspektiven für eine systematische Dokumentation zur Nutzung von pflanzlichen Arzneimitteln, in welcher sich die Realworld-Daten und damit Evidenz adäquat abbilden lassen. Ein Blick in die pädiatrische Phytotherapie belegt beispielhaft diese Notwendigkeit.

In diesem Ductus sind vom Verfasser als praktizierendem Facharzt für die inzwischen 8. Auflage vielfache Erweiterungen und Ergänzungen ganzer Kapitel vorgenommen worden, was sich auch und gerade im bewußt gewählten Buchtitel „PhytoPraxis" ausdrückt.

Dem Springer-Verlag danke ich erneut für die harmonische und konstruktive Zusammenarbeit.

Markus Wiesenauer
Kernen-Stetten, Deutschland
Im Frühjahr 2024

Audiatur et altera pars – Vorwort zur 1. Auflage

PhytoPraxis ist ein Buch, das im besten Sinne des Wortes aus der Praxis für die Praxis geschrieben wurde. Die Konzeption trägt diesem Ansatz Rechnung, die phytotherapeutische Praxis abzubilden und daraus einen Mehrwert für die Patienten zu generieren, auch unter GKV-Aspekten.

Wohlwissend um den Spannungsbogen der heutigen Arzneipflanzenkunde haben wir zwar eine rationale Phytotherapie in den Mittelpunkt gestellt, darüber hinaus aber phytotherapeutisches Erfahrungswissen miteinbezogen und unsere eigene Therapieerfahrung wiedergegeben.

Die Authentizität ist unser zentrales Anliegen: Wir beschreiben Praxiserfahrungen, die ergänzt werden durch wertvolle Hinweise und Anregungen von Frau Dr. med. Ulrike Novotny und Herrn Dr. rer. nat. Wolfgang Widmaier als Fachapotheker für Offizinpharmazie.

Die Zusammenarbeit eines seit Jahren in eigener Praxis tätigen Facharztes für Allgemeinmedizin und einer Fachjournalistin für Komplementärmedizin zielt auf eine praxisbezogene Darstellung, die den Patienten mit seinen Symptomen in den Mittelpunkt stellt. Daraus ergibt sich ein systematischer Aufbau der einzelnen Kapitel, wobei wir bewusst Überschneidungen in Kauf nehmen und nicht die Vollständigkeit beabsichtigen. Jedes Kapitel – mit Ausnahme von ▶ Kap. 23, Erkrankungen im Kindesalter, – besteht aus zwei Teilen, die unterschiedliche Wege des Zugangs anbieten. Letztendlich führen beide zu konkreten Empfehlungen für die Praxis:

Nach einführenden Hinweisen auf die Möglichkeiten und Grenzen wird im ersten Abschnitt jedes Kapitels jeweils die *Phytotherapie* differenzialtherapeutisch dargestellt, analog den vom Patienten geschilderten Symptomen. Korrespondierende Präparatebeispiele ermöglichen die unmittelbare Umsetzung in der Praxis.

Im Abschnitt *Wirkstoffe* werden die Arzneipflanzen monographisch nach dem derzeitigen Wissensstand vorgestellt. Eine Auswahl an Fertigarzneimitteln lässt zumal im Vergleich der Einzeldosis (ED) an Pflanzenextrakt eine auf den einzelnen Patienten abgestimmte Phytotherapie zu. Allein aus Gründen der Praktikabilität können pro Arzneidroge nicht alle auf dem Markt verfügbaren Fertigarzneimittel genannt werden. Die Auswahl und Nennung orientiert sich in erster Linie an den eigenen Erfahrungen des Autorenteams sowie am Zulassungsstatus und an der Marktbedeutung der

Präparate. Neben einem ausführlichen Stichwortverzeichnis findet der Leser ein gesondertes Verzeichnis der genannten Präparate.

Wenn immer wieder ein wissenschaftlicher Standard für den Wirksamkeitsnachweis auch und gerade für pflanzliche Arzneimittel eingefordert wird, dann kann sich dieser nicht nur auf die plazebokontrollierte Doppelblindstudie am selektierten, weil stationären Patienten reduzieren. Vielmehr ist es gerade die kontinuierliche Evaluation am Patienten im Alltagsleben, sprich in der Hausarztmedizin, die eigentlicher Maßstab für eine gesicherte therapeutische Wirksamkeit sein muss. Hier zeigt sich erst die Rationale einer Pharmakotherapie. Allein die Nutzen-Risiko-Relation einer Behandlung von Erkrankungen im leichten bis mittelschweren Stadium machen die Phytopharmaka zu Arzneimitteln erster Wahl. Bei besonderen Patientengruppen wie Kindern und älteren Menschen kommt diesem Aspekt eine weitere Bedeutung zu.

Darüber hinaus gibt es immer mehr gesicherte Belege für eine *Add-on*-Phytotherapie bei zahlreichen Indikationsgebieten. Jüngstes Beispiel ist die Behandlung der Herzinsuffizienz im Stadium NYHAIII mit standardisiertem Weißdornextrakt. Dabei kann die Dosis und somit die Nebenwirkungsrate chemisch-synthetischer Pharmaka reduziert, die Verträglichkeit und konsekutiv die Compliance gesteigert werden.

Unsere Intention ist es zu dokumentieren, dass die Phytotherapie als Bestandteil einer rationalen Pharmakotherapie in die Patientenversorgung implementiert werden kann; deshalb sind auch kritische Kommentare und konstruktive Kritik sehr erwünscht.

Dem Springer-Verlag, Heidelberg, danken wir für die Realisierung des Projektes.

Annette Kerckhoff
Berlin, Deutschland

Markus Wiesenauer
Weinstadt, Deutschland
Im Frühjahr 2003

Inhaltsverzeichnis

Über den Autor

Dr. med. Markus Wiesenauer
Nach dem Studium der Pharmazie und Medizin absolvierte er seine fachärztliche Weiterbildung und war Forschungsstipendiat der Robert-Bosch-Stiftung und der Karl-und-Veronica-Carstens-Stiftung. Seit über 35 Jahren ist er in eigener Praxis als Facharzt für Allgemeinmedizin mit den Zusatzqualifikationen Homöopathie, Naturheilverfahren und Umweltmedizin tätig. Für seine wissenschaftlichen Arbeiten wurde Dr. Wiesenauer mehrfach ausgezeichnet, u. a. mit dem Dr.-Willmar-Schwabe-Preis für moderne Heilpflanzenforschung.

Er war jahrelang Mitglied der Arzneimittelkommission E (pflanzliche Therapierichtung), langjähriger Vorsitzender der Arzneimittelkommission D (homöopathische Therapierichtung) und Mitglied der Homöopathischen Arzneibuch-Kommission (HAB) sowie Lehrbeauftragter für Allgemeinmedizin.

Dr. Wiesenauer hat mehr als 300 Publikationen und über 35 Bücher zu den Themenbereichen Allgemeinmedizin, Phytotherapie und Homöopathie veröffentlicht. Seit Jahren hält er Seminare für ärztliche und pharmazeutische Fachkreise.

Abkürzungen und Zeichenerklärung

Btl., btl.	Beutel
Drg.	Dragee(s)
ED	Einzeldosis
EL	Esslöffel
GIT	Gastrointestinaltrakt
Kps.	Kapsel(n)
Lj.	Lebensjahr
Lsg.	Lösung
n. d.	nach dem/n
Past.	Pastille(n)
pulv.	pulverisiert
Std.	Stunde(n)
Tabl.	Tablette(n)
tgl.	täglich
TL	Teelöffel, 1 TL = 2 ml
Tr.	Tropfen
v. d.	vor dem/n
verd.	verdünnt

Phytotherapie – Qualität und Verordnung

Inhaltsverzeichnis

Pflanzliche Arzneimittel enthalten als wirksame Bestandteile ausschließlich pflanzliche Extrakte mit Stoffen oder Stoffgruppen, deren substanzieller Beitrag zur therapeutischen Wirkung bekannt ist. Insofern lassen sich relevante Qualitätskriterien für Phytopharmaka zusammenfassend formulieren: konstante Anbaubedingungen zur Erhaltung der Qualität, eigene Richtlinie „Good Agricultural Practices"; Herstellungsverfahren und Extraktionsmittel mit Spezifikation der Extraktqualität und Standardisierung des Extrakts als Voraussetzung; galenische Form des standardisierten Extrakts als Tablette, Dragee, Kapsel oder Lösung; experimentelle und klinische Daten zu Unbedenklichkeit und Wirksamkeit von Präparate-spezifischen Extrakten mit rational nachvollziehbaren Indikationsangaben. Die auf dieser Basis zugelassenen pflanzlichen Arzneimittel sind bis auf wenige Ausnahmen für Kinder bis zum 12. Lebensjahr und für Jugendliche mit Entwicklungsstörungen bis zum 18. Lebensjahr zu Lasten der GKV verschreibungsfähig; bei Erwachsenen ist eine Verordnung auf „grünem Rezept" (Selbstzahler) sowie auf Privatrezept (PKV) möglich.

1.1 Qualitätskriterien

Pflanzliche Arzneimittel enthalten als wirksame Bestandteile ausschließlich pflanzliche Extrakte; sie wiederum werden zumeist aus getrockneten, zum Teil auch aus frischen Pflanzen und Pflanzenteilen gewonnen. Isolierte Pflanzeninhaltsstoffe wie etwa das Digoxin aus der Digitalis-Pflanze gehören nicht zu den pflanzlichen Arzneimitteln. Aus der qualitätsgesicherten Droge als einem genuinen Vielstoffgemisch wird mittels standardisiertem Extraktionsverfahren der Extrakt gewonnen. Eine wichtige Kenngröße ist dabei das Drogen-Extrakt-Verhältnis (DEV). Es beschreibt die Extraktausbeute, die man bei einem bestimmten reproduzierbaren Herstellungsverfahren erhält, und wird zumeist als Spanne angegeben (z. B. 5–7:1). Zur Qualitätssicherung pflanzlicher Arzneimittel – und deshalb vom Gesetzgeber vorgeschrieben – gehört neben dem DEV auch die Angabe von Art und Konzentration des Extraktionsmittels (z. B. 60 % Ethanol). Dabei enthält der so deklarierte Spezialextrakt Inhaltsstoffe mit bekannter therapeutischer Aktivität. Es sind also Stoffe oder Stoffgruppen, deren substanzieller Beitrag zur therapeutischen Wirkung einer Droge bzw. deren Zubereitung bekannt sind. Sie werden in diesem Buch deshalb unter Wirkstoff beschrieben und stellen somit die wirksamkeitsmitbestimmenden Inhaltsstoffe dar.

Qualitätskriterien in der Phytotherapie
- Qualität der Droge durch konstante Anbaubedingungen (Samenmaterial, Bodenbeschaffenheit, Standort, Erntezeit); dazu wurde eine eigene Richtlinie „Good Agricultural Practices" erstellt
- Herstellungsverfahren und Extraktionsmittel mit Spezifikation der Extraktqualität; dabei gilt die Standardisierung des Extrakts als Voraussetzung
- Galenische Form des standardisierten Extrakts als Tablette, Dragee, Kapsel oder Lösung
- Experimentelle und klinische Daten zur Unbedenklichkeit und Wirksamkeit von Präparate-spezifischen Extrakten mit nachvollziehbaren Indikationsangaben

Sind die oben genannten Qualitätskriterien insbesondere auch zur klinischen Wirksamkeit erfüllt, dann wird das pflanzliche Arzneimittel genauso zugelassen wie das chemisch-synthetische Arzneimittel. Das nationale Zulassungsverfahren obliegt in Deutschland dem *Bundesinstitut für Arzneimittel und Medizinprodukte*, BfArM. Die europäische Zulassung wird von der *European Agency for Evaluation of medical products* – EMEA – ausgesprochen.

Sind für pflanzliche Arzneimittel Teile der Qualitätskriterien und hier insbesondere des Nachweises der klinischen Wirksamkeit nicht erfüllt, dann erhält das Präparat nur eine Zulassung als „traditionelles Arzneimittel" analog den unterschiedlichen Stufen der Evidenz-basierten Medizin. Solche traditionellen pflanzlichen Arzneimittel müssen bei der Indikationsangabe stets die Formulierung verwenden „traditionell angewendet bei ...". Ob regulär zugelassenes Arzneimittel oder traditionelles Arzneimittel ist ausschließlich von der Erfüllung der Qualitätskriterien abhängig, nicht jedoch von der verwendeten Droge. Dies kann dazu führen, dass ein und dieselbe Droge zu zwei unterschiedlichen Präparaten verarbeitet wurde. Da beide Präparate unterschiedliche Evidenzstufen besitzen, können sie somit nicht untereinander ausgetauscht werden.

1

1.2 Verordnungsfähigkeit

Obwohl also der jeweilige Hersteller unterschiedliche Qualitätskriterien für sein Präparat erfüllt, bleibt davon die Frage der Erstattungsfähigkeit ausgenommen. Demnach dürfen – bis auf wenige Ausnahmen – die meisten pflanzlichen Arzneimittel nicht zu Lasten der GKV verordnet werden. Eine wichtige Ausnahme sind Johanniskraut-Präparate mit dem Indikationsanspruch „mittelschwerer depressiver Episoden". Sie sind generell unter die Verschreibungspflicht gestellt und GKV-erstattungsfähig.

Die Ausnahmen zur GKV-Verordnungsfähigkeit sind:*

- Flohsamenschalen nur zur unterstützenden Quellmittel-Behandlung bei Morbus Crohn, Kurzdarm-Syndrom und HIV-assoziierten Diarrhöen
- Ginko-biloba-Blätter-Extrakt (Aceton-Wasser-Auszug, standardisiert) nur zur Behandlung der Demenz
- Mistel-Präparate, parenteral, auf Mistellektin standardisiert, nur in der palliativen Therapie von malignen Tumoren zur Verbesserung der Lebensqualität
- Kinder bis zum vollendeten 12. Lebensjahr und Jugendliche bis zum 18. Lebensjahr mit Entwicklungsstörungen

---

Die Ausnahmen gelten generell nur für zugelassene pflanzliche Arzneimittel, grundsätzlich nicht für die traditionellen Arzneimittel.

Pflanzliche Arzneimittel werden üblicherweise bei Erkrankungen im leichten bis mittelschweren Stadium, teilweise auch im schweren Stadium eingesetzt. Insofern ist mit dieser Präparategruppe eine abgestufte, dem Schweregrad angemessene Therapie möglich, die auf Grund der hohen Patientenakzeptanz wesentlich zur Compliance-Förderung mit beiträgt. Deshalb ist eine ärztliche Verschreibung aus Gründen der Therapiekontrolle zu empfehlen. Dafür stehen folgende zwei Möglichkeiten zur Verfügung:

- Verordnung auf Privatrezept, wie es bei PKV-Versicherten üblich ist.
- Verordnung auf grünem Rezept, wie es sich für GKV-Versicherte anbietet, wobei die übliche Rezeptgebühr entfällt.

Erkrankungen des Allgemeinbefindens

Inhaltsverzeichnis

© Springer-Verlag GmbH Deutschland, ein Teil von Springer Nature 2024
M. Wiesenauer, *PhytoPraxis*, https://doi.org/10.1007/978-3-662-68226-5_2

2

Erschöpfung, anhaltende Müdigkeit ohne angemessenen Anlass und Leistungs-schwäche – Erkrankungen des Allgemeinbefindens – sind in der Allgemeinpraxis eine ebenso häufige wie unspezifische Klage. Neben einer Grunderkrankung (z. B. Karzinom) können die Beschwerden auch Ausdruck eines Fatigue-Syndroms, einer atypischen Depression bzw. einer verzögerten Rekonvaleszenz nach operativem Eingriff oder einer schweren Krankheit (Infektion) sein. Ein weiteres Beispiel ist das Post- bzw. Long-Covid-Syndrom. Pflanzliche Arzneimittel können im Sinne einer Monotherapie oder als Add-on-Therapie zur konventionellen Behandlung sowie adjuvant zu nicht-medikamentösen Allgemeinmaßnahmen (Adaptationsprinzip) eingesetzt werden.

2.1 Phytotherapie

Patienten mit Erschöpfung, anhaltender Müdigkeit ohne spezifischen Anlass und allgemeine Leistungsschwäche sind in der Allgemeinpraxis eine ebenso häufige wie unspezifische Symptomatik. Neben einer schweren Grund-erkrankung (z. B. Karzinom) können die Beschwerden auch Ausdruck eines Fatigue-Syndroms, einer atypischen Depression bzw. einer verzögerten Re-konvaleszenz nach operativem Eingriff oder einer schweren Erkrankung (In-fektion) sein. Dazu zählt auch das postinfektiöse Syndrom, welches ursachen-spezifisch als Post- oder Long-Covid-Syndrom in der Patientenversorgung zunimmt. Bei vielfach fehlenden somatischen Pathologien bewährt sich eine allgemeine bzw. organspezifische Phytotherapie.

Pflanzliche Arzneimittel können im Sinne einer Monotherapie oder als Add-on-Therapie zur konventionellen Behandlung sowie unterstützend zu Allgemeinmaßnahmen eingesetzt werden und basieren auf dem Adaptations-prinzip. Die dabei verwendeten Pflanzen werden auch als Adaptogene be-zeichnet; sie unterstützen die Anpassungsfähigkeit des Organismus bei er-höhter psychischer und physischer Belastung. Dazu gehören u. a. Ginseng, Eleutherococcus sowie die Rosenwurz (◧ Tab. 2.1); sie können aus therapeu-tischer Sicht als äquivalent bezeichnet werden. Bei persistierender Sympto-matik empfiehlt sich ein Wechsel der Arzneipflanze.

Neben Pflanzenextrakten werden auch Lecithin (überwiegend aus Soja), Vitamine oder Mineralstoffe angeboten, die zum Teil den Status „Nahrungs-ergänzungsmittel" tragen. Davon abzugrenzen sind Arzneimittel mit defi-nierten und standardisierten Arzneipflanzenextrakten, die typischerweise der Apothekenpflicht unterliegen.

◻ Tab. 2.1 Phytotherapie bei Erkrankungen des Allgemeinbefindens

Symptomatik	Arzneidrogen	Präparatebeispiel
Depressive Verstimmungen	Johanniskraut	*Neuroplant* 1–0–0 Tabl.
Gastrointestinale Beschwerden: Appetitlosigkeit, Meteorismus, Stuhlunregelmäßigkeit	Kamillenblüten, Kümmelfrüchte, Melissenblätter, Pfefferminzblätter, Schleifenblumenkraut, Süßholzwurzel	*Iberogast Advance* 20–20–20 Tr.
Appetitanregend bei Erschöpfungszuständen	Chinarinde, Enzianwurzel, Pomeranzenschalen, Zimtrinde	*Amara-Pascoe* 15–15–15 Tr. v. d. Mahlzeiten
Hypotonie-assoziierte Beschwerden, orthostatische Dysregulation	Campher, Weißdornbeeren	*Korodin Herz-Kreislauf-Tropfen* 10–10–10 Tr. (und häufiger)
Konzentrationsstörungen mit kognitiver Erschöpfung, Lernschwierigkeiten, postinfektiöses Syndrom Infektanfälligkeit	Rosenwurzwurzel	*Vitango* 1–(1)–0 Tabl.
Müdigkeit und Schwäche, Burn-out-Syndrom	Ginkgoblätter (Spezialextrakt)	*Tebonin spezial* 80 mg 1–1–0 Tabl.
Unruhe- und Spannungszustände, Schlafstörungen	Baldrianwurzel, Melissenblätter	*Euvegal* 320/160 mg 1–0–1–(1) Tabl.

Die spezifisch zur Behandlung der Infektanfälligkeit („Abwehrschwäche") und des akuten Infektes eingesetzten Drogen werden in ▶ Kap. 10 beschrieben

Ein weiteres Prinzip zur Behandlung von Erschöpfung und Leistungsschwäche ist der Einsatz von Bitterstoffdrogen, was im Kontext der zunehmenden Erkenntnisse über das Darm-assoziierte Immunsystem nachvollziehbar wird. Wenngleich diese Bittermittel primär zur Behandlung von Verdauungsstörungen (u. a. dyspeptische Beschwerden, ▶ Kap. 15) eingesetzt werden, ist ihre tonisierende und vegetativ regulierende Wirkung (Sympathikusreizung) belegt, sodass sie bei dyspeptischen Beschwerden, Appetitlosigkeit sowie kognitivem und somatischem Schwächezustand nach Erkrankung oder Operation indiziert sind. Hierin widerspiegeln sich zu-

2

nehmende Erkenntnisse über die Darm-Hirn-Achse. Neben Fertigarzneimitteln sind auch Teemischungen („Anhang") und der Genuss bitterstoffhaltiger Lebensmittel (Chicorée, Rucola, Endivie usw.) empfehlenswert.

Praxisbewährt

Bei diesem Indikationsgebiet: Kneipp-Anwendungen als Allgemeinmaßnahmen. Dazu gehören u. a. morgendliche Wechselduschen oder kaltes Wasser über die Unterseite der Handgelenke fließen lassen; dabei stets mit der rechten Körperhälfte beginnen („Herz-fern"); sinnvoll sind auch temperaturansteigende Fußbäder mit Zusatz von Rosmarinöl (▶ Kap. 11 „Blutkreislauf- und arterielle Gefäßerkrankungen").

— Im Sinne einer Basistherapie kann Johanniskraut eingesetzt werden, gerade auch in Kombination mit Ginkgoblättern, ▶ Kap. 4 „Neurologische Erkrankungen".

— Liegt ein Tumorleiden als Grunderkrankung vor, sind Ginsengwurzel, Rosenwurzwurzel und Taigawurzel therapeutisch sinnvolle Arzneipflanzen, ▶ Kap. 22 „Onkologische Erkrankungen".

— Die in diesem Kapitel genannten Arzneidrogen haben sich auch zur Behandlung des Fatigue-Syndroms, bei verzögerter Rekonvaleszenz nach einem operativen Eingriff oder nach einer schweren Erkrankung bewährt, wozu auch das Post- bzw. Long-Covid-Syndrom zählt.

— Auch beim Burn-out-Syndrom sind neben Allgemeinmaßnahmen („Psychohygiene") tonisierend wirkende Arzneidrogen wie Ginsengwurzel und Ginkgo-biloba-Spezialextrakt (80–160 mg) sehr effektiv.

— Vergleichbar im therapeutischen Effekt, zumal bei einer anhaltenden Rekonvaleszenzphase mit Müdigkeit, mangelnder Leistungsfähigkeit und depressiver Verstimmung, ist Johanniskraut-Extrakt in Tagesdosen von 600–900 mg (▶ Kap. 3).

— Im Sinne einer kurzfristigen Vigilanzsteigerung z. B. nach einem arbeitsreichen Tag bewährt sich Ginkgo-biloba-Spezialextrakt: *Tebonin spezial 80 mg* (1- bis 2-mal tgl.) Dies spiegeln auch die Studienergebnisse an Gesunden wider, bei denen der Effekt des *Ginkgo-biloba-Spezialextrakts EGB 761* unter Bildschirmarbeit erfasst wurde: Die Stresstoleranz vergrößerte sich, die Leistungsfähigkeit nahm zu. Die verabreichte Tagesdosis betrug 240 mg des Spezialextrakts während einer Behandlungsdauer von 8 Wochen.

- Nach antibiotisch behandelten Erkrankungen bewährt sich insbesondere die Anwendung von Bitterstoffdrogen zur Sanierung der Darmflora und des Darm-assoziierten Immunsystems, vgl. ► Kap. 15 „Magen-Darm-Erkrankungen".
- Bei Fibromyalgie mit psychischer Begleitkomponente können je nach Symptomatik hier genannte Arzneidrogen mit pflanzlichen Antirheumatika kombiniert werden, vgl. ► Kap. 20 „Rheumatische Erkrankungen und Schmerzsyndrome".

2.2 Wirkstoffe

- **Coffein** ► Abschn. 2.2.1
  - Guarana
  - Kola
  - Mate
- **Eleutheroside** ► Abschn. 2.2.2
  - Taigawurzel (Eleutherococcus)
- **Ginsenoside** ► Abschn. 2.2.3
  - Ginseng
- **Rosavine** ► Abschn. 2.2.4
  - Rosenwurzwurzelstock

Weitere Arzneipflanzen bei Erkrankungen des Allgemeinbefindens
- Baldrian ► Kap. 3 „Psychische und neurovegetative Erkrankungen"
- Enzian ► Kap. 15 „Magen-Darm-Erkrankungen"
- Ginkgo ► Kap. 4 „Neurologische Erkrankungen"
- Hopfen ► Kap. 3 „Psychische und neurovegetative Erkrankungen"
- Johanniskraut ► Kap. 3 „Psychische und neurovegetative Erkrankungen"
- Melisse ► Kap. 3 „Psychische und neurovegetative Erkrankungen"
- Wermut ► Kap. 15 „Magen-Darm-Erkrankungen"

Am besten ist die Wirkung der als „Adaptogene" bezeichneten Drogen Ginseng und Taigawurzel untersucht, wozu auch die Rosenwurzwurzel gezählt werden kann. Sie verbessern – auch im Tierversuch nachgewiesen – die Toleranz gegenüber unterschiedlichsten Stressreizen wie z. B. Sauerstoffmangel. Ein weiteres, wegen der Suchtgefahr letztlich umstrittenes Behandlungsprinzip, ist die Verordnung coffeinhaltiger Adaptogene. Coffein, ob aus

2

Genussmitteln oder pflanzlichen Präparaten, regt den Sympathikus an und verkürzt die parasympathikotone Erholungsphase, sodass eine Erschöpfung auf lange Sicht damit nicht behandelt werden sollte. Diese Präparate können allenfalls kurzfristig die Vigilanz erhöhen, wobei die Wirkung von starkem Kaffee kaum geringer ausfällt als die Wirkung eines Coffeinpräparats. Außerdem kollidiert die Gabe coffeinhaltiger Präparate deutlich mit der notwendigen Empfehlung, den Genussmittelkonsum einzuschränken, um dem Körper wieder mehr zu seinen notwenigen Ruhe- und Erholungspausen zu verhelfen (Stressoren vermeiden).

2.2.1 Coffein

Coffein ist ein Alkaloid, das in Kaffee, Kakao, Tee, Cola, Mate, Guarana und grünem Tee vertreten ist. Coffeindrogen werden aufgrund ihrer anregenden Wirkung als Genussmittel verwendet. Therapeutisch werden daneben Reinalkaloide eingesetzt. Sie wirken zentral erregend, positiv inotrop, negativ chronotrop in niedriger Dosierung, positiv chronotrop in höherer Dosierung, peripher blutgefäßerweiternd, jedoch vasokonstriktorisch auf die Hirngefäße und durch die verbesserte Nierendurchblutung diuretisch. Coffein steigert zudem die Lipolyse, es wirkt analgetisch und verstärkt die Wirkung von Analgetika.

Eine Suchtentwicklung kann eintreten; das heißt, um den gleichen Effekt zu erreichen, muss die Dosis gesteigert werden. Coffeinentzug äußert sich durch Kopfschmerzen, die jedoch innerhalb von 24–36 Std. abklingen.

Insgesamt sollte Coffein nicht als Dauertherapie, sondern nur in Einzelfällen verordnet werden. Der anregende Effekt lässt sich auch mit Kaffee oder kurz gezogenem Schwarztee erreichen. Bei Kindern unter 12 Jahren sollten generell keine Coffeindrogen eingesetzt werden.

Guarana (*Paullinia cupana*)

- **Verwendeter Pflanzenteil**

Getrocknete Paste aus gerösteten, zerkleinerten und mit Wasser zu einem Brei angestoßenen Samen (*Guarana = Pasta Guarana = Semen Guaranae*) von einem im Amazonasgebiet heimischen Kletterstrauch

- **Inhaltsstoffe**

Coffein (4–8 %, coffeinreichste Droge), etwas Theobromin, Saponine, Catechingerbstoffe, Stärke, Mineralstoffe, wenig ätherisches Öl

■ **Wirkung**

Zentral stimulierend, positiv inotrop, positiv chronotrop, bronchodilatierend, diuresesteigernd (aquaretisch), vasodilatierend (aber Tonussteigerung der Meningealgefäße)

■ **Anwendungsgebiete**

Erschöpfung, Ermüdung

■ **Neben-/Wechselwirkungen**

Einschlafstörungen, Übererregbarkeit, nervöse Unruhezustände, Magenbeschwerden; Wirkungsverstärkung durch psychoanaleptisch wirksame Arzneimittel wie auch durch coffeinhaltige Getränke

■ **Gegenanzeigen**

Magen- und Zwölffingerdarmgeschwüre, Überempfindlichkeit gegen Guaranasamen, gegen Coffein, Herzrhythmusstörungen, Leberzirrhose, Schilddrüsenüberfunktion, Angstsyndrom, Kinder unter 12 Jahren, Schwangerschaft, Stillzeit

Fertigarzneimittel
Nicht bekannt

Kola (*Cola nitida* und *C. acuminata*)

■ **Verwendeter Pflanzenteil**

Samen (*Colae semen*)

■ **Inhaltsstoffe**

Coffein und wenig Theobromin, Catechingerbstoffe

■ **Wirkung**

Analeptisch, Stimulation der Magensäureproduktion, lipolytisch, motilitätssteigernd, positiv chronotrop, diuretisch (aquaretisch)

■ **Anwendungsgebiete**

Geistige und körperliche Ermüdung

2

■ **Neben-/Wechselwirkungen**
Einschlafstörungen, Übererregbarkeit, nervöse Unruhezustände, Magenbeschwerden; Wirkungsverstärkung durch psychoanaleptisch wirksame Arzneimittel wie auch durch coffeinhaltige Getränke

■ **Gegenanzeigen**
Magen- und Zwölffingerdarmgeschwüre, Gastritis

Praxistipp

Tagesdosis 2–6 g Colasamen, Anwendung als Trockenextrakt oder Fluidextrakt

---

Fertigarzneimittel
Nicht bekannt, nur als Genussmittel

Mate (*Ilex paraguariensis*)
■ **Verwendeter Pflanzenteil**
Blätter (*Mate folium*)

■ **Inhaltsstoffe**
Coffein, Theobromin, Chlorogensäure u. a. Caffeoylchinasäuren mit Gerbstoffeigenschaften, Flavonoide

■ **Wirkung**
Analeptisch, diuretisch (aquaretisch), positiv inotrop, positiv chronotrop, glykogenolytisch, lipolytisch, Senkung des Parasympathikotonus

■ **Anwendungsgebiete**
Geistige und körperliche Ermüdung

■ **Neben-/Wechselwirkungen**
–

■ **Gegenanzeigen**
–

Fertigarzneimittel
Nicht bekannt, nur als Teezubereitung

2.2.2 Eleutheroside

Eleutheroside sind eine inhomogene Stoffgruppe aus Phenylpropanderivaten, Lignanen, Cumarinderivaten, Beta-Sitosterin und Polysacchariden. Die Bezeichnung als Sibirischer oder Russischer Ginseng ist im Hinblick auf die Inhaltsstoffe irreführend.

Taigawurzel (*Eleutherococcus senticosus*)
■ **Verwendeter Pflanzenteil**
Wurzel (*Eleutherococci radix*)

■ **Inhaltsstoffe**
Eleutheroside

■ **Wirkung**
Tonisierend und anregend, adaptogen (Steigerung der Widerstandsfähigkeit des Organismus gegenüber verschiedenen Stressoren), hochsignifikanter Anstieg immunkompetenter Zellen (v. a. T-Helfer-Zellen, natürliche Killer- und zytotoxische Zellen), Senkung der Adrenalinausschüttung

■ **Anwendungsgebiete**
Müdigkeits- und Schwächegefühl, nachlassende Leistungs- und Konzentrationsfähigkeit, Rekonvaleszenz

■ **Neben-/Wechselwirkungen**
Keine bekannt, dennoch Gegenanzeigen (s. u.) beachten

■ **Gegenanzeigen**
Bluthochdruck, Zustand nach Herzinfarkt

2

> **Praxistipp**
>
> Nach einer kurmäßigen Einnahme über ca. 2 Monate sollte eine Therapiepause von 1 Monat erfolgen.

❯ Zur Taigawurzel liegt ein Cochrane Review vor (2009).

> **Fertigarzneimittel**
> **Monopräparate**
> ▬ *Eleu Curarina Tropfen*, 30–0–30

2.2.3 Ginsenoside

Ginsenoside zählen zu den Saponinen (Seifenstoffen), welche ausführlich in ▶ Kap. 8 beschrieben werden.

■ **Ginseng (*Panax ginseng*)**
Über Ginseng liegen mehrere hundert Studien und damit sehr ausführliches wissenschaftliches Material vor.

■ **Verwendeter Pflanzenteil**
Wurzel (Ginseng radix)

■ **Inhaltsstoffe**
Ginsenoside (Triterpensaponine, bestehen aus mindestens 11 Einzelverbindungen), wenig ätherisches Öl, Peptidoglykane, Polysaccharide

■ **Wirkung**
Allgemein tonisierend und anregend, adaptogen (Steigerung der Widerstandsfähigkeit des Organismus gegen zahlreiche Stressoren wie ionisierende Strahlung, Infektionen, Toxine, psychischer Stress), Stimulation der Hirnrindentätigkeit, Verbesserung von Konzentration und Aufmerksamkeit, Stimulation der T-Helfer-Zellen und der B-Lymphozyten, Wachstumsförderung der intestinalen Bifidus-Flora, antioxidative Wirkung

■ **Anwendungsgebiete**

Als Tonikum zur Stärkung und Kräftigung bei Müdigkeits- bzw. Schwächegefühl, nachlassender Leistungs- und Konzentrationsfähigkeit, Rekonvaleszenz

■ **Neben-/Wechselwirkungen**

–

■ **Gegenanzeigen**

–

Praxistipp

Wichtig ist eine ausreichende Dosierung, Tagesdosis von mindestens 10 mg Ginsenosiden. Empfohlen wird die Einnahme über 3 Monate, dann Therapiepause von 2–3 Monaten (wegen nicht auszuschließender hormonartiger oder hormoninduzierender Wirkung).

❯ Zu Ginseng liegt ein Cochrane-Review vor (2010).

Nicht apothekenpflichtige Präparate sind häufig niedrig dosiert. Coffeinhaltige Getränke während der Anwendung reduzieren oder meiden.

Fertigarzneimittel
Monopräparate
— *Orgaplasma Tabletten* (ED 125 mg), 2–0–2

2.2.4 Rosavine

Zu den Rosavinen zählen die Phenylpropanoide Rosin und Rosarin.

Rosenwurz (*Rhodiola rosea*)
■ **Verwendeter Pflanzenteil**
Wurzelstock mit Wurzeln (Rhodiolae roseae rhizoma et radix)

2

■ **Inhaltsstoffe**

Phenylpropanoide, Salidrosid, ätherische Öle

■ **Wirkung**

Regulierender Einfluss auf die Hypothalamus-Hypophysen-Nebennieren-rinden-Achse sowie auf Botenstoffe wie Neurotransmitter, Katecholamine, Neuropeptide und Corticotropin-Releasing-Hormon, Modulation der adaptiven Homöostase; Aktivierung der ATP-Synthese in den Mitochondrien

■ **Anwendungsgebiete**

Stressbedingte Fatigue, Rekonvaleszenz mit verminderter Leistungs- und Konzentrationsfähigkeit (mentale Schwäche), Stärkung und Kräftigung bei Müdigkeits- bzw. Schwächegefühl ohne organisches Korrelat

■ **Neben-/Wechselwirkungen**

–

■ **Gegenanzeigen**

–

Praxistipp

Im Zusammenhang mit dem postinfektiösen Syndrom und auch beim Post- und Long-Covid-Syndrom kann ein mehrwöchiger Behandlungsversuch empfohlen werden, zumal wenn keine spezifisch organischen Befunde vorliegen; dabei bewährt sich die Einnahme morgens und mittags von einer Tablette (200 mg Extrakt).

Fertigarzneimittel
Monopräparate
- *Vitango Tabletten* (ED 200 mg), 1–1–0
- *rhodioLoges Tabletten* (ED 200 mg), 1–1–0

Psychische und neurovegetative Erkrankungen

Inhaltsverzeichnis

© Springer-Verlag GmbH Deutschland, ein Teil von Springer Nature 2024
M. Wiesenauer, *PhytoPraxis*, https://doi.org/10.1007/978-3-662-68226-5_3

3

Erkrankungen wie Depressionen, Unruhe- und Angstzustände sowie Schlaf-störungen mit leichten bis mittelschweren Verlaufsformen sind typische Indikationen, bei denen eine Phytotherapie angezeigt ist. Bedingt durch die anhaltenden Folgen der CoV-2-Pandemie hat ihr Stellenwert im Sinne einer First-line-Therapie datenbasiert weiter zugenommen. Nicht indiziert ist die Phytotherapie bei schweren psychiatrischen Erkrankungen wie der akuten Krise einer schweren Depression oder Schizophrenie.

3.1 Phytotherapie

━ **Verstimmungszustände, Depressionen** ▶ Abschn. 3.1.1
━ **Angst- und Unruhezustände** ▶ Abschn. 3.1.2
━ **Schlafstörungen** ▶ Abschn. 3.1.3

Phytopharmaka mit Wirkung auf das Nervensystem sind gut verträglich, sie entfalten deutlich weniger Nebenwirkungen als die chemisch-synthetischen Antidepressiva, erzeugen keine physische oder psychische Abhängigkeit und zeigen typischerweise keinen „Hang-over"-Effekt. Daher sollten sie, wenn nicht eine schwere, akuten Handlungsbedarf notwendige Situation vorliegt, neben Allgemeinmaßnahmen als Arzneimittel erster Wahl eingesetzt werden.

Im Gegensatz zu Benzodiazepinen und Barbituraten erzwingen die schlaffördernden und beruhigenden Phytopharmaka nicht den Schlaf. Sie wirken einschlaffördernd, schwach sedierend, spasmolytisch, muskelrelaxierend und verändern das EEG-Schlafmuster, insbesondere die REM-Phasen, nicht negativ. Auch die von chemisch-synthetischen Psychopharmaka bekannten Nebenwirkungen fehlen.

Im Überblick lässt sich unterscheiden zwischen:
━ Pflanzlichen Sedativa: Baldrian, Hopfen, Lavendel, Melisse, Passionsblume
━ Pflanzlichen Antidepressiva: Johanniskraut sowie mit Einschränkung die in ▶ Kap. 2 („Erkrankungen des Allgemeinbefindens") genannten coffeinhaltigen Pflanzen wie Guarana, Kola und Mate sowie die Ginsengwurzel, die Rosenwurzwurzel und die Taigawurzel. Auf bitterstoffhaltige Pflanzen ist im Hinblick auf deren Bezug zur Darm-Hirn-Achse ebenfalls zu verweisen

- Das bei Angststörungen und Komorbiditäten angezeigte Lavendelöl (WS 1265) als *Lasea* (0–0–1 Kaps.) ist ein weiterer Therapieansatz, insbesondere wenn für eine Verordnung von Johanniskraut Kontraindikationen oder Wechselwirkungen bestehen.

Diese orientierende Übersicht verdeutlicht die fließenden Übergänge der Hauptwirkungen.

3.1.1 Verstimmungszustände, Depressionen

Unter den Patienten in der allgemeinärztlichen Praxis leidet fast jeder Fünfte an depressiven Verstimmungszuständen, wobei Frauen ca. 2-mal häufiger betroffen sind als Männer. Eine medikamentöse Behandlung verspricht nur Erfolg, wenn ursächliche oder verstärkende Faktoren in einem multimodalen Therapiekonzept berücksichtigt werden:
- Medikamente: Behandlung mit aktivitätshemmenden Psychopharmaka
- Soziale Situation: Isolation
- Körperliche Erkrankungen: Zerebralsklerose und andere hirnorganische Erkrankungen, Allgemeinerkrankungen
- Über- oder Unterforderung

Ein geregelter Tagesrhythmus, bewusste Ernährungsweise und moderates Bewegungsprogramm im Freien und damit ausreichend Licht – als „green space intervention" bezeichnet – wirken längerfristig antriebssteigernd sowie antidepressiv und sind als nicht-medikamentöse Basistherapie unabdingbar.

Das wichtigste und bei leichten bis mittelschweren Depressionen den chemisch-synthetischen Antidepressiva bei ausreichender Dosierung wirkungsäquivalente Phytopharmakon ist der Johanniskrautextrakt (◘ Tab. 3.1). Therapieziel ist die Stärkung der Alltagskompetenz und eine positive Beeinflussung der Lebensqualität.

❯ Bei beginnender Demenz (auch vaskulär bedingter Demenz) und Zerebralsklerose ist der *Ginkgo-biloba-Spezialextrakt EGb 761* mit 240 mg/Tag indiziert (▶ Kap. 4 „Neurologische Erkrankungen").

❯ Stehen die Phasen depressiver Verstimmung im Zusammenhang mit der Menopause, bewährt sich die längerfristige Anwendung der Traubensilberkerze (▶ Kap. 19 „Erkrankungen der weiblichen Geschlechtsorgane").

3

□ Tab. 3.1   Phytotherapie bei Verstimmungszuständen und Depressionen

Symptomatik	Arzneidrogen	Präparatebeispiel
Leichte und mittelschwere depressive Episoden	Johanniskraut	*Laif 900* 1–0–0 Tabl.
... mit demenziellen Anzeichen	Ginkgoblätter (Spezialextrakt)	*Tebonin konzent* 240 mg 1–0–0 Tabl.
... mit klimakterischen Beschwerden	Traubensilberkerzenwurzelstock	*Klimadynon* 1–0–1 Tabl.
... mit Erschöpfung, z. B. nach Erkrankungen	Taigawurzel	*Eleu Curarina* 30–0–30 Tr.
... mit allgemeiner Abgeschlagenheit und Müdigkeit, auch nach psychischen Ereignissen	Rosenwurzwurzel	*rhodioLoges* 1–(1)–0 Tabl.

Pflanzliche Arzneimittel erreichen keinen sofortigen Wirkungseintritt – ebenso wenig wie die chemisch-synthetischen Antidepressiva. Der Patient sollte unbedingt darauf hingewiesen werden, dass ein spürbarer Effekt erst nach 2- bis 3-wöchiger Einnahmedauer eintritt.

❯ Die S3-Leitlinie „Unipolare Depression" empfiehlt für die Behandlung mittelgradig depressiver Episoden das Johanniskraut als ersten Therapieversuch. Präparate mit diesem Indikationsanspruch sind der Verschreibungspflicht unterstellt und können deshalb zu Lasten der GKV verordnet werden.

❯ Empirisch werden bei Depressionen die Leberfunktion beeinflussende Arzneidrogen empfohlen. Praxisbewährt haben sich dabei die Mariendistelfrüchte (z. B. *Silimarit* 1–0–1 Kps.), auch als Add-on-Therapie zu chemisch-synthetischen Psychopharmaka einschließlich Z-Substanzen; gleichzeitig wird deren bekannte Hepatotoxizität durch dieses Therapieregime minimiert (▶ Kap. 16 „Erkrankungen der Gallenwege und der Leber").

Mit diesem Behandlungsansatz korrespondiert auch das Ergebnis einer kontrollierten Studie, wonach Curcumin offensichtlich antidepressive Eigenschaften besitzt: Demnach bessern sich ab einer etwa 4-wöchigen Curcumin-

Behandlung die mit einer Depression assoziierten Symptome. Erklärt wird dies mit der Beeinflussung monoaminerger Vorgänge. Curcumin ist einer der Hauptinhaltsstoffe von *Curcuma longa,* der Gelbwurzel.

3.1.2 Angst- und Unruhezustände

Angst äußert sich vielfach durch unterschiedliche somatische Symptome wie Reizbarkeit, Schlafstörungen, Schwindel, Tachykardie, Schweißausbruch, Verdauungsstörungen, Inappetenz oder Muskel- und Rückenschmerzen. Die Phytotherapie (◘ Tab. 3.2) bewährt sich als Basisbehandlung sein, wobei zusätzliche nicht-medikamentöse Maßnahmen u. a. in Form einer Gesprächspsychotherapie angeboten werden sollten, um die psychosomatischen Zusammenhänge zu verdeutlichen.

Unruhe- und Angstzustände können zudem mit einer Hyper- oder Hypothyreose assoziiert sein, nicht selten bei älteren Menschen mit einem maskierten Verlauf. Insofern ist eine Schilddrüsendiagnostik differenzialdiagnostisch notwendig. Ist ein ursächlicher Zusammenhang belegt, kann

◘ Tab. 3.2 Phytotherapie bei Angst- und Unruhezuständen

Symptomatik	Arzneidrogen	Präparatebeispiel
Angst, Unruhe und Spannungszustände	Baldrianwurzel	*Euvegal balance* 500 mg 1–(1)–1 Tabl.
Unruhe- und Spannungszustände, auch z. B. Prüfungsangst	Baldrianwurzel und Hopfenzapfen	*Alluna Schlaf* 1–(1)–1 Tabl.
Unruhe- und Spannungszustände, auch mit Schlafstörungen	Lavendelöl	*Lasea* 0–0–1 Kps.
Unruhe- und Spannungszustände mit Kreislaufbeschwerden	Campher, Weißdornbeeren	*Korodin Herz-Kreislauf-Tropfen* 10–10–10 Tr. (und häufiger)
Unruhe- und Spannungszustände bei Schilddrüsenüberfunktion	Wolfstrappkraut u. a.	Thyreo-Pasc 1–1–1 Tabl.

Vgl. dazu auch die im Abschnitt Depressionen (◘ Tab. 3.1) genannten Arzneidrogen

3

die Phytotherapie auch add-on zu einem Schilddrüsenpräparat angewendet werden. Die oft subjektiv belastende Symptomatik lässt sich trotz Normwerte der Schilddrüsenhormone behandeln, ohne dass es zu Interaktionen kommt. Dabei ist insbesondere Wolfstrappkraut angezeigt, das derzeit nur als Arzneimittel der homöopathischen Therapierichtung zur Verfügung stehen.

Nachdem die früher bei Angst- und Unruhezuständen häufig eingesetzten Kava-Kava-Präparate wegen fraglicher Hepatotoxizität nur eingeschränkt zur Verfügung stehen, rückt als Behandlungsoption das spezielle Lavendelöl (WS1265) als *Lasea* (0–0–1 Kaps.) vermehrt in den therapeutischen Mittelpunkt. Eine weitere Behandlungsoption ergibt sich mit Baldrian oder Passionsblume als Monopräparat bzw. in Kombination, auch mit Hopfen und Melisse.

Sind die Angstzustände ein Teilkomplex einer depressiven Verstimmung, dann ist ein hochdosierter Johanniskrautextrakt therapeutisch sinnvoll; im Hinblick auf Wechselwirkungen mit chemisch-synthetischen Antidepressiva kann stattdessen oder add-on Lavendelöl eingesetzt werden.

> ❯ **Wichtig**
> ▬ Keine Therapie der akuten Angststörungen, sondern Ursache klären, körperliche Grunderkrankungen und Schizophrenie ausschließen!
> ▬ Keine Therapie bei endogener Depression und Suizidgefahr!

3.1.3 Schlafstörungen

Die medikamentöse Behandlung von Schlafstörungen sollte, ob mit chemisch-synthetischen oder pflanzlichen Präparaten, nur adjuvant eingesetzt werden. Vorrangig müssen die ursächlichen oder verstärkenden Faktoren ausgeschaltet oder reduziert werden. Hier sind beispielsweise permanente Geräuschbelastung, Stress, Überforderung, Angst, zu wenig Muße, zu wenig Bewegung, Allergien und auch eine Hyperthyreose zu bedenken. Der Patient sollte auf jeden Fall Entspannungsmaßnahmen erlernen und (oder) versuchen, den erhöhten Sympathikotonus durch adäquate Bewegung zu beeinflussen. Zu einer zielführenden Behandlung gehört auch die Schlafhygiene, zu deren Einhaltung der Patient unbedingt motiviert werden sollte.

Aus therapeutischer Sicht ist immer wieder zu beobachten, dass pflanzliche Sedativa weniger einen Soforteffekt bewirken.

◘ **Tab. 3.3**   Phytotherapie bei Schlafstörungen

Symptomatik	Arzneidrogen	Präparatebeispiel
Ein- und Durchschlafstörungen	Baldrianwurzel	*Euvegal balance* 500 mg 0–0–1–1 Tabl.
... mit Unruhe- und Spannungszuständen, Restless-legs-Syndrom	Baldrianwurzel, Hopfenzapfen, Melissenblätter	*Sedacur forte* 0–0–2 Drg.
... mit Angstzuständen	Baldrianwurzel, Melissenblätter, Passionsblumenkraut	*Pascoflair Night* 0–0–2–2 Tabl.

Vgl. dazu auch die im Abschnitt Angst- und Unruhezustände (◘ Tab. 3.2) genannten Arzneidrogen

Bewährte Phytosedativa sind Lavendelöl sowie die Baldrianwurzel (◘ Tab. 3.3). Ihre Extrakte, vorwiegend die enthaltenen Valerensäuren, wirken sedierend und schlaffördernd, zudem muskelrelaxierend und spasmolytisch.

Weitere Drogen, die sich bei Schlafstörungen und nervöser Unruhe bewährt haben (auch in Kombination miteinander), sind Hopfen und Passionsblume und Melisse. Passionsblumenkraut wirkt vorrangig schlafverlängernd (Tierversuch) und „hypnotisch sedativ".

Speziell bei nervöser Unruhe und mangelnder Einschlafbereitschaft mit Anzeichen einer Hyperthyreose (Tachykardie, Schweißausbruch, Nervosität) kann Wolfstrappkraut (► Kap. 11) eingesetzt werden.

❯ Das therapeutisch schwer fassbare Restless-legs-Syndrom (RLS) kann probatorisch mit einem Passionsblumenkraut-Präparat oder aber mit einer fixen Kombination (◘ Tab. 3.3) behandelt werden; stehen die Parästhesien im Vordergrund, bewährt sich empirisch ein Johanniskraut-Präparat mit 600 mg Extrakt/Tag (nicht am Abend anwenden!). Als unterstützende Maßnahme sind Einreibungen der Füße mit Lavendelöl oder Melissenöl sinnvoll, die auch im Ductus der Aromatherapie einen beruhigenden Effekt erzielen.

3

Praxisbewährt

Schlaf- und Beruhigungstees: Der Patient wird angeregt, sich aktiv für sein Wohlbefinden und einen erholsamen Schlaf einzusetzen. Das Aufbrühen des Tees kann Bestandteil eines abendlichen „Schlafrituals" werden (Durchlüften, Heizung herunterdrehen, kleiner Spaziergang, leicht verdauliches Abendbrot usw.). Allerdings sollte der Tee nicht unmittelbar vor dem Zubettgehen getrunken werden, um keine Nykturie zu provozieren.

— Es gibt eine Vielzahl von empirisch bewährten Teekombinationen („Anhang"). Generell lässt sich sagen, dass Kombinationen sinnvoll sind, da gerade Baldrianwurzel und Hopfenzapfen ausgesprochen streng schmecken und sinnvoll mit Ätherisch-Öl-Drogen (Melisse, Lavendel, Pfefferminze, Pomeranzenschalen) kombiniert werden können. Insgesamt ist der Patient darin zu ermutigen, „seine persönliche Mischung" herauszufinden. Allerdings sollte der Tee nicht unmittelbar vor dem Schlafengehen getrunken werden, um nicht unnötig einer Nykturie Vorschub zu leisten (Beispiel für Teemischung „Anhang").

— Ob das stets empfohlene abendliche Vollbad mit einem selbstgekochten Baldrianwurzel-Aufguss tatsächlich noch eine praktische Bedeutung hat, darf eher bezweifelt werden. Viel sinnvoller erscheint ein wärmeansteigendes Fußbad (Wassertemperatur von ca. 28 °C auf ca. 37 °C über etwa 20 Min. ansteigen lassen durch Zufuhr von heißem Wasser per Handbrause!). Dieses praxisbewährte Vorgehen kann noch unterstützt werden durch Zugaben von Lavendel (als Blüten: 10 g Droge auf ¼ l heißes Wasser, 5 Min. ziehen lassen, abseihen und dem Fußbad zugeben. Oder: Fertigarzneimittel: *Badeöl Lavendel* oder *Badeöl Melisse*).

3.2 **Wirkstoffe**

— **Ätherische Öle** ► Abschn. 3.2.1
  – Lavendel
  – Melisse
— **Flavonoide** ► Abschn. 3.2.2
  – Passionsblume
— **Wirkstoffkomplexe** ► Abschn. 3.2.3
  – Baldrian
  – Hopfen
  – Johanniskraut

Weitere Arzneipflanzen bei psychischen und neurovegetativen Erkrankungen
- Ginkgo ▶ Kap. 4 „Neurologische Erkrankungen"
- Ginseng ▶ Kap. 2 „Erkrankungen des Allgemeinbefindens"
- Taigawurzel ▶ Kap. 2 „Erkrankungen des Allgemeinbefindens"
- Traubensilberkerze ▶ Kap. 19 „Erkrankungen der weiblichen Geschlechtsorgane"
- Weißdorn ▶ Kap. 12 „Herzerkrankungen"
- Wolfstrapp ▶ Kap. 11 „Schilddrüsenerkrankungen"

3.2.1 Ätherische Öle

Ätherische Öle stellen leicht flüchtige Stoffe dar, sie sind für den charakteristischen Geruch der verschiedensten Heilpflanzen verantwortlich. Bei Schlafstörungen und nervöser Unruhe lassen sich die Ätherisch-Öl-Drogen auch sehr gut als Badezusätze oder als Tees einsetzen. Hierbei wird die entspannende Wirkung von Wärme mit ausgenutzt. Auch die enge Verbindung zwischen Riechhirn und Limbischem System kommt hier zum Tragen. Weitere ätherische Öle werden in ▶ Kap. 8 „Erkrankungen der unteren Atemwege" besprochen.

Lavendel (*Lavandula angustifolia*)
■ **Verwendeter Pflanzenteil**
Blüten (*Lavandulae flos*)

■ **Inhaltsstoffe**
Ätherisches Öl, Lamiaceengerbstoffe (u. a. Rosmarinsäure)

■ **Wirkung**
- *Innerlich*: beruhigend, anxiolytisch; cholagog
- *Äußerlich* (Balneotherapie): entspannend

■ **Anwendungsgebiete**
- *Innerlich*: Unruhezustände, Angststörungen, Ein- und Durchschlafstörungen; funktionelle Oberbauchbeschwerden (nervöser Reizmagen, Roemheld-Syndrom, Meteorismus, nervöse Darmbeschwerden);
- *Äußerlich*: entspannend und schlafanstoßend

3

- **Neben-/Wechselwirkungen**

—

- **Gegenanzeigen**

—

> **Praxistipp**
>
> Äußere Anwendung als Badezusatz: 100 g Lavendelblüten mit 2 l Wasser überbrühen, zugedeckt kurz ziehen lassen, abseihen, ins Badewasser geben, ½ Std. vor dem Schlafengehen, Badedauer 20 Min. oder als *Kneipp Badeöl Lavendel*.

— Als Teezubereitung zusammen mit Melissenblättern bei funktionell-nervösen Beschwerden bewährt.

— Auf Basis eines hochwertigen, speziellen Öls (WS 1265) aus *Lavandula angustifolia* steht das Fertigarzneimittel *Lasea-Kapseln* für die Behandlung von Unruhezuständen und ängstlicher Verstimmung zur Verfügung (ab dem 18. Lebensjahr).

— Das Präparat bewährt sich auch bei Lampenfieber und Prüfungsangst und wird vom Autor auch bei Kindern ab dem 12. Lebensjahr eingesetzt, um eine notwendige chemisch-synthetische Medikation zu vermeiden.

> **Fertigarzneimittel**
> **Monopräparate**
> — *Lasea-Kapseln* (ED 80 mg), 1–0–0; bei Schlafstörungen 0–0–1
> — *Äußerlich*: *Lavendel Badeöl*

Melisse (*Melissa officinalis*)
- **Verwendeter Pflanzenteil**

Blätter (*Melissae folium*)

- **Inhaltsstoffe**

Ätherisches Öl, bestehend aus Citronellal, Citral, β-Caryophyllen u. a.; Lamiaceengerbstoffe (Typ Rosmarinsäure), Flavonoide, Triterpensäuren, Phenylcarbonsäuren

■ **Wirkung**

Mild sedativ, verdauungsfördernd, karminativ, schwach antibakteriell, spasmolytisch, virustatisch

■ **Anwendungsgebiete**

Funktionelle Magen-Darm-Beschwerden, nervös bedingte Einschlafstörungen

■ **Neben-/Wechselwirkungen**

–

■ **Gegenanzeigen**

–

Praxistipp

Melisse ist ein mild wirkendes Sedativum, das bei nervös bedingten Beschwerden ausschließlich in Kombinationen mit anderen Arzneidrogen eingesetzt wird.

Auf Grund der virustatischen Wirkung bewährt sich die Lokalbehandlung bei Herpes labialis mit einem Melissenblätterextrakt-Präparat (Lomaherpan-Creme) ► Kap. 6 „Erkrankungen im Mund und Rachenraum sowie der Zähne"

Fertigarzneimittel
Monopräparate
− Nur als Pflanzensäfte

Kombinationspräparate
− Baldrian
− *Äußerlich*: *Melisse Badeöl*, ½ Std. v. d. Schlafengehen, Badedauer 20 Min.

3

3.2.2 Flavonoide

Flavonoide sind meist gelb gefärbte, stickstofffreie phenolische Pflanzen-stoffe mit Phenylchroman-Grundgerüst. Flavonoide sind in Arzneipflanzen unterschiedlichster Anwendungsgebiete enthalten (► Kap. 14 „Venöse Gefäßerkrankungen und Lymphabflussstörungen").

Passionsblume (*Passiflora incarnata*)
▪ **Verwendeter Pflanzenteil**

Das Kraut des mittel- und südamerikanischen Strauches (*Passiflorae herba*). Die Passionsfrucht wie auch die Maracuja gehören zur gemeinsamen Fami-lie der insgesamt 400 Passiflora-Arten.

▪ **Inhaltsstoffe**

Flavonoide, Cumarin-Derivate, Polysaccharide, Spuren von ätherischem Öl. Vielfach genannt werden (zentral-erregende, im toxischen Bereich konvulsiv wirkende) Indolalkaloide vom Harman-Typ, sie kommen jedoch maximal nur in Spuren vor.

▪ **Wirkung**

Motilitätshemmend, Hemmung der lokomotorischen Aktivität, schwach antikonvulsiv, anxiolytisch, leicht sedativ

▪ **Anwendungsgebiete**

Nervöse Unruhezustände

▪ **Neben-/Wechselwirkungen**

–

▪ **Gegenanzeigen**

–

Praxistipp

Eine Kombination mit anderen sedierend wirkenden Arzneidrogen ist sinn-voll. Erfahrungsgemäß ist *Passiflora* als add-on auch bei Patienten angezeigt, um die über einen längeren Zeitraum eingenommenen chemisch-synthetischen Sedativa ausschleichen zu können. Die Einnahme von *Passiflora* in (wenig) warmem Wasser soll die Schlaf anstoßende Wirkung verstärken.

Fertigarzneimittel
Monopräparate
- *Kytta Sedativum für den Tag Tabletten* (ED 425 mg), 1–(1)–1
- *Pascoflair Tabletten* (ED 425 mg), 1–(1)–1
- *Passidon Kapseln* (ED 260 mg), 2–0–2
- *Passiflora Curarina Tropfen*, 2–2–2 TL

Kombinationspräparate
- Baldrian

3.2.3 Wirkstoffkomplexe

Die im Folgenden genannten Arzneipflanzen enthalten mehrere Wirkstoffe, die synergistisch für die arzneiliche Wirkung verantwortlich sind. Zumeist handelt es sich um ein Gemisch aus ätherischen Ölen, Farbstoffen, Pflanzensäuren u. a.

Baldrian (*Valeriana officinalis*)

Klinische Studien belegen eine Abnahme der zentralen Hyperreaktivität, eine Verbesserung der Schlafqualität mit verminderten Durchschlafstörungen sowie eine bessere Tagesbefindlichkeit mit besserer Konzentrations- und Leistungsfähigkeit. Bei Unterdosierung von Baldrian (z. B. 10–20 Tr. auf einem Zuckerstück) können paradoxe Reaktionen auftreten. Die optimale Dosis beträgt bei Schlafstörungen 500–600 mg eines ethanolisch-wässrigen Extraktes.

- **Verwendeter Pflanzenteil**
Wurzel und Wurzelstock (*Valerianae radix*)

- **Inhaltsstoffe**
Ätherisches Öl mit Mono- und Sesquiterpenen (wie Valerensäure u. a.), Aminosäuren wie γ-Aminobuttersäure (GABA), Phenolcarbonsäuren, Valepotriate. Die therapeutisch genutzten Darreichungsformen enthalten keine oder nur sehr geringe Mengen an (möglicherweise mutagenen) Valepotriaten. Die wirksamkeitsbestimmenden Inhaltsstoffe konnten noch nicht eindeutig definiert werden, der Wirkmechanismus ist noch nicht geklärt. Er

3

scheint aber über einen Einfluss (Wiederaufnahmehemmung, gesteigerte Ausschüttung) auf den Neurotransmitter GABA (Gamma-Aminobuttersäure) abzulaufen.

■ **Wirkung**
Verkürzung der Einschlafzeit und Abnahme nächtlicher Wachphasen, Verbesserung der Schlafqualität; beruhigend bei gleichzeitiger Steigerung des Konzentrations- und Leistungsvermögens. Baldrianzubereitungen sind keine Schlafmittel im engeren Sinne. Sie erzwingen bzw. verändern die Schlafphasen nicht, d. h. sie wirken auch nicht negativ auf die REM-Phase, die für den erholsamen Schlaf von Bedeutung ist. Vielmehr erhöhen Baldrianzubereitungen die Schlafbereitschaft und lindern nervöse Unruhezustände. Auffallend ist auch, dass sie die Konzentration und Aufnahmefähigkeit nicht beeinträchtigen.

■ **Anwendungsgebiete**
Unruhezustände, nervös bedingte Einschlafstörungen

■ **Neben-/Wechselwirkungen**
–

■ **Gegenanzeigen**
–

> **Praxistipp**
>
> Es ist sinnvoll, hydroalkoholische Wurzelextrakte einzusetzen, die optimale Tagesdosis liegt etwa bei 500–1000 mg Extrakt. Die Einzeldosis der Tinktur sollte ½–1 TL (ein- bis mehrmals tgl.) betragen. Aus Geschmacks- und Geruchsgründen ist jedoch die feste Darreichungsform zu bevorzugen, wie oben bereits beschrieben.

Die Dosierung des einzelnen Präparates orientiert sich an der Indikation. Demnach sind bei Ein- und Durchschlafstörungen 1–2 Einmaldosen am Abend angezeigt: jeweils ½–1 Std. vor dem Schlafengehen; als Tagessedativum werden 2–3 Einmaldosen über den Tag verteilt eingenommen.

Fertigarzneimittel

Monopräparate

— *Baldrivit 600 mg Tabletten* (ED 600 mg), (1)–(1)–1
— *Euvegal Balance 500 mg Tabletten* (ED 500 mg), (1)–(1)–1
— *Sedonium 300 mg Tabletten* (ED 300 mg), (2)–(2)–2

Kombinationspräparate

— Baldrianwurzel + Hopfenzapfen
  – *Alluna Schlaf*, 0–0–1(2)
  – *Ardeysedon Nacht*, 1–1–1(2)
— Baldrianwurzel + Hopfenzapfen + Melissenblätter
  – Sedacur forte Beruhigungsdragees, 2–(2)–2
— Baldrianwurzel + Hopfenzapfen + Passionsblumenkraut
  – Kytta-Sedativum Dragees, 1–1–1 (2)
— Baldrianwurzel + Johanniskraut
  – Sedariston Konzentrat Kapseln, 2–0–2
— Baldrianwurzel + Johanniskraut + Passionsblumenkraut
  – Neurapas balance Filmtabletten, 2–2–2
— Baldrianwurzel + Johanniskraut + Melissenblätter
  – Sedariston Tropfen, 20–20–20
— Baldrianwurzel + Melissenblätter
  – Euvegal 320/160 mg Filmtabletten, 1–0–1
  – Sandrin Filmtabletten, 1–0–1 (2)
— Baldrianwurzel + Melissenblätter + Passionsblumenkraut
  – *Pascoflair Night*, 1(2)–1(2)–2
  – *Valeriana Hevert Beruhigungsdragees*, 2–2–2

Hopfen (*Lupulus strobulus = Humulus lupulus*)

■ **Verwendeter Pflanzenteil**

Weibliche Fruchtstände, Hopfenzapfen (*Lupuli strobuli*)

■ **Inhaltsstoffe**

15–30 % Harz mit instabilen Hopfenbitterstoffen Humulon und Lupulon, bzw. dem daraus entstehenden 2-Methyl-3-buten-2-ol, ätherisches Öl, Gerbstoffe, Flavonoide; außerdem z. T. östrogenmimetische Inhaltsstoffe

3

■ **Wirkung**

Durch die Bitterstoffe sekretionsanregend und appetitfördernd, sedativ, schlaffördernd; antibakteriell; hormonelle Wirkung ist noch nicht ausreichend geklärt

■ **Anwendungsgebiete**

Unruhe und Angstzustände, Schlafstörungen

■ **Neben-/Wechselwirkungen**

–

■ **Gegenanzeigen**

–

Praxistipp

Eine Kombination mit anderen sedierend wirkenden Arzneidrogen ist sinnvoll. Traditionell wird ein Kissen mit Hopfenzapfen zur Schlafförderung eingesetzt (Kinder!), die Sinnhaftigkeit konnte mittlerweile nachgewiesen werden: Humulon und Lupulon bilden bei längerer Lagerung einen stark beruhigend wirkenden und leicht flüchtigen Stoff.

Fertigarzneimittel
Monopräparate
━ Nicht bekannt

Kombinationspräprate
━ Baldrian

Johanniskraut (*Hypericum perforatum*)
■ **Verwendeter Pflanzenteil**

Kraut (*Hyperici herba*)

■ **Inhaltsstoffe**

Gesamthypericine, Phloroglucinderivate (u. a. Hyperforin), Flavonoide, Biflavonoide, Gerbstoffe, Xanthone, ätherisches Öl. Die wirksamkeitsbestimmenden Inhaltsstoffe wie auch der Wirkmechanismus sind derzeit noch nicht vollständig geklärt. Ausgegangen wird von einer synergistischen Wirkung von Hyperforin und Hypericin bzw. von mehreren Inhaltsstoffen. Hyperforin, das eine durchgängig antidepressive Wirkung aufzeigt, ist strukturell nahe mit den Hopfenbitterstoffen Humulon und Lupulon verwandt.

■ **Wirkung**

Antidepressiv und anxiolytisch. Hypericine wirken photodynamisch, antiviral und antiretroviral, sie verbessern die Durchblutung in den Kapillaren. Hyperforin wirkt antibakteriell, die Flavonoide und Biflavonoide antiphlogistisch (v. a. im Öl enthalten), das Biflavon Amentoflavon antiulzerogen; darüber hinaus kann Amentoflavon auch an Benzodiazepin-Rezeptoren binden. Johanniskrautextrakte hemmen an der Synapse die Wiederaufnahme von Neurotransmittern; postsynaptisch kommt es zu einer Down-Regulation auf Rezeptorebene.

Pharmakologische Untersuchungen zeigen, dass die Wirkung von Johanniskraut-Spezialextrakten wesentlich von der genuinen Zusammensetzung der Hauptwirkstoffe und der Begleitsubstanzen abhängt; letztlich ist der Gesamtextrakt der eigentliche Wirkstoff. Demzufolge sind auch der Anbau der Pflanzen und die Ernte wichtige Bestandteile für die qualitätsgesicherte Herstellung und Weiterverarbeitung.

Der traditionelle Einsatz von Johanniskrautöl als Wundöl lässt sich durch die Gerbstoffe erklären; sie wirken adstringierend und eiweißfällend.

■ **Anwendungsgebiete**

— Leichte und mittelschwere depressive Episoden

❯ Die S3-Leitlinie „Unipolare Depression" empfiehlt für die Behandlung mittelschwerer depressiver Episoden das Johanniskraut als ersten Therapieversuch. Präparate mit diesem Indikationsanspruch sind der Verschreibungspflicht unterstellt und können deshalb zu Lasten der GKV verordnet werden.

— *Äußerlich*: ölige Hypericumzubereitungen bei Traumen und Hautläsionen (Hinweis: diese Applikationsform basiert auf traditionellen Erfahrungen)

3

■ **Neben-/Wechselwirkungen**

Bei therapeutischer Dosis keine Photosensibilisierung, dennoch bei hoher Dosierung UV-Bestrahlung (Solarium) meiden. Johanniskrautextrakt induziert das Cytochrom-P450-Enzymsystem der Leber.

Inwiefern die gleichzeitige Anwendung mit anderen Antidepressiva eine praxisrelevante Gegenanzeige darstellt, muss derzeit offenbleiben. Dies betrifft auch die Wechselwirkungen mit oralen Kontrazeptiva, wonach Zwischenblutungen möglich sind und die Sicherheit der Kontrazeption herabgesetzt sein kann.

Die Wirkung von Antikoagulanzien vom Cumarin-Typ, Digoxin und Theophyllin kann abgeschwächt sein.

■ **Gegenanzeigen**

Gleichzeitige Anwendung von Ciclosporin, Tacrolimus, Indinavir (und vergleichbare Protease-Hemmstoffe), Irinotecan, Imatinib (und anderen Zytostatika).

Aus therapeutisch-ärztlicher Sicht ist darauf hinzuweisen, dass die formulierten Gegenanzeigen und Wechselwirkungen primär Ergebnisse von In-vitro-Untersuchungen sind.

Praxistipp

Die volle Wirkung tritt erst oft nach 2–3 Wochen ein. Auf eine ausreichende Tagesdosis ist zu achten: bei leichten depressiven Verstimmungen 300–900 mg Extrakt, bei mittelschweren depressiven Episoden mindestens 900 mg Extrakt pro Tag. Neue Studien belegen auch die Wirksamkeit von hochdosiertem Johanniskrautextrakt bei schweren Depressionen.

— Johanniskrautextrakt eignet sich sowohl zur Akuttherapie wie auch zur Erhaltungstherapie und damit zur längerfristigen Rezidivprophylaxe depressiver Episoden.

— Klinisch kontrollierte Studien wie auch korrespondierende real-world-basierte Daten belegen, wonach bei vergleichbarer Wirksamkeit mit chemisch-synthetischen Antidepressiva die Johanniskrautextrakt-Präparate erheblich nebenwirkungsärmer sind.

— Johanniskraut sollte nicht am Abend angewendet werden, da die Einschlafbereitschaft herabgesetzt werden kann.

❯ Zu Johanniskraut liegt ein Cochrane-Review vor (2008).

Fertigarzneimittel

Monopräparate

Dosierung je nach Einzeldosis (ED) 1–(1)–(1)–0

— *Jarsin RX* 300 mg Tabletten* (ED 300 mg)
— *Jarsin 300 mg* (ED 300 mg)
— *Jarsin 450 mg Tabletten* (ED 450 mg)
— *Laif 900 Balance Tabletten* (ED 900 mg)
— *Laif 900 Tabletten** (ED 900 mg)
— *Neuroplant 300 mg Novo Filmtabletten* (ED 300 mg)
— *Neuroplant* Filmtabletten* (ED 600 mg)
— *Neuroplant AKTIV Filmtabletten* (ED 600 mg)

Kombinationspräparate

— Baldrian

* Diese Johanniskrautextrakt-Präparate sind verschreibungspflichtig und zu Lasten der GKV verordnungsfähig.

Die übrigen genannten Johanniskrautextrakt-Präparate, die nicht mit * gekennzeichnet sind, werden bei leichten, vorübergehenden depressiven Störungen eingesetzt und sind apothekenpflichtig.

Neurologische Erkrankungen

Inhaltsverzeichnis

© Springer-Verlag GmbH Deutschland, ein Teil von Springer Nature 2024
M. Wiesenauer, *PhytoPraxis*, https://doi.org/10.1007/978-3-662-68226-5_4

4

Wichtig

Neurologische Erkrankungen, bei denen eine Phytotherapie grundsätzlich angezeigt ist, sind im Einzelnen Demenz und Hirnleistungsstörungen, Tinnitus, Hörsturz, Schwindelzustände (Vertigo), Reisekrankheit (Kinetose), Kopfschmerzen, Migräne und Neuralgien. Dabei wird die Phytotherapie je nach Schwere und Dauer der Erkrankung auch als Add-on-Medikation eingesetzt. Gerade bei Demenz und Hirnleistungsstörungen kann die Progredienz studiengesichert mit Ginkgo-biloba-Spezialextrakt reduziert werden, was auch für die häufigen Begleitsymptome wie depressive Verstimmung, Ängstlichkeit und kognitive Störungen zutrifft; bei Tinnitus und Schwindelzuständen wie auch bei Schmerzzuständen kann eine mittel- bis längerfristige Phytotherapie die Symptomatik spürbar bessern.

Wegen der Komplexität werden die im vierten Abschnitt dieses Kapitels genannten Indikationen auch im ▶ Kap. 20 „Schmerzsyndrome" besprochen.

4.1   Phytotherapie

- **Demenz und Hirnleistungsstörung** ▶ Abschn. 4.1.1
- **Tinnitus, Hörsturz** ▶ Abschn. 4.1.2
- **Schwindelzustände (Vertigo) – Reisekrankheit (Kinetose)** ▶ Abschn. 4.1.3
- **Kopfschmerzen und Migräne, Neuralgien** ▶ Abschn. 4.1.4

❯ Die Behandlung neurologischer Erkrankungen setzt eine sorgfältige Diagnostik und Verlaufskontrolle voraus.

4.1.1   Demenz und Hirnleistungsstörung

Die Demenzerkrankungen werden durch die steigende Lebenserwartung immer häufiger und führen vielfach zur Pflegebedürftigkeit. Die Phytotherapie ist hier den konventionellen medikamentösen Behandlungsansätzen ebenbürtig. Ebenso wichtig sind aber Allgemeinmaßnahmen, die durch Training auf einen Erhalt der zerebralen Leistungsfähigkeit und der Beweglichkeit zielen. Ausgesprochen wichtig ist auch die Schulung der Angehörigen, was die Einweisung in ein Pflegeheim ebenso nachhaltig verzögern kann wie eine konsequente (phyto)pharmakologische Behandlung.

Die primäre Demenz beruht auf Degeneration oder vaskulären Veränderungen, die sekundäre Demenz ist Folge von Grundkrankheiten, die zu Therapiebeginn ausgeschlossen werden müssen.

◘ **Tab. 4.1** Phytotherapie bei Demenz und Hirnleistungsstörung		
Symptomatik	**Arzneidrogen**	**Präparatebeispiel**
Typische Zeichen von Hirnleistungs-störung und (beginnender) Demenz	Ginkgoblätter (Spezialextrakt)	Tebonin konzent 240 mg 1–0–0 Tabl.
Vei Sekundärformen und beim älteren Menschen zur Herz-Kreislauf-Stabilisierung	Weißdornblätter mit Blüten	*Crataegutt novo* *450 mg* 1–1–1 Tabl.

[a]In der Tagesdosis 240 mg bei Vorliegen einer leichten bis mittelschweren Demenz zugelassen und somit verordnungs- und erstattungsfähig zu Lasten der GKV

Leichte kognitive Störungen unter Belastung können erste Anzeichen einer sich entwickelnden Demenz sein. Einer der wichtigsten pathogenetischen Mechanismen des Alterns ist eine Veränderung des zellulären Stoffwechsels. Als Goldstandard hat sich zur Behandlung der *Ginkgo-biloba-Spezialextrakt EGb 761* erwiesen (◘ Tab. 4.1).

Mit experimentellen Untersuchungen wurden die Wirkungen wie auch in zahlreichen evidenzbasierten Studien die Wirksamkeit für den Ginkgo-Spezialextrakt belegt. Insofern gehört Ginkgo biloba zu den am besten untersuchten Arzneidrogen.

Bei Demenz und Hirnleistungsstörungen ist nach langjährigen Praxis-erfahrungen eine zweite, ebenfalls sehr gut dokumentierte Arzneidroge angezeigt: Weißdornblätter mit Blüten (◘ Tab. 4.1) haben indirekt einen positiven Einfluss auf die Symptomatik wegen ihrer Herz-Kreislauf-Wirksamkeit und können deshalb den positiven Effekt der Ginkgoblätter unterstützen.

❯ Wichtig

In der Leitlinie des Weltverbandes für Biologische Psychiatrie wird der *Ginkgo-biloba-Spezialextrakt EGb 761* mit 240 mg als den AChE-Hemmern gleichwertig bewertet. Eine vergleichbare Empfehlung wurde 2011 von der „International Psychogeriatric Association" publiziert. In der deutschen S3-Leitlinie (2016) wird ausschließlich der *Ginkgo-biloba-Spezialextrakt EGb 761* mit höchstem Evidenzgrad empfohlen zur Besserung der „Kognition bei Patienten mit leichter bis mittelgradiger Alzheimer-Demenz oder vaskulärer Demenz und nicht-psychotischen Verhaltenssymptomen."

EGb 761 ist als einziger Wirkstoff bei vaskulärer Demenz zugelassen und verordnungsfähig!

In einer Probandenstudie konnte auch gezeigt werden, wonach es unter *Ginkgo-biloba-Spezialextrakt EGb 761* nicht zu Interaktionen mit Rivaroxaban im Sinne einer verstärkten Blutungsbereitschaft kommt.

4

> **Praxisbewährt**
>
> Frühzeitiger Behandlungsbeginn: Die Initialbehandlung sollte mindestens 12 Wochen betragen, wobei erfahrungsgemäß erst nach 6 Monaten eine verlässliche Aussage zum Therapieeffekt möglich ist. Behandlungsbegleitende psychometrische Tests lassen darüber hinaus erkennen, wie die Therapie greift. Eine kontinuierliche Erfolgskontrolle ist deshalb sinnvoll.

Neue Forschungsergebnisse mit dem *Ginkgo-biloba-Spezialextrakt EGb 761* (Tebonin) bei älteren, jedoch hirnleistungsgesunden Menschen zeigen folgende, für die Patientenversorgung relevante, Wirkungen:

- Verbesserung der Konzentrationsfähigkeit,
- Verbesserung der Gedächtnisleistung („geistige Fitness"),
- emotionale Stabilisierung und größere innere Ausgeglichenheit,
- erhöhte Belastbarkeit.

4.1.2 Tinnitus, Hörsturz

Einem Tinnitus liegen meist nur anfangs gestörte Afferenzen aus dem Innenohr zugrunde, deren Ursache vielfach unklar ist. In manchen Fällen von Ohrgeräuschen tritt eine Spontanheilung ein. Ist die Verarbeitung des sensorischen Reizes im zentralen Nervensystem gestört, kann es zu einem chronischen Tinnitus kommen. Die Chronifizierung findet hier ähnlich statt wie bei chronischen Schmerzen – das Gehirn „lernt", dass der Sinneseindruck vorhanden ist, auch wenn die äußere Ursache bzw. der Auslöser längst nicht mehr auf das Nervensystem einwirken.

Der Tinnitus ist häufig mit einem Hörsturz verbunden. In beiden Fällen kann eine vaskuläre bzw. involutive Genese vorliegen. Auf Grund seiner hämodynamischen und hämorheologischen Wirkungen ist der Ginkgo-Spezialextrakt bei Tinnitus und Schwindel als Arzneimittel der ersten Wahl indiziert (▶ Abschn. 4.1.3 „Schwindelzustände"): Tagesdosis 120–24 mg (◼ Tab. 4.2). Entsprechende Wirksamkeitsnachweise liegen ausschließlich für den *Ginkgo-biloba-Spezialextrakt EGb 761* vor.

■ **Tab. 4.2**   Phytotherapie bei Tinnitus bzw. Hörsturz

Symptomatik	Arzneidrogen	Präparatebeispiel
Akuter Hörsturz, abgelaufener Hörsturz; Tinnitus; Morbus Menière	Ginkgoblätter (Spezialextrakt)	*Tebonin intens 120 mg* 1–0–1–0 Tabl.
Im Zusammenhang mit Stress-situationen, unterstützend bei Morbus Menière	Baldrianwurzel, Johanniskraut, Passionsblumenkraut	*Neurapas balance* 1–1–0 Tabl.
Tinnitus beim älteren oder Herz-Kreislauf-labilen Menschen mit Hypotonie-Neigung	Weißdornblätter mit Blüten	*Crataegutt 80 mg* 1–(1)–1 Tabl.

Praxisbewährt

Komplexes Behandlungskonzept, bei dem adäquate Bewegung, Ent-spannungsmaßnahmen sowie ein vernünftiger Umgang mit gefäßaktiven Genussmitteln (Alkohol, Coffein) unter Vermeidung von Nikotin eine wesentliche Rolle spielen, genauso wie ein behutsames Thematisieren psy-chischer Ursachen. Ein solches multimodales Therapieregime ergänzt die längerfristige Anwendung der genannten Arzneidrogen.

Auf Grund neuer neurobiologischer Erkenntnisse, die Lernvorgänge als wichtiges Element für die Tinnitustherapie identifiziert haben, bietet es sich an, diese Konzepte mit dem *Ginkgo-biloba-Spezialextrakt EGb 761* (*Tebonin intens 120 mg*) zu ergänzen, um die Neuroplastizität zu fördern und damit das „Verlernen" des Tinnitus zu erleichtern. Denn nur der *Ginkgo-biloba-Spezialextrakt EGb 761* verfügt neben einer durchblutungsfördernden Wir-kung vor allem über neuroprotektive Eigenschaften, schützt die Energie-gewinnung in neuronalen Mitochondrien und fördert die dopaminerge Neurotransmission sowie die Neuroplastizität.

4

4.1.3 Schwindelzustände (Vertigo) – Reisekrankheit (Kinetose)

Schwindel ist wie Kopfschmerzen ein unspezifisches Symptom, das v. a. bei Erstauftreten oder bei in kurzer Zeit deutlich verstärkter Ausprägung eine gründliche Untersuchung auf vaskuläre, orthopädische, psychiatrische, das Innenohr betreffende und neurologische Veränderungen nach sich ziehen muss. Auch die Medikamentenanamnese ist unbedingt zu erheben. Wichtige diagnostische Leitkriterien sind ein Nystagmus, eine Ataxie, Übelkeit, Doppelbilder und Kreislaufstörungen (zu hoher, zu niedriger Blutdruck oder Orthostase, Arrhythmien, Tachy- oder Bradykardien, Anämie).

Eine Phytotherapie kommt in Betracht bei Schwindel aufgrund zerebralsklerotischer Veränderungen, evtl. bei orthostatischem Schwindel oder Vertigo aufgrund einer Hypotonie, bei Kinetosen und allgemeiner Schwäche (◘ Tab. 4.3).

◘ **Tab. 4.3**   Phytotherapie bei Schwindelzuständen und Reisekrankheit

Symptomatik	Arzneidrogen	Präparatebeispiel
(Dreh)schwindel, Übelkeit, Ohrgeräusche (z. B. Morbus Ménière)	Ginkgoblätter (Spezialextrakt)	*Tebonin intens 120 mg* 1–0–1–0 Tabl.
Bei Bewegung, wie z. B. Reiseübelkeit; versuchsweise bei Ménière-Krankheit	Ingwerwurzelstock	*Zintona*: vor Reisebeginn 2 Kps., bei Bedarf alle 4 Std. 2 Kps.
Bei zu niedrigem Blutdruck	Campher, Weißdornbeeren	*Korodin Herz-Kreislauf-Tropfen* 10–10–10 Tr.
Mit Erschöpfungssyndrom	Ginsengwurzel	*Orgaplasma* 2–0–2 Tabl.
Mit Unruhe- und Spannungszuständen, Schwindel im Liegen	Baldrianwurzel, Hopfenzapfen, Melissenblätter	*Sedacur forte* 2–(2)–2 Tabl.
Infolge von Verstimmungszuständen	Johanniskraut	*Laif 900* 1–0–0 Tabl.

Praxisbewährt

Ginkgo biloba – eine unverzichtbare Arzneipflanze bei vielen praxis-relevanten Indikationen aus dem neurologischen Bereich. Zur Wirksamkeit des *Ginkgo-biloba-Spezialextrakt EGb 761* bei Vertigo vaskulärer oder altersassoziierter Genese liegen eine Vielzahl klinischer Studien vor. Der Extrakt ist eines der wenigen Arzneimittel, die die vestibuläre Kompensation nicht inhibieren, sondern fördern. Dies rechtfertigt auch ein probatorisches Vorgehen, da unerwünschte Wirkungen nicht zu erwarten sind, andererseits dem Patienten mit Allgemeinmaßnahmen (Dokumentation!) nicht ausreichend genug geholfen werden kann.

4.1.4 Kopfschmerzen und Migräne, Neuralgien

Die pflanzlichen Analgetika sind in ihrer Wirkung nicht mit der unmittelbaren Akutwirkung von Synthetika vergleichbar. Sie machen jedoch bei leichten bis mittelschweren Schmerzzuständen die Anwendung chemisch-synthetischer Analgetika häufig entbehrlich resp. lassen bei freier Kombination im Allgemeinen eine Dosisreduktion der Synthetika zu. Bei schweren Schmerzzuständen haben pflanzliche Analgetika nur einen adjuvanten Stellenwert. Auch in der Schmerztherapie zeichnen sich pflanzliche Analgetika durch ein günstiges Nutzen-Risiko-Profil aus und sind deshalb zur Langzeittherapie geeignet. Ein Abhängigkeitspotenzial besteht ebenfalls nicht (◘ Tab. 4.4).

Neu aufgetretene oder gehäuft auftretende Kopfschmerzattacken müssen internistisch-neurologisch geklärt werden, eine augenärztliche Untersuchung ist ebenfalls angezeigt.

Eine eingehende Medikamenten- sowie Genussmittel- und Ernährungsanamnese ist unverzichtbar, zumal die in Nahrungsmitteln enthaltenen Zusatzstoffe nicht selten ursächlich sind für Kopfschmerzen und Migräne, wobei Glutamat beispielhaft dafür genannt wird.

— Als Migräneprophylaktikum für Patienten jeden Alters bewährt sich auch der Mutterkrautextrakt, der längerfristig angewendet werden sollte.

— Curcumin (250 mg) kann bei einem Migräneanfall die Schmerzintensität reduzieren, was durch eine Studie belegt ist.

4

□ Tab. 4.4 Phytotherapie bei Kopfschmerzen und Migräne sowie Neuralgien

Symptomatik	Arzneidrogen	Präparatebeispiel
Externa		
(Beginnende) Kopfschmerzen, Trigeminusneuralgie	Pfefferminzöl	*Euminz-Lösung* mehrfach auf Stirn, Schläfe auftragen
Kopfschmerzen, auch durch Nacken-Schulter-Verspannungen	Beinwellwurzel	*Kytta-Salbe* mehrfach tgl. einmassieren, Kytta-Plasma kalt oder warm auftragen
Neuralgische Schmerzen, Spannungskopfschmerz	Cayennepfeffer-früchte	*Capsamol-Salbe* 2- bis 3-mal tgl. auftragen (nur kurzfristige, punktuelle Anwendung)
Neuralgische Schmerzen, WS-Syndrom	D-Campher, Eukalyptusöl, Terpentinöl	*Tactu mobil Salbe* 2- bis 3-mal tgl. einmassieren
Interna		
Kopfschmerzen bei Wirbelsäulenbeschwerden und muskulären Verspannungen, auch im Schulter-Nacken-Bereich	Brennnesselblätter	*Rheuma-Hek forte 600 mg* 1–0–1 Tabl.
Spannungskopfschmerzen mit HWS-Syndrom und Schulter-Arm-Syndrom	Teufelskrallenwurzel	*Doloteffin* 2–2–2 Tabl.
Kopfschmerzen bei zerebralen Durchblutungsstörungen	Ginkgoblätter (Spezialextrakt)	*Tebonin intens* 120 mg 1–0–1–0 Tabl.
Kopfschmerzen bei zu niedrigem Blutdruck und Blutdruckregulationsstörungen	Campher, Weißdornbeeren	*Korodin Herz-Kreislauf-Tropfen* 10–10–10 Tr.
Kopfschmerzen bei depressiven Verstimmungen	Johanniskraut	*Laif 900* 1–0–0 Tabl.
Migräne- und Kopfschmerzanfälle durch Reizüberflutung, innere Anspannung wie z. B. nächtliches Zähneknirschen	Baldrianwurzel, Melissenblätter, Passionsblumenkraut	*Phytonoctu* 1–1–2(3) Tabl.

Praxistipp

Die Kupierung eines akuten Schmerzanfalls setzt voraus, dass der Patient bei den ersten Anzeichen eines beginnenden Migräneanfalls bzw. von Kopfschmerzen Folgendes durchführt:

- Einnahme von Ginkgo-biloba-Spezialextrakt: *Rökan Tropfen* 40 mg, 40 Tropfen auf etwas Wasser, 3-mal im Abstand von ca. 10 Min.
- Magnesium-Fertigarzneimittel als Einmaldosis
- Temperaturansteigendes Fußbad mit Zusatz von Rosmarinöl (► Kap. 13)

Praxisbewährt

Bei Neuralgien und rheumatischen Schmerzsyndromen: ätherische Öle. Sie eignen sich gut zur punktuellen Lokalbehandlung am Locus dolendi und an Triggerpunkten; Cayennepfefferfrüchte-haltige Präparate sollten nur kurzfristig angewendet werden unter Beachtung der Lokalreaktion. Insbesondere bei neuralgisch-muskulären Schmerzzuständen (oft mitverursachend für Kopfschmerz und Migräne) an der Wirbelsäule bewährt sich die kontralaterale Applikation des *ABC-Wärme-Pflasters* in Briefmarkengröße (für ca. 12 Std. oder kürzer!). Die Anwendung von Senfmehl – zu Brei verrührt – als punktuelle Lokalapplikation bei Neuralgien setzt auf Grund der starken Hautirritation therapeutische Erfahrung und Vorsicht voraus: nur wenige Minuten andauernde Anwendung, je nach Lokalreaktion (Röte, Schmerzveränderung) nach 24 Std. wiederholen – eher seltener als zu häufig.

Die äußere Anwendung ätherischer Öle oder Scharfstoffe wirkt sich auf die Afferenzen kutanomuskulärer Reflexkreise aus. Die phytotherapeutisch geeigneten Anwendungen sind bei den rheumatischen Schmerzen (► Kap. 20) beschrieben. Sie unterscheiden sich dabei nicht wesentlich von der Anwendung bei Polyneuropathie, Postzosterneuralgie und Trigeminusneuralgie sowie Fibromyalgie.

Bei chronischen Schmerzsyndromen (► Kap. 20) können pflanzliche Analgetika über längere Zeit eingesetzt werden, ohne dass gastrointestinale Beschwerden zu erwarten sind.

Die Arzneidrogen können auch im Kindesalter eingesetzt werden (► Kap. 23).

4

Wichtige Allgemeinmaßnahmen
- Ein Kopfschmerztagebuch kann lohnen, um Trigger und Charakteristik herauszufinden, sollte aber nur über einen begrenzten Zeitraum (z. B. einen Monat) geführt werden, um eine Fixierung auf die Symptome zu vermeiden.
- Genuss von Alkohol, Nikotin und Coffein reduzieren. Coffeinentzugskopfschmerzen verschwinden nach 1–2 Tagen von selbst.
- Auf eine ausreichende Trinkmenge achten (ca. 3 % des Körpergewichts als tägliche Flüssigkeitsmenge) – vor allem Migränepatienten trinken meist viel zu wenig! Stilles Wasser eignet sich am besten.
- Ernährung: Übersäuerung entgegenwirken, weniger Süßes, wenig gesättigte tierische Fette, reichlich Omega-3-Fettsäuren, bevorzugt pflanzliche Kost (günstiger Einfluss auf den Arachidonsäure-Stoffwechsel).
- Unterstützend wirkt ein Basensalz, um den Säure-Basen-Haushalt mitzubeeinflussen.
- Entspannungstherapien erlernen, dosierte Aktivität an der frischen Luft, regelmäßiger Lebensrhythmus, ausreichend Schlaf.
- Den Patienten mit Motivation dazu ermutigen, das Behandlungskonzept konsequent durchzuführen.

4.2 Wirkstoffe

- **Petasin** ▶ Abschn. 4.2.1
  - Pestwurz
- **Wirkstoffkomplexe** ▶ Abschn. 4.2.2
  - Ginkgo
  - Ingwer
  - Mutterkraut

Weitere Arzneipflanzen bei neurologischen Erkrankungen
- Baldrian ▶ Kap. 3 „Psychische und neurovegetative Erkrankungen"
- Beinwell ▶ Kap. 20 „Rheumatische Erkrankungen und Schmerzsyndrome"
- Campher ▶ Kap. 13 „Blutkreislauf- und arterielle Gefäßerkrankungen"
- Ginseng ▶ Kap. 2 „Erkrankungen des Allgemeinbefindens"
- Hopfen ▶ Kap. 3 „Psychische und neurovegetative Erkrankungen"
- Johanniskraut ▶ Kap. 3 „Psychische und neurovegetative Erkrankungen"

- Melisse ▸ Kap. 3 „Psychische und neurovegetative Erkrankungen"
- Minzöl ▸ Kap. 8 „Erkrankungen der unteren Atemwege"
- Passionsblume ▸ Kap. 3 „Psychische und neurovegetative Erkrankungen"
- Pfefferminzöl ▸ Kap. 8 „Erkrankungen der unteren Atemwege"
- Rosmarin ▸ Kap. 13 „Blutkreislauf- und arterielle Gefäßerkrankungen"
- Terpentinöl ▸ Kap. 8 „Erkrankungen der unteren Atemwege"
- Teufelskralle ▸ Kap. 20 „Rheumatische Erkrankungen und Schmerzsyndrome"
- Weide ▸ Kap. 20 „Rheumatische Erkrankungen und Schmerzsyndrome"
- Weißdorn ▸ Kap. 13 „Herzerkrankungen"

4.2.1 Petasin

Petasin (sowie Petasalbin, Isopetasin, Neopetasin) ist ein Derivat des Petasols aus der Gruppe der Sesquiterpenester und wirkt analgetisch und spasmolytisch sowie hemmend auf die Leukotrienbiosynthese.

Pestwurz (*Petasites hybridus*)
■ **Verwendeter Pflanzenteil**
Wurzelstock (Petasitidis rhizoma)

■ **Inhaltsstoffe**
Sesquiterpene (Petasin, Neopetasin, Isopetasin), Spuren von Triterpensaponinen und Pyrrolizidinalkaloiden, Flavonoide, Gerbstoffe, Schleimstoffe
Die Pyrrolizidinalkaloide sind hepatotoxisch, ihr Gehalt ist je nach Standort unterschiedlich. Daher ist eine Verwendung der Rohdroge als Teeaufguss heute nicht mehr zu vertreten.

■ **Wirkung**
Spasmolytisch an der glatten Muskulatur, sedativ, analgetisch, vegetativ regulierend, Hemmung der Leukotriensynthese

■ **Anwendungsgebiete**
Adjuvant bei akuten krampfartigen Schmerzen im Bereich der ableitenden Harnwege, v. a. bei Steinleiden; Migräne; allergische Rhinitis

4

- **Neben-/Wechselwirkungen**

Pyrrolizidin ist hepatotoxisch und möglicherweise teratogen, deshalb keine Langzeitanwendung von Pestwurzpräparaten, die nicht pyrrolizidinfrei sind. Mittlerweile gibt es Extrakte aus medizinisch verwendeten Kultursorten und Aufbereitungstechniken, die Pyrrolizidinalkaloide in einer Konzentration unter der Nachweisgrenze enthalten. Daher auf die Angaben über den Pyrrolizidingehalt der Präparate achten (maximal tolerabler Gehalt an Pyrrolizidinalkaloiden mit 1,2-ungesättigtem Necingerüst und deren N-Oxiden: 0,001 %). Präparate sind derzeit in Deutschland nicht verfügbar.

- **Gegenanzeigen**

Schwangerschaft und Stillzeit

Praxistipp

Klinische Daten belegen eine Wirksamkeit bei allergischer Rhinokonjunktivitis sowie eine Reduzierung von Asthma-bronchiale-Anfällen. Untersuchungen belegen auch die Wirksamkeit zur Migräneprophylaxe.

Fertigarzneimittel
Monopräparate
- In Deutschland: derzeit nicht verfügbar
- In der Schweiz: *Tesalin N*, 1–(1)–1 (ab 12. Lebensjahr)

4.2.2 Wirkstoffkomplexe

Ginkgoblätter enthalten verschiedene Wirkstoffe, die sich in der Wirkung offenbar synergistisch ergänzen.

Ingwerwurzelstock enthält vor allem ätherisches Öl und Scharfstoffe (wie beispielsweise auch der Galgant), die eine antiemetische Wirkung haben.

Ginkgo (Fächerblattbaum, *Ginkgo biloba*)

- **Verwendeter Pflanzenteil**

Blätter (*Ginkgo bilobae folium*)

■ **Inhaltsstoffe**

Ginkgolide (Diterpenlaktone), Flavonolglykoside, Biflavone, Proanthocyanidine, Bilobalid (Sesquiterpen). Die Wirkmechanismen im ZNS sind noch nicht vollständig geklärt, man geht von einem synergistischen Effekt der Flavonoidfraktion, der Terpenlactone und weiterer Inhaltsstoffe aus.

■ **Wirkung**

Zum *Ginkgo-biloba-Spezialextrakt EGb 761* liegen zahlreiche Studien vor. Der Wirkmechanismus des Spezialextrakts EGb 761 ist vielfältig. Einer der grundlegenden Wirkansätze geht auf eine Minderung der Blutviskosität zurück. Ginkgo-Spezialextrakt erhöht nachweislich die Flexibilität zellulärer Blutbestandteile; dadurch wird die Mikrozirkulation z. B. im Innenohr und im Gehirn verbessert. Darüber hinaus fördert der Extrakt die Vernetzung von Nervenzellen sowie die Informationsverarbeitung durch die Neurotransmitter Dopamin und Acetylcholin. Diese Effekte lassen sich vor allem im Hippocampus nachweisen, dem Tor zum Gedächtnis, sowie im präfrontalen Kortex, der für die bewusste Verarbeitung von Informationen („Arbeitsspeicher") zuständigen Region des Gehirns.

Weitere Effekte zur Neuroprotektion mit dem Spezialextrakt EGb 761
- Mitochondrienstabilisierung
- Neuroprotektion
- Hemmung des programmierten Zelltodes (Apoptose)
- Protektive und kurative Effekte bei Hirnödem
- Verbesserung des neuronalen Energiestoffwechsels mit Schutz vor Hypoxie- und Ischämiefolgen
- Verstärkung der dopaminergen und cholinergen Neurotransmittersysteme

■ **Anwendungsgebiete**
- Symptomatische Behandlung von hirnorganisch bedingten Leistungsstörungen im Rahmen eines therapeutischen Gesamtkonzepts beim demenziellen Syndrom (degenerative und vaskuläre Demenz sowie Mischformen)
- Verlängerung der schmerzfreien Gehstrecke bei peripherer arterieller Verschlusskrankheit Stadium-II-Fontaine
- Schwindel, Tinnitus, vaskulärer oder involutiver Genese

❯ Der Nachweis des therapeutischen Nutzens des *Ginkgo-biloba-Spezialextrakts EGb 761* wurde in über 30 kontrollierten Studien erbracht und durch mehrere Metaanalysen verifiziert. Dazu gehört auch die Nutzenbewertung des IQWiG (Institut für Qualität und Wirtschaftlichkeit im Gesundheitswesen), wonach der Nutzen der Behandlung mit 240 mg Spezialextrakt belegt ist.

4

■ **Neben-/Wechselwirkungen**

Sehr selten leichte Magen-Darm-Beschwerden, Kopfschmerzen oder allergische Hautreaktionen

■ **Gegenanzeigen**

Überempfindlichkeit gegen Ginkgo-biloba-Zubereitungen

Praxistipp

Die Dosierung der Präparate richtet sich nach dem vorherrschenden Beschwerdebild.

— Zur Behandlung der Demenz sind – aus praktischer Erfahrung und inzwischen auch durch Studien abgesichert – Tagesdosierungen von 240 mg Trockenextrakt notwendig.

— Die Dauer der Behandlung sollte mindestens 8 Wochen betragen; eine Behandlungsdauer von 3 Monaten sollte angestrebt werden.

— Bei der pAVK ist Studien gesichert eine Behandlungsdauer von 24 Wochen angezeigt; die tägliche Dosis liegt bei 120–160 mg in 2(–3) Einzeldosen.

— Auf Grund der Vigilanzsteigerung empfiehlt es sich, die letzte Tagesdosis gegen 16.00 Uhr zu geben, um Einschlafstörungen zu vermeiden, gleichwohl in der Packungsbeilage der Fertigarzneimittel eine andere Dosierungsvorschrift enthalten ist!

— Im Hinblick auf eine ausreichende und wirtschaftliche Therapie ist die Sinnhaftigkeit nur bei solchen Fertigarzneimitteln gegeben, die einen standardisierten Ginkgo-biloba-Extrakt enthalten, wie er in der Tabelle der Fertigarzneimittel definiert ist.

— Mit dem *Ginkgo-biloba-Spezialextrakt EGb 761* liegen studiendokumentierte Erkenntnisse zur Behandlung des ADHS bei Kindern vor. Demnach werden unter einer Dosierung bis 240 mg/Tag die ADHS-Kernsymptomatik und die Leistung in einem Daueraufmerksamkeitstest verbessert, was aus der Praxiserfahrung bestätigt werden kann (▶ Kap. 23).

Fertigarzneimittel

Die genannten Wirkungen sind für den standardisierten, wie folgt charakterisierten Trockenextrakt aus Ginkgo-biloba-Blättern erwiesen (in der Packungsbeilage des Fertigarzneimittels müssen diese Angaben enthalten sein):

- 22–27 % Flavonglykoside,
- 5–7 % Terpenlactone, davon 2,8–3,4 % Ginkgolide A, B, C sowie 2,6–3,2 % Bilobalid,
- weniger als 5 ppm Ginkgolsäuren.

Monopräparate

- *Gingium spezial 80 mg Filmtabletten* (ED 80 mg)
- *Gingium intens 120 mg Filmtabletten* (ED 120 mg)
- *Gingium extra 240 mg Filmtabletten* (ED 240 mg)
- *Rökan 40 mg Filmtabletten* (ED 40 mg)
- *Rökan plus 80 mg Filmtabletten* (ED 80 mg)
- *Rökan120 mg Filmtabletten* (ED 120 mg)
- *Rökan 40 mg Tropfen* (40 mg/ml)
- Tebonin *forte 40 mg Filmtabletten* (ED 40 mg)
- *Tebonin forte 40 mg Lösung* (40 mg/ml)
- *Tebonin spezial 80 mg Filmtabletten* (ED 80 mg)
- *Tebonin intens 120 mg Filmtabletten* (ED 120 mg)
- *Tebonin konzent 240 mg Filmtabletten* (ED 240 mg)

*Ginkgo-biloba-Blätter-Extrakt 240 mg (Aceton-Wasser-Auszug, standardisiert) ist zur Behandlung der Demenz zu Lasten der GKV verordnungsfähig.

Ingwer (*Zingiber officinale*)

- **Verwendeter Pflanzenteil**

Wurzelstock (*Zingiberis rhizoma*)

- **Inhaltsstoffe**

Ätherisches Öl (mit Zingiberen, Zingiberol), nichtflüchtige Scharfstoffe (wie Gingerole), mehrere Diarylheptanoide

- **Wirkung**

Antiemetisch, positiv inotrop, Förderung von Speichel- und Magensaftsekretion, cholagog, spasmolytisch, Steigerung von Tonus und Peristaltik im Darm mit Wirkung auf das Darm assoziierte Immunsystem

■ **Anwendungsgebiete**

Dyspeptische Beschwerden, Verhütung der Symptome der Reisekrankheit; allergische Rhinitis

■ **Neben-/Wechselwirkungen**

–

■ **Gegenanzeigen**

–

❯ Inzwischen liegen auch klinisch kontrollierte Studien mit Ingwer (3-mal tägl. 250 mg) bei der Behandlung von Schwangerschaftsübelkeit und -erbrechen vor; in diesem Zusammenhang wird auch auf die mit Studien belegte gute Verträglichkeit von Ingwer hingewiesen. Ingwerextrakt in einer Dosierung von 2-mal tägl. 250 mg zeigte sich in einer Doppelblindstudie ebenfalls wirksam bei PMS, wobei vor allem auch von einer deutlichen Besserung des Gesamtbefindens berichtet wird.

❯ In der Komplementärmedizin ist bekannt, dass bei Kopfschmerz- und Migränepatienten – wie überhaupt bei Schmerzpatienten – häufig eine Obstipation vorliegt. Insofern überrascht die erfolgreiche Anwendung von Ingwer bei Migräne nicht: In einer kontrollierten Studie konnte gezeigt werden, dass bei einer frühzeitigen Anwendung von Ingwer (250 mg) bei einem Migräneanfall die Schmerzintensität vergleichbar mit einem Triptan reduziert werden konnte.

❯ Daten zu Ingwer-Extrakt belegen auch eine Wirksamkeit bei allergischer Rhinitis.

Fertigarzneimittel
Monopräparate
– *Zintona Kapseln* (250 mg Ingwerwurzelstock), vor Reisebeginn: 2 Kps., bei Bedarf alle 4 h 2 Kps.

Es empfiehlt sich, vor Reiseantritt keine schwere und große Mahlzeit zu sich zu nehmen und auf Kaffee und Alkohol zu verzichten. Leichter Schwarztee mit Zitrone und wenig Zucker (besser Honig) oder zimmerwarmes stilles Wasser helfen den Brechreiz zu dämpfen, zusätzlich Ingwerstäbchen lutschen bzw. essen, was sich insbesondere für Kinder gut eignet.

Mutterkraut *(Tanacetum parthenium)*

■ **Verwendeter Pflanzenteil**

Kraut *(Tanaceti parthenii herba)*

■ **Inhaltsstoffe**

Ätherisches Öl (mit L-Campher), L-Borneol, Sesquiterpenlactone (Parthenolid), Flavonoide

■ **Wirkung**

Antimikrobiell, spasmolytisch, antiinflammatorisch; Hemmung der Prostaglandinsynthese, verminderte Histamin- und Serotoninfreisetzung mit der Folge einer verminderten Kontraktilität der Gefäßmuskulatur

■ **Anwendungsgebiete**

Prophylaxe von Migräne und Kopfschmerzen (studiengesichert)
Arthritis, Asthma bronchiale (empirisch belegt)

■ **Neben-/Wechselwirkungen**

Sehr selten Mundschleimhautirritation

■ **Gegenanzeigen**

Überempfindlichkeit gegen Korbblütler

Fertigarzneimittel
Monopräparat
▬ *Nemagran,* 10(20)–10(20)–10(20) Tr.

Praxistipp

Mutterkraut (*Tanacetum* [Chrysanthemum] *parthenium*) ist eine therapeutische Alternative zur längerfristigen Migräneprophylaxe (ca. 6–8 Wochen, ggf. mit Therapiepausen von einer Woche). Dazu liegt auch klinisches Erkenntnismaterial vor, das die in der Praxis beobachtete Wirksamkeit verifiziert. Auf Grund der bekannten Inhaltsstoffe von Mutterkraut empfiehlt sich die probatorische Behandlung bei entzündlichen Erkrankungen des rheumatischen Formenkreises (▶ Kap. 20).

4

Augenkrankheiten

Inhaltsverzeichnis

© Springer-Verlag GmbH Deutschland, ein Teil von Springer Nature 2024
M. Wiesenauer, *PhytoPraxis*, https://doi.org/10.1007/978-3-662-68226-5_5

Die Phytotherapie hat bei Augenkrankheiten nur ein eng begrenztes Anwendungsgebiet. Nicht indiziert sind Phytopharmaka bei bakteriellen Infektionen am Auge, bei Glaukom oder Katarakt. Die aus Pflanzen gewonnenen Ophthalmika Physostigmin und Pilocarpin sind typische Reinstoffpräparate (Glaukombehandlung) und werden nicht der Phytotherapie zugeordnet, obwohl Pilocarpin heute noch aus den Blättern des südamerikanischen Strauches *Pilocarpus jaborandi* und Physostigmin aus den Calabarbohnen (Samen von *Physostigma venenosum*) isoliert wird.

5.1 Phytotherapie

Die Phytotherapie hat bei Augenkrankheiten (◘ Tab. 5.1) nur ein eng begrenztes Anwendungsgebiet. Nicht indiziert sind Phytopharmaka bei bakteriellen Infektionen am Auge, bei Glaukom oder Katarakt. Die aus Pflanzen gewonnenen Ophthalmika Physostigmin und Pilocarpin sind typische Reinstoffpräparate (Glaukombehandlung) und werden nicht der Phytotherapie zugeordnet, obwohl Pilocarpin heute noch aus den Blättern des südamerikanischen Strauches *Pilocarpus jaborandi* und Physostigmin aus den Calabarbohnen (Samen von *Physostigma venenosum*) isoliert wird.

Praxisbewährt

Bei allen mit mangelnder Durchblutung einhergehenden Augenerkrankungen längerfristige und hochdosierte Therapie mit *Ginkgo-biloba-Spezialextrakt*, bei Herz-Kreislauf-Kranken zusätzlich noch mit Weißdornblättern mit Blüten. Studienbelegt ist auch die Wirksamkeit von Ginkgo-biloba-Spezialextrakt bei eingeschränktem Sehvermögen u. a. auf Grund seniler trockener Makuladegeneration. In einer Studie wurde auch der Einfluss des Ginkgo-biloba-Spezialextrakts EGb761 bei Gesunden mit Bildschirmarbeit untersucht. Dabei zeigten sich erhöhte Konzentration und Stresstoleranz, die Leistungen verbesserten sich insgesamt.

— Qualitätsgesicherte Nahrungsergänzungsmittel sind eine sinnvolle Unterstützung bei den Problemen „überanstrengtes Auge" sowie „nachlassende Sehstärke" beim älteren Menschen.

◻ **Tab. 5.1** Phytotherapie bei Augenkrankheiten

Symptomatik	Arzneidrogen	Präparatebeispiel
Durchblutungsstörungen am Auge, Makuladegeneration	Ginkgoblätter (Spezialextrakt)	*Tebonin konzent 240 mg* 1–0–0 Tabl.
Herz-Kreislauf-mitbedingte Durchblutungsstörungen, insbesondere bei älteren Menschen	Weißdornblätter mit Blüten	*Crataegutt novo 450* 1–0–1 Tabl.
Blepharo-Konjunktivitis; akut rez. Entzündung am Auge (z. B. Hordeolum)	Sonnenhutkraut	Echinacin Liquidum 2,5–2,5–2,5 ml
Rez. Konjunktivitis („gerötete Augen"); rez. Hordeolum	Sonnenhutwurzel, Lebens-baumspitzen, Färber-hülsenwurzel	*Esberitox compact* 1–1–1 Tabl.
Schleimbedingte Verlegung des Tränengangkanals, (rez.) eitrige Konjunktivitis	Gartensauerampferkraut, Eisenkraut, Enzianwurzel, Holunderblüten, Schlüsselblumenblüten mit Kelch	*Sinupret forte* 1–1–1 Drg., für Kinder von 2–6 Jahren: Sinupret Tropfen 15–15–15 Tr.
Symptom der „müden Augen" bei Hypotonie und Kreislauflabilität	Campher, Weißdorn-beeren	Korodin Herz-Kreislauf-Tropfen 10–10–10 Tr.
Symptom der „müden Augen" bei Erschöpfungs-syndrom	Rosenwurzwurzel	*Vitango* 1–(1)–0 Tabl.

— Die in der Praxis häufig zu beobachtende Symptomatik einer konjunktivalen Reizung und Sekretbildung im Augeninnenwinkel – teilweise auch bei freier Nasenatmung – kann mit der fixen Kombination Sinupret forte behandelt werden (bei Kindern von 2–6 Jahren: Sinupret, 15–15–15 Tr. auf Wasser oder als Saft).

— Im Verständnis der Komplementärmedizin wie auch der östlichen Naturheilkunde (TCM; Ayurveda-Medizin) besteht ein funktioneller Zusammenhang zwischen „Auge und Leber". Dies erklärt die empirische Anwendung von hepatotropen Pflanzen, wie z. B. Mariendistel, zur Add-on-Therapie insbesondere bei Makuladegeneration.

Praxisbewährt

Anwendung in Form von isotonischen Augentropfen folgender Arzneipflanzen, wie sie unter „Wirkstoffe" beschrieben sind:
- Augentrost bei konjunktivaler Reizung
- Gartenraute bei Augenmüdigkeit
- Schöllkraut bei trockenem Auge (Sicca-Syndrom), ▶ Kap. 16
- Augentropfen mit pflanzlichen Ausgangsstoffen können als bewährte Arzneimittel der anthroposophisch erweiterten Medizin bei praxisrelevanten Indikationen eingesetzt werden.

5

5.2 Wirkstoffe

- **Wirkstoffkomplexe** ▶ Abschn. 5.2.1
  - Augentrost (Euphrasia officinalis)
  - Gartenraute (Ruta graveolens)
  - Schöllkraut (Chelidonium majus)

Weitere Arzneipflanzen bei Augenkrankheiten
- Campher ▶ Kap. 13 „Blutkreislauf- und arterielle Gefäßerkrankungen"
- Ginkgo ▶ Kap. 4 „Neurologische Erkrankungen"
- Mariendistel ▶ Kap. 16 „Erkrankungen der Gallenwege und der Leber"
- Sonnenhut ▶ Kap. 10 „Rezidivierende Infekte" – Infektanfälligkeit
- Taigawurzel ▶ Kap. 2 „Erkrankungen des Allgemeinbefindens"
- Weißdorn ▶ Kap. 12 „Herzerkrankungen"

5.2.1 Wirkstoffkomplexe

Die vier genannten Arzneipflanzen haben jeweils spezifische Wirkungen bei Anwendung als Augentropfen.

Augentrost (*Euphrasia officinalis*)
■ **Verwendeter Pflanzenteil**
Kraut (*Euphrasiae herba*)

■ **Inhaltsstoffe**
Iridoidglykoside (Aucubin, Catalpol, Euphrosid), Gallusgerbstoffe

■ **Wirkung**
Antiphlogistisch

■ **Anwendungsgebiete**
Konjunktivitis (viraler und allergischer Genese)

> **Praxistipp**
>
> Die Anwendung als Augentropfen ist sinnvoll (z. B. *Euphrasia D2 Wala*).

Gartenraute (*Ruta graveolens*)

■ **Verwendeter Pflanzenteil**
Kraut (*Rutae herba*)

■ **Inhaltsstoffe**
Ätherisches Öl, Furanocumarine, Flavonoide (z. B. Rutin), Hydroxy-cumarine, Alkaloide vom Furochinolintyp, 2-Arylchinolinalkaloide

■ **Wirkung**
Antihämorrhagisch

■ **Anwendungsgebiete**
„Rotes Auge", Augenmüdigkeit

> **Praxistipp**
>
> Die Anwendung als Augentropfen ist sinnvoll (z. B. *Ruta D3 Weleda*).

Ringelblume (*Calendula officinalis*)

■ **Verwendeter Pflanzenteil**
Kraut (*Calendulae herba*)

■ **Inhaltsstoffe**
Ätherisches Öl, Carotinoide, Flavonoide, Saponine

■ **Wirkung**
Antibakteriell, virustatisch, antiödematös

■ **Anwendungsgebiete**
Akut eitrige Bindehautentzündung

5

> **Praxistipp**
>
> Die Anwendung als Augentropfen ist sinnvoll (z. B. *Ruta D4 Weleda*).

Schöllkraut (*Chelidonium majus*)
■ **Verwendeter Pflanzenteil**
Kraut (*Chelidonii herba*)

■ **Inhaltsstoffe**
Alkaloide, Flavonide

■ **Wirkung**
Sekretorisch

■ **Anwendungsgebiete**
„Das trockene Auge" und dadurch bedingte Reizzustände

> **Praxistipp**
>
> Die Anwendung als Augentropfen ist sinnvoll (z. B. *Chelidonium D4 Weleda*).

Weitere Hinweise zu Schöllkraut finden sich in ▶ Kap. 16 „Erkrankungen der Gallenwege und der Leber".

Erkrankungen im Mund und Rachenraum sowie der Zähne

Inhaltsverzeichnis

© Springer-Verlag GmbH Deutschland, ein Teil von Springer Nature 2024
M. Wiesenauer, *PhytoPraxis*, https://doi.org/10.1007/978-3-662-68226-5_6

Das Symptomenspektrum bei Gingivitis, Stomatitis, Aphthen, Soor und Parodontose reicht von leichten Beschwerden wie Zahnfleischbluten bis hin zu starken Schmerzen und Nahrungsverweigerung. Bakterielle, virale und mykotische Infektionen beruhen teilweise auf einer hohen Infektiosität der Erreger, teilweise auch auf einer reduzierten Abwehr, beispielsweise durch Diabetes mellitus, corticoidhaltige Inhalativa oder eine immunsupprimierende Therapie (Mukositis ▶ Kap. 22 „Onkologische Erkrankungen"). Der Aufbau bzw. Erhalt der physiologischen Mundflora ist eine wesentlicher Therapiebaustein.

6.1 Phytotherapie

- **Entzündliche Prozesse** ▶ Abschn. 6.1.1
- **Herpeslabialis** ▶ Abschn. 6.1.2
- **Mundwinkelrhagaden** ▶ Abschn. 6.1.3
- **Zahnschmerzen** ▶ Abschn. 6.1.4

Neben einer konsequenten Mundhygiene wird die Phytotherapie lokal insbesondere als adstringierende und antiinflammatorische Gurgellösungen und Pinselungen eingesetzt, ggf. auch als Lutschpastille. Eine systemische Anwendung immunmodulierender Arzneidrogen wie Sonnenhutkraut und andere (▶ Kap. 10) kommt bei akuten Entzündungsprozessen, rezidivierenden Infekten sowie bei Herpes labialis in Frage (◘ Tab. 6.1).

6.1.1 Entzündliche Prozesse

Die beiden wichtigen Wirkstoffgruppen zur Lokalapplikation sind die adstringierenden und wundheilungsfördernden Gerbstoffdrogen (Ratanhiawurzel, Tormentillwurzelstock, Myrrhe) und die antibakteriell, virustatisch und antiphlogistisch wirkenden Ätherisch-Öl-Drogen (Kamillenblüten, Salbeiblätter, Thymiankraut). Hinzu kommen Schleimdrogen (Eibischwurzel/-blätter, Malvenblüten), die vorzugsweise in der Behandlung der Pharyngitis und Laryngitis (▶ Kap. 7) einen hohen Stellenwert haben. Die Komplexität der Pflanzeninhaltsstoffe bedingt das teilweise überlappende Wirkungsspektrum.

◘ **Tab. 6.1** Phytotherapie bei Erkrankungen im Mund- und Rachenraum sowie der Zähne

Symptomatik	Arzneidrogen	Präparatebeispiel
Entzündliche Prozesse im Mund- und Rachenraum, nach Setzen eines Zahnimplantats	Anisöl, Eukalyptusöl, Fenchelöl, bitteres, Nelkenöl, Pfefferminzöl, Salbeiöl, Zimtöl, Menthol, Thymol	*Salviathymol N* 10 Tr. auf 100 ml Wasser mehrmals tgl. spülen/gurgeln; Pinselung unverdünnt auftragen
Gingivitis, Soor, Stomatitis, Lichen ruber planus	Kamillenblüten	*Kamillin Konzentrat Robugen* 30 Tr. auf 100 ml Wasser mehrmals tgl. spülen/gurgeln, Pinselung unverdünnt auftragen
Aphthen, Mundwinkelrhagaden, Soor, Lichen ruber planus, Prothesendruckstellen	Salbeiblätter	*Salvysat Flüssigkeit* 20 Tr. auf 100 ml Wasser mehrmals tgl. spülen/gurgeln, Pinselung unverdünnt auftragen
Lichen ruber planus, Parodontopathie, Stomatitis, Zahnfleischbluten	Blutwurzel, Myrrhe, Ratanhiawurzel, Tormentillwurzelstock, äther. Öle	*Repha-Os Mundspray* mehrmals täglich aufsprühen oder den Mundraum spülen (in Wasser verdünnt)
Herpes labialis	Melissenblätter	*Lomaherpan-Creme* mehrmals tgl. auftragen
Zahnschmerzen, entzündungsbedingt	Nelkenöl	*Caryophylli aeth.* 1:1 mit Wasser verdünnt auftragen
Zahnschmerzen, neuralgieform, kälteempfindliche Zahnhälse	Johanniskraut	Neuroplant 300 mg novo 1–0–0 Tabl.
Zahnschmerzen bei Gingivitis, nach Setzen eines Zahnimplantats, empfindliche Zahnhälse	Salbeiblätter	*Aperisan-Gel* mehrmals tgl. auftragen

Bei rezidivierenden Entzündungen ist eine Therapie mit Sonnenhutkraut (Echinacea) sinnvoll (5-tägige Applikation, 2 Tage Pause etc.), ► Kap. 10

6.1.2 Herpes labialis

Bei Herpes labialis wird das viruzid wirkende ätherische Öl der Melisse lokal appliziert. Ihre antiphlogistische Wirkung ist bedingt durch Lamiaceengerbstoffe (Rosmarinsäure).

6.1.3 Mundwinkelrhagaden

„Faulecken" oder Mundwinkelrhagaden können verschiedene Ursachen zugrunde liegen, die diagnostisch geklärt werden müssen.

Teils handelt es sich um Folgen von Infektionen (Staphylo- und Streptokokken, Candida albicans, Herpes-Virus), die Folgen einer Mangelernährung, v. a. das Vitamin B_{12} und Eisen betreffend, oder um unzureichenden Speichelfluss. Phytotherapeutisch bietet sich das Betupfen mit verdünnter (!) Salbeitinktur an.

6.1.4 Zahnschmerzen

Aus naturheilkundlicher Sicht stehen Zahnerkrankungen in engem Zusammenhang mit dem Gesundheitszustand des Gesamtorganismus. So sind Zahnschmerzen aufgrund chronischer Infektionsherde, rheumatisch bedingte Zahnschmerzen, Zahnschmerzen aufgrund eines überreizten Nervensystems, „Herde" im Zahnbereich, Amalgam-Unverträglichkeiten usw. bekannt. Diese lassen sich praxisbewährt mit pflanzlichen Arzneimitteln behandeln, vgl. die korrespondierenden Kapitel; bei schlechter Zahnsubstanz wie auch bei verspätetem Zahnen (Zahnentwicklungsstörung) ist eine Stärkung des Knochenstoffwechsels angezeigt.

Hervorragend bewährt hat sich als einfache Maßnahme gegen akute Zahnschmerzen das Kauen auf einer Gewürznelke, denn Nelkenöl wirkt desinfizierend, adstringierend, antiseptisch, lokal hautreizend und anästhesierend. Bereits seit dem Mittelalter werden Nelken zur Desinfektion des Mundraumes verwendet. Alternativ kann auch Nelkenöl (1:1 mit Wasser verdünnt) auf die schmerzende Stelle aufgetragen werden.

Neuralgieforme Zahnschmerzen ohne fassbaren Befund sowie das Symptom der empfindlichen Zahnhälse sprechen oft auf niedrig dosierte Johanniskraut-Präparate an.

Bei durch entzündliche Prozesse am Zahnhalteapparat (Gingivitis, „Zahntaschen") bedingten Zahnschmerzen sind Salbeiblätter als verdünnte Tinktur (Spülungen) bzw. als Gel-Applikation indiziert. Eine Kombination von Salbei und Kamille ist ebenfalls bewährt: im Verhältnis 1:1 die Tinkturen mit Wasser verdünnen und damit 2- bis 3-mal täglich den Mundraum spülen. Wegen ihrer wundheilungsfördernden, antiphlogistischen und analgetischen Wirkung ist die Kombination auch nach zahnärztlichen Eingriffen indiziert; eine solche Behandlung ist nach Setzen eines Zahnimplantats ebenfalls sinnvoll. Je nach Schmerzsymptomatik stehen Fertigarzneimittel zur Verfügung wie z. B. *Infectogingi Mundgel* oder *Parodontal* Mundsalbe. Beide Präparate enthalten Kamillenblüten und Salbeiblätter sowie das anästhesierend wirkende Lidocain.

Praxistipp

— Zur systemischen Behandlung nach einem zahnärztlichen Eingriff bewährt sich das Fertigarzneimittel *Phytodolor Tinktur*, 4-mal tägl. 40 Tropfen, da es antiphlogistisch, antiinflammatorisch und somit auch analgetisch wirkt.
— Zur Abschwellung nach Setzen eines Implantats bewähren sich auch Enzyme, wie z. B. die Bromelaine (▶ Kap. 8)
— Zusätzlich können die genannten Lokalmaßnahmen eingesetzt werden. Cave: Keine Mundspülung nach einem zahnärztlichen Eingriff, bei welchem eine Naht gesetzt werden muss. Das koagulierte Blut trägt zum Wundverschluss bei!

Praxisbewährt

Arzneidrogen bei rezidivierend entzündlichen Prozessen: Vielfach kann damit eine Ausheilung erzielt werden. Eine wichtige Rolle spielt dabei auch die Wiederherstellung einer physiologischen Mund- und Darmflora (vgl. Mikrobiom).

Sowohl bei den typischen Erkrankungen im Kindesalter, unter der Anwendung corticoidhaltiger Inhalativa (Aphthen, Soor) wie auch bei onkologischen Patienten (Mukositis) sind die Arzneidrogen unverzichtbar, um Schleimhautläsionen wirksam behandeln zu können. Dies gilt auch für die Begleitbehandlung eines Lichen ruber planus bei Befall der Mundschleimhaut.

Bei Symptomen wie Mundtrockenheit oder Foetor ex ore (Causa klären!) haben sich die Arzneidrogen zu Mundspülungen ebenfalls bewährt (z. B. Kamillenblüten, Myrrhe, Salbeiblätter als Tinktur zu gleichen Teilen). Sie sind auch bei der oft therapieresistenten Schwangerschaftsgingivitis angezeigt, eine zusätzliche Vitamin-C-Substitution ist sinnvoll.

- Bei akutem wie auch rezidivierendem Herpes labialis bewährt sich neben der genannten Lokalbehandlung eine interne immunmodulierende Therapie mit *Imupret N* (bis zu 6-mal täglich 1 Drag. bzw. 25 Tropfen); empfehlenswert ist ein frühzeitiger Behandlungsbeginn („bei den ersten Anzeichen"). In flüssiger Form kann dieses Präparat auch auf die Herpes-Bläschen aufgetupft werden (▶ Kap. 10 „Rezidivierende Infekte").

- Mit dem immunmodulierenden Therapieansatz lässt sich auch ein dentogener Focus („Störfeld") wirksam behandeln; ebenso sprechen rezidivierende Entzündungen der Zahnwurzel und Zahntaschen auf eine solche Behandlung an. Die Lokaltherapie wird dadurch wirksam unterstützt.

- Eine rezidivierende Gingivitis mit Zahnfleischblutungen wie eine persistierende Gingivitis können oftmals mit einem Reiz-Darm-Syndrom assoziiert sein. Mittels einer immunmodulierenden Therapie des darmassoziierten Immunsystems führt dies zu einem nachhaltigen Abklingen entzündlicher Prozesse im Mund- und Rachenraum sowie am Zahnhalteapparat (▶ Kap. 15 „Magen-Darm-Erkrankungen").

- Bei unspezifischen Zahnschmerzen mit wechselndem Schmerzempfinden (warm/kalt oder Druck) spielt differenzialdiagnostisch ein sinugener Fokus eine häufige Rolle, sodass eine sekretolytische und antiphlogistische Therapie mit der fixen Kombination *Sinupret extract* 1–1–1 Tbl. angezeigt ist (▶ Kap. 7 „Hals-Nasen-Ohren-Erkrankungen").

- Bei empfindlichen Zahnhälsen – ohne weiterführenden Befund – bewährt sich der „off-label-use" niedrig dosierter Johanniskrautextrakt-Präparate, auch zusätzlich zu den Lokalmaßnahmen.

6.2 Wirkstoffe

- **Ätherische Öle** ▶ Abschn. 6.2.1
  - Gewürznelkenbaum
  - Melisse
- **Ätherisches Öl + Gerbstoff** ▶ Abschn. 6.2.2
  - Salbei
- **Ätherisches Öl + Harz** ▶ Abschn. 6.2.3
  - Myrrhenstrauch

- **Gerbstoffe (Tannine)** ▶ Abschn. 6.2.4
  - Ratanhia
  - Tormentill
- **Wirkstoffkomplex** ▶ Abschn. 6.2.5
  - Kamille

Weitere Arzneipflanzen bei Erkrankungen im Mund- und Rachenraum sowie der Zähne
- Johanniskraut ▶ Kap. 3 „Psychische und neurovegetative Erkrankungen"

6.2.1 Ätherische Öle

Ätherische Öle zeichnen sich durch hohe Schleimhautgängigkeit aus und werden daher gerne extern angewendet. Einige Ätherisch-Öl-Drogen, insbesondere vorwiegend in tropischen Ländern vorkommende Bäume, enthalten in Rinde und Holz-Harze. Dazu gehört auch die hier beschriebene Myrrhe. Das Nelkenöl wirkt antibakteriell, antiseptisch und anästhetisch, das ätherische Öl der Melisse viruzid.

Gewürznelkenbaum (*Syzygium aromaticum*)
▪ **Verwendeter Pflanzenteil**
Blütenknospen (*Caryophylli flos*)

▪ **Inhaltsstoffe**
Ätherisches Öl mit Eugenol als Hauptkomponente (85–95 % des Nelkenöls)

▪ **Wirkung**
Das ätherische Öl (*Caryophylli aetheroleum*) wirkt in beträchtlichem Maße antibakteriell und wird in der Zahnheilkunde als Antiseptikum gebraucht.

▪ **Anwendungsgebiete**
- *Äußerlich*: Entzündungen der Mund- und Rachenschleimhaut, in der Zahnheilkunde zur lokalen Schmerzstillung

▪ **Neben-/Wechselwirkungen**
In konzentrierter Form wirkt Nelkenöl gewebereizend.

▪ **Gegenanzeigen**
–

> **Praxistipp**
>
> *Caryophylli aeth.* 1:1 mit Wasser verd. auftragen.

Melisse (*Melissa officinalis*)

■ **Verwendeter Pflanzenteil**

Blätter (*Melissae folium*)

■ **Inhaltsstoffe**

Ätherisches Öl, bestehend aus Citronellal, Citral, b-Caryophyllen, Caryophyllenoxid u. a.; Lamiaceengerbstoffe (Typ Rosmarinsäure), Flavonoide, Triterpensäuren, Phenylcarbonsäuren

■ **Wirkung**

Schwach antibakteriell, virustatisch

■ **Anwendungsgebiete**

Herpes-simplex-Infektionen

■ **Neben-/Wechselwirkungen**

–

■ **Gegenanzeigen**

–

> **Praxistipp**
>
> Als Monopräparat wird Melisse nur zur Behandlung von viralen Hauterkrankungen, insbesondere Herpes, eingesetzt.

— Leidet der Patient bereits unter Hauterkrankungen, kann es zu einem Ekzem auf der vorgeschädigten Haut kommen.

— Eine systemische immunmodulierende Begleitbehandlung mit z. B. *Imupret N* ist sinnvoll (► Kap. 10 „Rezidivierende Infekte").

6.2.2 Ätherisches Öl + Gerbstoff

Zur Struktur und Wirkung von Gerbstoffen ▶ Abschn. 6.2.4

Salbei (*Salvia officinalis*)
■ **Verwendeter Pflanzenteil**
Blätter (*Salviae folia*)

■ **Inhaltsstoffe**
Ätherisches Öl (Thujon, Campher, 1,8-Cineol u. a.), Lamiaceengerbstoffe
(Typ Rosmarinsäure), Diterpenbitterstoffe wie Carnosol, Flavonoide,
Phenylglykoside und Triterpene

■ **Wirkung**
Das ätherische Öl wirkt entzündungshemmend, bakterizid, fungistatisch
und virostatisch, die Gerbstoffe wirken adstringierend, Bitterstoffe regen die
Magensaftsekretion an, modulieren die Darm-Mikrobiota und wirken auf
das Darm assoziierte Immunsystem.

■ **Anwendungsgebiete**
— *Äußerlich*: Entzündungen der Mund- und Rachenschleimhaut
— *Innerlich*: dyspeptische Beschwerden, vermehrte Schweißbildung

■ **Neben-/Wechselwirkungen**
Wegen des hohen Thujongehaltes dürfen alkoholische Salbeizubereitungen
innerlich nicht in höherer Dosierung und über längere Zeit angewendet werden. Nach länger andauernder Einnahme von alkoholischen Extrakten und
des reinen ätherischen Öles wurden epileptiforme Krämpfe beschrieben.

■ **Gegenanzeigen**

Keine Anwendung von dem reinen ätherischen Öl und alkoholischen Extrakten in Schwangerschaft und Stillzeit

---

Praxistipp

5 g alkoholischen Auszug auf 1 Glas Wasser. Zahnfleischpinselung mit unverdünnter Tinktur. Oder: 2–3 Tr. ätherisches Öl auf 1 Glas Wasser, mehrmals täglich gurgeln. Oder unverdünnten alkoholischen Auszug mehrmals täglich auf den entzündeten Schleimhautbereich auftragen.

6

Eine innere Behandlung mit Salbeiblätter-Extrakt ist bei übermäßigem Schwitzen sehr bewährt (► Kap. 21).

Fertigarzneimittel

Monopräparate

— *Aperisan Gel*, mehrmals tgl. auftragen

— *Salbei Curarina Tropfen*, 1–2 TL in 1 Glas lauwarmem Wasser verd., mehrmals tgl. gurgeln

— *Salvysat Tropfen*, 1 TL in ½ Glas lauwarmem Wasser, mehrmals tgl. gurgeln

Kombinationspräparate

— Salbeiblätter + Kamillenblüten + Lidocain
  – *Infectogingi Mundgel*, 3- bis 4-mal tägl. eine erbsengroße Menge einreiben
  – *Parodontal Mundsalbe*, 3- bis 4-mal tägl. eine erbsengroße Menge einreiben

— Salbeiöl + Eukalyptusöl + Pfefferminzöl + Zimtöl + Nelkenöl + Fenchelöl + Anisöl + Menthol + Thymol
  – *Salviathymol N Flüssigkeit*, etwa 10 Tr. auf 100 ml Wasser, mehrmals tgl. gurgeln, unverdünnt für Pinselungen auftragen

6.2.3 Ätherisches Öl + Harz

Zur Struktur und Wirkung von Harzen ▶ Kap. 8 „Erkrankungen der unteren Atemwege".

Myrrhenstrauch (*Commiphora molmol und andere Arten*)
- **Verwendeter Pflanzenteil**

Myrrhe ist ein Gummiharz aus der Rinde von Commiphora-Arten (*Myrrha, Gummi myrrha*).

- **Inhaltsstoffe**

Ätherisches Öl mit Furanosesquiterpenen, ethanollösliches Harz, in Ethanol unlöslicher Rohschleim, Monoterpene, Proteine und Kohlenhydrate

- **Wirkung**

Adstringierend, desinfizierend, granulationsfördernd

- **Anwendungsgebiete**
- Lokale Behandlung leichter Entzündungen der Mund- und Rachenschleimhaut
- Systemische Behandlung bei Magen-Darm-Störungen

- **Neben-/Wechselwirkungen**

Bei unverdünnter Anwendung von Myrrhentinktur können vorübergehend Brennen und Geschmacksirritationen auftreten.

- **Gegenanzeigen**
-

Praxistipp

Betroffene Stellen mit Myrrhentinktur betupfen. Myrrhe gibt es auch als Zahnpulver (entsprechend 10 % gepulverte Droge).

Fertigarzneimittel

Monopräparate
- nicht bekannt

Kombinationspräparate
- Ratanhia
- Myrrhe + Kaffeekohle + Kamillenblüten
  - Myrrhinil-Intest, 4–4–4 Tabl.
    vgl. Magen-Darm-Erkrankungen (▶ Kap. 17)

6.2.4 Gerbstoffe (Tannine)

Es gibt zwei Hauptgruppen von Gerbstoffen: hydrolysierbare Gerbstoffe (Gallotannine und Ellagtannine) und kondensierte Gerbstoffe. Zu der ersten Gruppe zählen Hamamelis (Zaubernuss) und Walnussblätter, zu der zweiten Eichenrinde, Ratanhiawurzel, Tormentillwurzel und Heidelbeeren. Die gerbende Wirkung beruht vor allem auf einer Wechselwirkung mit dem Kollagen in Haut und Schleimhäuten. Dieses Eiweiß nimmt die Gerbstoffe auf, wobei kovalente Bindungen entstehen, welche die Oberflächenstruktur verändern und so genannte Koagulationsmembranen in den obersten Schichten der Schleimhaut und des Bindegewebes bilden. Hauptanwendungsbereiche von Gerbstoffen sind Haut und Schleimhäute (Mund-, Rachen, Darm, Anus). Gerbstoffe wirken nicht nur adstringierend, sondern auch reizmildernd, entzündungshemmend, schwach lokalanästhesierend, sekretionshemmend, sie trocknen Haut und Wunden aus und wirken bakterizid. Äußerlich werden Gerbstoffe bei Wunden, Verbrennungen, Frostbeulen, Blutungen, Hämorrhoiden und Entzündungen des Mund- und Rachenraumes eingesetzt, innerlich bei Diarrhö.

Ratanhia (*Krameria triandra*)
- **Verwendeter Pflanzenteil**

Wurzel (*Ratanhiae radix*)

- **Inhaltsstoffe**

10 % Gerbstoffe, v. a. Catechingerbstoffe

- **Wirkung**

Adstringierend

■ **Anwendungsgebiete**
━ Lokale Behandlung leichter Entzündungen der Mund- und Rachenschleimhaut

■ **Neben-/Wechselwirkungen**
Sehr selten allergische Reaktion

■ **Gegenanzeigen**
—

Praxistipp

Die Tinktur wird unverdünnt für Pinselungen verwendet (2- bis 3 × tgl.) oder verdünnt zum Gurgeln (5–10 Tr. auf 1 Glas Wasser).

Fertigarzneimittel
Monopräparate
━ nicht bekannt

Kombinationspräparate
━ Ratanhiawurzel + Blutwurz + Tormentillwurzelstock + Myrrhe
  – *Repha-Os Mundspray S*, mehrmals tgl. auf die entzündeten Stellen aufsprühen oder 3 Sprühstöße in ¼ Glas Wasser gelöst zu Mundspülungen

Tormentill (*Potentilla erecta*)

Tormentillwurzel hat unter den Adstringenzien den höchsten Gerbstoffgehalt. Sie ist die wichtigste Heilpflanze der Erfahrungsheilkunde zur Behandlung von Durchfällen!

■ **Verwendeter Pflanzenteil**
Wurzelstock (*Tormentillae rhizoma*)

■ **Inhaltsstoffe**
15–20 % Gerbstoffe, v. a. Catechingerbstoffe (Tormentillgerbsäure und Tormentillrot), etwas Ellagsäure, Tormentosid, Phenolcarbonsäuren

■ Wirkung

Adstringierend, stopfend, blutstillend, bakteriostatisch

■ Anwendungsgebiete

Leichte Schleimhautentzündungen im Mund- und Rachenbereich, unspezifische, akute Durchfallerkrankungen

■ Neben-/Wechselwirkungen

▬ *Innerlich*: bei empfindlichen Patienten Magenbeschwerden

■ Gegenanzeigen

Für Kinder unter 12 Jahren sowie während Schwangerschaft und Stillzeit liegen keine klinischen Daten vor.

6

> **Praxistipp**
>
> Zur Behandlung von Durchfällen sollte das Pulver verwendet werden.

Fertigarzneimittel
Kombinationspräparate
▬ Ratanhia

6.2.5 Wirkstoffkomplex

Kamillenblüten enthalten synergistisch wirkende Inhaltsstoffe, die zu einer breiten Anwendung der Arzneidroge führen. Sie haben eine herausragende Wirkung nicht nur auf die Haut und die Schleimhäute (antiphlogistisch, wundheilungsfördernd, desodorierend, antibakteriell, bakterientoxinhemmend, antimykotisch), sondern wirken auch noch spasmolytisch, dadurch karminativ und insgesamt immunstimulierend. Die breite Anwendungspalette legt nahe, dem Patienten Kamillenblüten in Apothekenqualität (wichtig!) als phytotherapeutische Minimalausrüstung für die Hausapotheke anzuraten!

Kamille (*Matricaria recutita*)

■ Verwendeter Pflanzenteil

Blüten (*Matricariae flos*)

■ **Inhaltsstoffe**

Ätherisches Öl mit dem farblosen Matricin und Matricarin (beides sind Pro-
azulene, aus denen bei der Wasserdampfdestillation der Droge äth. Öl und
das blaue Chamazulen entsteht), ferner α-Bisabolol und dessen Oxide; über
15 Flavonderivate, v. a. Apigenin und Apigenin-7-O-Glucosid, bis zu 10
Schleimstoffe, Hydroxycumarine (Herniarin u. a.), Phenolcarbonsäuren,
Cholin. In alkoholischen Extrakten ist ein deutlich höherer Gehalt an ätherischen Ölen enthalten.

■ **Wirkung**
— *Ätherisches Öl:* antiphlogistisch und spasmolytisch
— *α-Bisabolol:* antiseptisch (Hemmung der Pepsinsekretion im Magen),
  bakterizid und fungizid
— *Flavonoide:* spasmolytisch und dadurch karminativ, lokal antiphlogistisch
  und wundheilungsfördernd
— *Schleimstoffe:* immunstimulierend, außerdem antimykotisch und ulkus-
  protektiv

■ **Anwendungsgebiete**
— *Äußerlich:* Haut- und Schleimhautentzündungen sowie bakterielle Hauterkrankungen einschließlich der Mundhöhle und des Zahnfleisches

■ **Neben-/Wechselwirkungen**
Bei Verwendung von Kamillenblüten geringe allergene Potenz, allergische
Reaktionen meist Folge von Verunreinigungen mit Hundskamille (selbst ge-
sammelt!) oder durch Kreuzallergie (v. a. Beifuß)

■ **Gegenanzeigen**
–

Praxistipp

Zur Anwendung bei Entzündungen im Mund-Rachen-Raum ca. 20 Tr.
Kamillentinktur in lauwarmem Wasser auflösen und damit die Mundhöhle
spülen. Außerdem kann mit dem Kamillentee mehrmals tgl. gespült oder
gegurgelt werden. Keine Daueranwendung, auch nicht als Tee, da durch die
stete spasmolytische Wirkung eine relative Atonie u. a. der Gallenwege eintreten kann.

Eine bewährte Maßnahme bei Magenbeschwerden (► Kap. 15 „Magen-Darm-Erkrankungen") ist die „Rollkur": 1 Tasse Kamillentee morgens nüchtern trinken, 5 Min. auf Rücken liegen – ¼ Tasse Tee trinken, 5 Min. auf linker Seite – ¼ Tasse Tee trinken, 5 Min. auf Bauch liegen – Rest trinken, 5 Min. auf rechter Seite liegen.

Fertigarzneimittel

Monopräparate (► Kap. 21 „Hauterkrankungen und -verletzungen")

- *Kamillin Konzentrat Robugen*, 30 Tr. auf 1 Glas lauwarmes Wasser
- *Kamillin-Extern-Robugen*, Dosierung gemäß Herstellerangaben
- *Kamillosan Konzentrat Lösung*, mehrmals tgl. 5 ml auf 1 Glas lauwarmes Wasser
- *Kamillosan Creme/Salbe* mehrmals tgl. dünn auftragen

Kombinationspräparate

- Kamillenblüten + Lidocain
  - *Kamistad Gel*, 3 × tgl. 1/2 cm Stranglänge (ab 12. Lebensjahr)
- Kamillenblüten + Anisöl + Pfefferminzöl
  - *Kamillosan Mundspray*, 3 × tgl. aufsprühen
- Kamillenblüten + Eibischwurzel + Eichenrinde + Löwenzahnkraut + Schachtelhalmkraut + Schafgarbenkraut + Walnussblätter
  - *Imupret N Dragees*, 6 × tgl. 2 Drg. (Schulkinder: 6 × tgl. 1 Drg.)
  - *Imupret N Tropfen*, 6 × tgl. 25 Tr. (Schulkinder: 6 × tgl. 15 Tr., Kleinkinder: 6 × tgl. 10 Tr., Säuglinge: 6 × tgl. 5 Tr.) auf Wasser oder in Saft

6

Hals-Nasen-Ohren-Erkrankungen

Inhaltsverzeichnis

© Springer-Verlag GmbH Deutschland, ein Teil von Springer Nature 2024
M. Wiesenauer, *PhytoPraxis*, https://doi.org/10.1007/978-3-662-68226-5_7

Wichtig

Entwickelt sich aus einem fieberhaften Infekt (▶ Kap. 9) eine spezifische Erkrankung in einem der unten genannten Organe, kann die Phytotherapie systemisch und lokal als alleiniges Behandlungskonzept eingesetzt werden.

Bei Patienten mit einem schweren Verlauf der Infektion muss situativ antibiotisch behandelt werden; durch das parallele Anwenden der Phytotherapie ergeben sich deutliche Vorteile: Verlaufsdauer und Intensität einer schweren Infektion können abgekürzt und unerwünschte Wirkungen der Antibiose, z. B. im Gastrointestinaltrakt, können vermindert werden. Außerdem verkürzt sich die Rekonvaleszenzphase, längerfristig kann damit auch die Rezidivrate gesenkt werden (▶ Kap. 10). Im Kontext der SARS-CoV2-Pandemie und insbesondere seiner Folgen haben diese Erkenntnisse einen praxisevaluierten Stellenwert erfahren.

7.1 Phytotherapie

— **Laryngo-Pharyngitis, Tonsillitis** ▶ Abschn. 7.1.1
— **Sinusitis** ▶ Abschn. 7.1.2
— **Otitis media, Seromukotympanon** ▶ Abschn. 7.1.3
— **Allergische Rhinitis** ▶ Abschn. 7.1.4

7.1.1 Laryngo-Pharyngitis, Tonsillitis

Angezeigt sind insbesondere schleimstoffhaltige Arzneidrogen (Muzilaginosa), die antiphlogistisch und antiinflammatorisch wirken. Die Anwendung zum Gurgeln und als Teezubereitung ist eine bewährte naturheilkundliche Maßnahme.

Bei akuter Mononucleosis infectiosa ist nachstehendes Therapiekonzept ebenfalls bewährt (◘ Tab. 7.1).

Eine anhaltende Laryngo-Pharyngitis mit einem (Reiz-)Husten kann auch infolge einer gastroösophagealen Refluxkrankheit auftreten, die ebenfalls gut auf eine Phytotherapie anspricht (▶ Kap. 15 „Magen-Darm-Erkrankungen").

❯ Die Leitlinie der Deutschen Gesellschaft für Allgemeinmedizin und Familienmedizin (DEGAM) Nr. 14 „Halsschmerzen" empfiehlt bei der Angina tonsillaris nicht grundsätzlich eine Antibiose, sondern verweist primär auf pflanzliche Arzneimittel.

◘ Tab. 7.1 Phytotherapie bei Laryngo-Pharyngitis und Tonsillitis

Symptomatik	Arzneidrogen	Präparatebeispiel
Beginnender Infekt	Sonnenhutkraut	*Echinacin Saft Madaus* (hochdosiert bei den ersten Anzeichen)
Kratzen im Hals, raue Stimme, Schluckbeschwerden	Isländisches Moos	*Isla-Moos* 5- bis 6-mal tgl. 1 Past. lutschen
Heiserkeit, Hustenreiz beim Sprechen	Thymiankraut	*Bronchipret Thymianpastillen* 3- bis 4-mal tgl. 3–4 Past. lutschen
Kratzen im Hals, raue Stimme, Aphthen	Blutwurzel, Myrrhe, Ratanhiawurzel, Tormentillwurzelstock, äther. Öle	*Repha-Os-Spray* mehrmals tgl. sprühen oder den Mundraum spülen (in Wasser verdünnt)
Herpes labialis bei akutem Infekt	Melissenblätter	*Lomaherpan Creme,* mehrmals tgl. auftragen

Praxisbewährt

Behandlung der akuten Tonsillitis – auch parallel zu einer eventuell notwendigen Antibiose – mit *Tonsipret* (3- bis 5-mal tgl. 2 Tbl. oder 20 Tr. auf Wasser). Es enthält neben dem analgetisch und antiinflammatorisch wirkenden Guajakholz (*Guajacum officinale*) und dem Arzneipaprika (*Capsicum annuum*) auch die immunmodulierend wirkende Kermesbeere (*Phytolacca americana*).

— Quarkumschläge sind bei Tonsillitis antiphlogistisch wirksam: Auf den äußeren Hals zimmerwarmen Quark auftragen, ca. 20 min einwirken lassen, danach abwaschen (2- bis 3-mal täglich durchführen).
— Bei Entzündungen im Mund- und Rachenraum bewährt sich das Gurgeln mit *Salviathymol* (5 Tr. auf ½ Glas warmes Wasser), das u. a. Salbei-, Eukalyptus- und Pfefferminzöl enthält.
— Bei ständigem Räusperzwang, der zum Hüsteln zwingt, ist auch die Einnahme von Eibischwurzel bewährt (*Phytohustil*, 3- bis 6-mal tgl. 10 ml, auch für Kleinkinder geeignet). Dies gilt auch für die Pharyngo-Laryngitis.

Aus Praxiserfahrung sollte dem Reinke-Ödem als potenzielles Post-Covid-Syndrom mehr Beachtung geschenkt werden: die anhaltende rau und heiser klingende Stimme. Ursache ist eine ödematöse Schwellung im Bereich der Stimmlippe, deren Ursache bislang im Wesentlichen einem Nikotinabusus zugeordnet wird. Die in ◘ Tab. 7.1 gennannten Optionen können auch beim Reinke-Ödem unter fachärztlicher Kontrolle eingesetzt werden.

7.1.2 Sinusitis

Akute und akut rezidivierende Entzündungen der Nebenhöhlen sind eine klassische Indikation für die Phytotherapie. Die lokale Anwendung unterstützt die systemische Phytotherapie (◘ Tab. 7.2). Die Leitlinie der Deutschen Gesellschaft für HNO-Heilkunde empfiehlt für die Behandlung der Rhinosinusitis eine Primelkombination (BNO-1016).

7

◘ Tab. 7.2 Phytotherapie bei Sinusitis

Symptomatik	Arzneidrogen	Präparatebeispiel
Typische Zeichen der Sinusitis mit Sekretstau, Kopfschmerzen und Krankheitsgefühl	Eisenkraut, Enzianwurzel, Gartensauerampferkraut, Holunderblüten, Schlüsselblumenblüten mit Kelch	*Sinupret extract* 1–1–1 Drg. (ab 18. Lebensjahr) *Sinupret forte* 1–1–1 Drg. (ab 12. Lebensjahr *Sinupret Saft*, 7,0–7,0–7,0 ml (Kinder vom 6.–11. Lj.: 3,5–3,5–3,5 ml; Kinder vom 2.–5. Lj.: 2,1–2,1–2,1 ml)
Erhöhte Temperatur mit allgemeinem Krankheitsgefühl	Kapuzinerkressenkraut, Meerrettichwurzel	*Angocin Anti-Infekt* 4-4-4 Tabl. n. d. Mahlzeiten
Stark verlegte Nasenatmung	Eukalyptusöl, Kiefernadelöl, Levomenthol	*Pinimenthol Erkältungssalbe* zum Einreiben oder Inhalieren, 2- bis 3-mal tgl.
Verlegte Nasenatmung, zähes Sekret	Cranberry, Grüntee, Heidelbeere, Holunder, ätherische Öle	*EMSER Sinusitis Spray forte*, mehrmals tgl. bis zu 3 Sprühstöße in jedes Nasenloch

Praxisbewährt

Sekretolyse mit *Sinupret extract* als Basistherapie, bei frühzeitiger Anwendung von *Angocin Anti-Infekt* als „pflanzliches Antibiotikum" kann ein konventionelles Antibiotikum häufig eingespart werden. Der Hinweis, wonach viel Trinken als alleinige Maßnahme ausreichend sei, ist medizinisch falsch und therapeutisch insuffizient.

- Wesentliche Wirkstoffe zur Behandlung der verlegten Nasenatmung mit mukösem Sekret sind die Bioflavonoide, die zu den sekundären Pflanzeninhaltsstoffen gehören; sie sind vor allem in Ampferkraut, Eisenkraut, Holunderblüten und in Schlüsselblumenblüten zu finden und im Spezialextrakt BNO-1016 (Sinupret) enthalten.
- Weitere Wirkstoffe sind ätherische Öle oder die aus ihnen gewonnenen Substanzen, z. B. Menthol, Cineol, Campher. Aufgrund der guten Schleimhautpassage, der Löslichkeit in Wasserdampf und der Lipophilie werden Rhinologika auf Basis ätherischer Öle vorrangig als Nasensalben und -sprays, in Form von Salben zur Inhalation oder als Badezusätze verwendet: Dafür 10 cm langen Salbenstrang auf heißes Wasser aufbringen, 2 × tgl. etwa 10 Min. einatmen.
- Menthol, Campher und Cineol sind zur Behandlung von Säuglingen, Kleinkindern oder Patienten mit obstruktiven Lungenerkrankungen kontraindiziert. Eine mögliche Alternative für Erwachsene bieten Nasensprays oder -salben auf der Basis von Kamillenblüten.
- Sekretolytisch wirken Dampfinhalationen, beispielsweise mit Kamillenblüten oder Thymiankraut. Sie sind schon bei Kindern geeignet, wenn eine Aufsichtsperson ständig zugegen ist: Kamillenblüten mit kochendem Wasser in großer Schüssel oder Kochtopf (standfest) übergießen, Kopf mit großem Badehandtuch gut abdecken, inhalieren. Dauer 10–15 Min., bei Kindern 5–10 Min. Nach dem Inhalieren Gesicht abtrocknen und eincremen, Mütze aufsetzen. Kinder permanent beaufsichtigen! Bei älteren Kindern oder Erwachsenen wahlweise 2 Tr. Thymianöl, Eukalyptusöl oder 1 TL Salz zufügen.
- Die Dampfinhalation mit Kamillenblüten wirkt durchblutungsfördernd, sekretolytisch und antiphlogistisch. Von der Anwendung bei Kleinkindern ist abzuraten, da ätherischen Öle der Kamille zu Nebenwirkungen

führen können, zudem besteht die Gefahr einer Korbblütler-Allergie. Eine praktische Alternative sind ätherische Öle zusammen mit einer hypertonen Meersalzlösung (z. B. *EMSER Sinusitis Spray forte*) als Nasenspray (ab 12 Jahren).

— Sollen Säuglinge mit ätherischen Ölen behandelt werden, ist das entsprechende Präparat lediglich auf das Kopfkissen oder Lätzchen zu tropfen.

— Bereits bei jüngeren Kindern bewähren sich physiologische Nasentropfen mit Luffa operculata (z. B. *Luffa-Nasentropfen DHU*) oder Aloe vera (z. B. *Rhinodoron Nasenspray*): bis zu 5 × tgl. 2 Sprühstöße in jedes Nasenloch (es besteht keine Gewöhnungsgefahr). Beide Arzneidrogen sind als Nasentropfen auch bei Rhinitis sicca längerfritig sinnvoll.

— Bei Erwachsenen mit rezidivierender Sinusitis oder Rhinitis allergica (Pollenallergie) bewährt sich die konsequente Anwendung von Nasenspülungen mit (Meer-)Salzlösung in Form einer Nasendusche (1-mal täglich oder seltener). Weitere Indikationen sind die Tierhaarallergie sowie die Hausstaubmilbenallergie (▶ Abschn. 7.1.4). Zur Begleitbehandlung der Sinusitis wie auch zur Senkung der Rezidivrate eignen sich als Basismaßnahme tägliche temperaturansteigende Fußbäder (▶ Kap. 8 „Erkrankungen der unteren Atemwege"); bei akuter Sinusitis haben sich 3- bis 4-mal tägliche Anwendungen bewährt.

— Zur Senkung der Sinusitis-Rezidivrate wie generell bei Infektanfälligkeit und rezidivierenden Entzündungen bewährt sich eine immunmodulierende Behandlung der intestinalen Mikrobiota und damit des darmassoziierten Immunsystems, welches durch eine pflanzenbasierte („plant based") Ernährungsweise unterstützt wird (▶ Kap. 15 „Magen-Darm-Erkrankungen").

7.1.3   Otitis media, Seromukotympanon

Die Erkenntnis aus neueren Studien, wonach bei der unkomplizierten Otitis media eine Antibiose nicht zwingend indiziert ist, macht die Phytotherapie zum Standard: Freihalten der Atemwege und Analgesie. Das Behandlungskonzept gilt für Erwachsene und Kinder gleichermaßen (◘ Tab. 7.3).

◘ Tab. 7.3 Phytotherapie bei Otitis media und Seromukotympanon

Symptomatik	Arzneidrogen	Präparatebeispiel
Ohrenschmerzen und Druckgefühl bei verlegter Nasenatmung. Vermindertes Hörvermögen, Druckgefühl und Knacken im Ohr („Tubenkatarrh")	Eisenkraut, Enzianwurzel, Gartensauerampferkraut, Holunderblüten, Schlüsselblumenblüten mit Kelch	*Sinupret forte* 1–1–1 Drg. *Sinupret Saft,* 7,0–7,0–7,0 ml (Kinder vom 6.–11. Lj.: 3,5–3,5–3,5 ml; Kinder vom 2.–5. Lj.: 2,1–2,1–2,1 ml) *Sinupret Tropfen* 15–15–15 Tr. (Kinder vom 2.–6. Lj)
bei erhöhter Temperatur und allgemeinem Krankheitsgefühl	Kapuzinerkressenkraut, Meerrettichwurzel	*Angocin Anti-Infekt* 4–4–4 Tabl. n. d. Mahlzeiten
bei leichten Schmerzen und zur Entzündungshemmung	Eschenrinde, Goldrutenkraut, Zitterpappelrinde und -blätter	*Phytodolor Tinktur* 40–40–40–40 Tr. initial 20–20–20 (20) Tr. bei Besserung

Praxisbewährt

Als Basistherapie pflanzliche Sekretolyse, insbesondere auch bei Kindern. Notwendig ist auch die konsequente Applikation von physiologischen Nasentropfen mit *Luffa operculata* (z. B. *Luffa-Nasentropfen* DHU) oder Aloe vera (z. B. *Rhinodoron*): bis zu 5 × tgl. 2 Sprühstöße in jedes Nasenloch, bei Seromukotympanon ist eine Anwendung bis zu 3 × tgl. sinnvoll; es besteht keine Gewöhnungsgefahr!

— Um den Sekretstau aufzulösen, ist bei einem Seromukotympanon wie auch bei der eitrigen Konjunktivitis eine konsequente Sekretolyse mittels Phytotherapie notwendig (▶ Kap. 5 „Augenkrankheiten"). Damit ist die Phytotherapie eine regelrechte Alternative zum Paukenröhrchen, das laut IQWIG nicht evidenzbasiert ist.

— Bei akuter nicht-eitriger Otitis media im Kindesalter bewährt sich die immunmodulierend, analgetisch und sekretolytisch wirkende fixe Kombination *Tonsipret* bis zu 12 × tgl. 1 Tabl. oder 10 Tr. im Munde zergehen lassen (Kleinkinder bis zum 5. Lj. bis zu 6 × tgl., Schulkinder bis zum 11. Lj. bis zu 8 × tgl. in Brei oder Fruchtsaft aufgelöst). Das Präparat eignet sich auch als Begleittherapie bei einer notwendigen Antibiose.

— Naturheilkundlich bewährt sind „Zwiebelsäckchen" bei Otitis media zur Analgesie (Wirkprinzip?): Zwiebelringe frisch schneiden, in Mull oder Papiertaschentuch legen (oder auch pur) und auf das erkrankte Ohr auflegen. Die in der Otitis-media-Leitlinie genannte Vorgehensweise mit einem Analgetikum und abschwellenden Nasentropfen lässt sich praxisbewährt kombinieren mit den genannten phytotherapeutisch-naturheilkundlichen Maßnahmen.

7.1.4 Allergische Rhinitis

Die Pollenallergie ist eine stark zunehmende Erkrankung des allergischen (atopischen) Formenkreises. Diese auch als Atopie bezeichnete Erkrankung ist häufig genetisch mitbedingt. Die zeitliche Koinzidenz von windbestäubten blühenden Bäumen und Gräsern und dem Auftreten der rhino-konjunktivitischen Symptomatik lässt auf Grund des klinischen Bildes häufig eine direkte Diagnose zu. Mit der saisonalen allergischen Rhinitis bestehen oftmals Komorbiditäten wie Juckreiz im Gaumen, Pharyngitis, Rhino-Sinusitis und bronchiale Hyperreagibilität.

Die allergische Rhinitis ist häufig mit einer Nahrungsmittelallergie assoziiert (Kreuzallergie); weitere allergisch bedingte Krankheitsbilder sind die atopische Dermatitis bzw. saisonale Kontakturtikaria (▸ Kap. 21 „Hauterkrankungen").

Zur Behandlung der allergischen Rhinitis sind mehrere Arzneipflanzen bekannt. Deren Ursprungsländer liegen meist außerhalb Europas, da sie in östlichen Medizinsystemen verankert sind (TCM, Ayurvedische Medizin). Die verwendeten Drogen sind teilweise experimentell als gut untersucht zu bewerten, zumal wirksamkeitsbestimmende Inhaltsstoffe bekannt sind.

Mangels klinischer Studien werden die Extrakte als pflanzliche Nahrungsergänzungsmittel in den Verkehr gebracht, wobei ein *Pestwurz*-Extrakt-Präparat nur in der Schweiz als Arzneimittel zugelassen ist (▸ Abschn. 4.2).

Übersicht

Weitere Arzneipflanzen, die bei allergischer Rhinitis eingesetzt werden, sind
— *Ingwer* ▸ Abschn. 4.2;
— *Schwarzkümmel-Öl* aus Samen von *Nigella sativa*, enthält u. a. ungesättigte Fettsäuren und ätherische Öle, die eine Lipoxygenase- und Prostaglandin-Hemmer-Wirkung zeigen;

— *Tragant*, u. a. Polysaccharide und Saponine enthaltend, die immunmodulierend wirken;

— *Zistrose*, u. a. Polyphenole und Gerbstoffe enthaltend, die virustatische,
antibakterielle und antientzündliche Wirkungen haben. Ein traditionell
zugelassenes Arzneimittel mit einem Extrakt aus 3–6 g Blätter ist in der
Darreichungsform Lutschtabletten verfügbar.

Je nach Komorbidität und Symptomatik kommen die in den jeweiligen Kapiteln genannte Arzneimittel in Frage (► Abschn. 7.1.1 und 7.1.2). Generell erfährt in der Behandlung allergischer Erkrankungen die intestinale Mikrobiota
eine zunehmende Bedeutung (► Kap. 15 „Magen-Darm-Erkrankungen“).

7.2 Wirkstoffe

— **Flavonoide** ► Abschn. 7.2.1
  – Schwarzer Holunder
— **Senföle/Senfölglykoside** ► Abschn. 7.2.2
  – Kapuzinerkresse
  – Meerrettich

Weitere Arzneipflanzen bei Hals- Nasen-Ohren-Erkrankungen
— Eibisch ► Kap. 8 „Erkrankungen der unteren Atemwege“
— Eukalyptusöl (und weitere ätherische Öle) ► Kap. 8 „Erkrankungen der
  unteren Atemwege“
— Isländisches Moos ► Kap. 8 „Erkrankungen der unteren Atemwege“
— Kamille ► Kap. 6 „Erkrankungen im Mund- und Rachenraum sowie der
  Zähne“
— Melisse ► Kap. 6 „Erkrankungen im Mund- und Rachenraum sowie der
  Zähne“
— Schlüsselblume ► Kap. 8 „Erkrankungen der unteren Atemwege“
— Thymian ► Kap. 8 „Erkrankungen der unteren Atemwege“
— Weide ► Kap. 20 „Rheumatische Erkrankungen und Schmerzsyndrome“

7.2.1 Flavonoide

Schwarzer Holunder (*Sambucus nigra*)

■ **Verwendeter Pflanzenteil**

Blüten (*Sambuci flos*)

■ **Inhaltsstoffe**

Flavonoide, v. a. Rutin, ätherisches Öl, Hydroxyphenylcarbonsäuren, Triterpene, Gerbstoffe, Phytosterine, Schleimstoffe, Kaliumsalze (!)

■ **Wirkung**

Diaphoretisch, sekretolytisch, antiinflammatorisch

Im *BNO-1016-Spezialextrakt* (*Sinupret*) ist u. a. Holunder einer der Bestandteile, die hochdosierte Bioflavonoide enthalten. Sie stimulieren die transepitheliale Sekretion der Chloridionen, konsekutiv die Wasserfreisetzung aus den Zellen. Dadurch wird die Viskosität der Sekretschicht auf dem respiratorischen Flimmerepithel reduziert und die mukoziliäre Clearance gesteigert.

■ **Anwendungsgebiete**

▬ Erkältungskrankheiten

▬ BNO-1016-Spezialextrakt (Sinupret): akute Sinusitis

❯ Die Leitlinie der Deutschen Gesellschaft für HNO-Heilkunde empfiehlt für die Behandlung der Rhinosinusitis die Pflanzenkombination Sinupret, die auch Holunder enthält (Fertigarzneimittel).

■ **Neben-/Wechselwirkungen**

─

■ **Gegenanzeigen**

─

Praxistipp

2 TL Holunderblüten mit ca. 200 ml kochendem Wasser übergießen, 15 Min. zugedeckt ziehen lassen, abseihen. 3- bis 5-mal tgl. ½–1 Tasse möglichst heiß trinken. Die schweißtreibende Wirkung des Tees wird unterstützt, wenn der Tee mit Schwitzanwendungen kombiniert wird.

Fertigarzneimittel
Kombinationspräparate
— Holunderblüten + Eisenkraut + Enzianwurzel + Gartensauerampfer-
kraut + Schlüsselblumenblüten mit Kelch
  - *Sinupret extract Dragees*, 1–1–1 (ab 18. Lebensjahr)
  - *Sinupret forte Dragees*,1–1–1 (ab 12. Lebensjahr)
  - *Sinupret Dragees*, 2–2–2 (Schulkinder: 1–1–1)
  - *Sinupret Tropfen*, 50–50–50 (Schulkinder: 25–25–25; Kinder vom
    2.–6. Lj.:15–15–15)
  - *Sinupret Saft*, 7,0–7,0–7,0 ml (Kinder vom 6.–11. Lj.: 3,5–3,5–3,5 ml;
    Kinder vom 2.–5. Lj.: 2,1–2,1–2,1 ml)

7.2.2 Senföle/Senfölglykoside

Senföldrogen bilden eine Untergruppe der Scharfstoffdrogen, zu denen auch
Ingwer, Pfeffer und Cayennepfeffer gehören. Senföle sind immer an Glukose
gebunden. Sie sind entweder stechend riechende, wasserdampfflüchtige Ver-
bindungen oder nichtflüchtige, geruchlose Substanzen von scharfem Ge-
schmack. Senföle sind enthalten in schwarzem und weißem Senf, Kapuzinerkresse, Gartenkresse, Meerrettich, Brunnenkresse, Löffelkraut, Raps, Gar-
ten-Rettich und Radieschen.
Senföle wirken vorrangig antibakteriell und sind damit besonders bei
Infektionen indiziert. Auf diesen Anwendungsbereich weist auch die Volksheilkunde mit einer Vielzahl von Rezepturen hin. So werden traditionell
beispielsweise Senf und Meerrettich als äußerlich hyperämisierende Thera-
peutika (z. B. Senfwickel) eingesetzt, die reflektorisch auf das Krankheits-
geschehen Einfluss nehmen.

Kapuzinerkresse (*Tropaeolum majus*)
■ **Verwendeter Pflanzenteil**
Kraut (*Tropaeoli maji herba*)

■ **Inhaltsstoffe**
Senfölglykosid Glucotropaeolin, aus dem durch enzymatische Spaltung
Benzylsenföl entsteht

■ **Wirkung**

Bakteriostatisch, virustatisch und antimykotisch, äußerlich hyperämisierend

■ **Anwendungsgebiete**

━ Katarrhe der Luftwege, Infekte der ableitenden Harnwege

━ *Äußerlich*: bei leichten Muskelschmerzen

■ **Neben-/Wechselwirkungen**

Freies Benzylsenföl: Haut- und Schleimhautirritationen, Magen-Darm-Beschwerden, flüchtiges urtikarielles Exanthem, allergische Reaktionen, bei Überdosierung Albuminurie

■ **Gegenanzeigen**

Magen- und Darmulzera, Nierenerkrankungen, Säuglings- und Kleinkindesalter

7

Fertigarzneimittel

Kombinationspräparate

━ Kapuzinerkressenkraut + Meerrettichwurzel
  – *Angocin Anti-Infekt N Filmtabletten*, 4-4-4 mit etwas Flüssigkeit n. d. Mahlzeiten

---

Praxistipp

Das genannte Kombinationspräparat kann – frühzeitig eingenommen – die Progredienz eines akuten Infekts der Atem- oder Harnwege verhindern.

Meerrettich (*Armoracia rusticana*)

■ **Verwendeter Pflanzenteil**

Frische oder getrocknete Wurzel (*Armoraciae rusticanae radix*)

■ **Inhaltsstoffe**

Senfölglykoside (Glukosinolate), die beim Zerkleinern der Wurzel flüchtige Senföle bilden

■ **Wirkung**

Antimikrobiell (v. a. gegen *Bacillus subtilis, Escherichia coli, Staphylococcus aureus*), hyperämisierend

■ **Anwendungsgebiete**
- Katarrhe der Luftwege
- *Innerlich*: adjuvant bei Infektionen der ableitenden Harnwege
- *Äußerlich*: hyperämisierende Behandlung bei leichten Muskelschmerzen

■ **Neben-/Wechselwirkungen**
- *Innerlich*: Magen-Darm-Beschwerden

■ **Gegenanzeigen**
- *Innerlich*: Magen- und Darmulzera, Nephritiden, Kinder unter 4 Jahren

Fertigarzneimittel
Kombinationspräparate
- Kapuzinerkresse

Erkrankungen der unteren Atemwege

Inhaltsverzeichnis

© Springer-Verlag GmbH Deutschland, ein Teil von Springer Nature 2024
M. Wiesenauer, *PhytoPraxis*, https://doi.org/10.1007/978-3-662-68226-5_8

Die Behandlung von akuten oder chronisch rezidivierenden Atemwegserkrankungen ist traditionell eine Domäne der Phytotherapie. Sie ist angezeigt als alleinige Therapie oder bei schwereren, insbesondere fieberhaften Verläufen auch im Sinne einer Add-on-Therapie.

8.1 Phytotherapie

- **Unproduktiver Husten** ▶ Abschn. 8.1.1
- **Produktiver Husten** ▶ Abschn. 8.1.2

Bei dieser Indikation basiert die Phytotherapie – sofern als Teemischung angewendet – auf naturheilkundlicher Erfahrung, die im Rahmen der Selbstmedikation ihren Stellenwert hat („Anhang", „Teemischungen").

Demgegenüber liegen inzwischen klinisch valide Untersuchungen für mehrere Arzneidrogen vor, weshalb die Autoren diese in erster Linie berücksichtigen, zumal für solche Arzneidrogen standardisierte Extraktpräparate verfügbar sind (z. B. Efeu, Primel, Thymian), die mittlerweile in die korrespondierenden Leitlinien aufgenommen wurden.

Darüber hinaus gibt es für relativ viele Arzneidrogen analytische und experimentelle Untersuchungen der Inhaltsstoffe. Aussagen zur Wirksamkeit und Unbedenklichkeit solcher Arzneidrogen basieren deshalb auf Erkenntnissen zu den wichtigsten Hauptinhaltsstoffen. Diese lassen sich im Wesentlichen drei Hauptstoffgruppen zuordnen:
- Ätherisch-ölhaltige Drogen
  - wie z. B. Anisfrüchte, Fenchelfrüchte, Thymiankraut
  - wirken u. a. bronchospasmolytisch, expektorierend und antiinflammatorisch
- Saponindrogen
  - wie z. B. Efeublätter, Primelwurzel/-blüten
  - wirken u. a. antiphlogistisch, sekretomotorisch und bakteriostatisch
- Schleimstoffdrogen
  - wie z. B. Eibischwurzel, Malvenblätter/-blüten, Spitzwegerichkraut
  - wirken u. a. reizlindernd, mucilaginös und antiphlogisitisch
- Weitere Drogen wie z. B. Holunderblüten, Sonnentaukraut.
  - Auf Grund der Verschiedenartigkeit der Inhaltsstoffe lassen sie sich nicht einzelnen Gruppen und Wirkungen zuordnen (s. u.)

Die Arzneidrogen vereinen in sich zumeist mehrere Wirkungseigenschaften; dies wird durch Kombination unterschiedlicher Arzneipflanzen optimiert, was im Hinblick auf den oft raschen Symptomwandel bei akuter und chronisch rezidivierender Bronchitis, Emphysem-Bronchitis, spastischer Bronchitis, Asthma bronchiale und chronisch obstruktiver Lungenerkrankung (COPD) therapeutisch sinnvoll ist. Insofern erfolgt die Einteilung nach dem klinisch gut zu verifizierenden Leitsymptom Husten bei Beachtung der Mischformen.

8.1.1 Unproduktiver Husten

Bei Berücksichtigung der Gesamtsymptomatik und der klinischen Indikation steht der trockene, wenig schleimproduzierende Husten („Reizhusten") im Vordergrund, der auch als nichtproduktiver Husten bezeichnet wird (◘ Tab. 8.1).

Praxisbewährt

Arzneidrogen (◘ Tab. 8.1) eignen sich auch als Add-on-Therapie, wenn eine antitussive und bronchospasmolytische Wirkung notwendig ist. Typische Krankheitsbilder sind u. a.
- das irritable Bronchialsystem, zumal das von Kindern,
- Pertussis (► Kap. 23 „Erkrankungen im Kindesalter"),
- Pneumonie,
- spastische Bronchitis,
- Asthma bronchiale,
- postinfektiöser Husten als Zeichen einer bronchialen Hyperreagibilität, auch im Zusammenhang mit einem
- postinfektiösen bzw. Post-Covid-Syndrom,
- Husten infolge medikamentöser Therapie (Substanzklasse der ACE-Hemmer, Amiodaron und weitere).

◘ **Tab. 8.1** Phytotherapie bei unproduktivem Husten

Symptomatik	Arzneidrogen	Präparatebeispiel
Trockener, krampfartiger Husten	Efeublätter	*Prospan* 20–20–20 Tr.
Akute Hustenanfälle, kratzige, raue Stimme, heiser klingend, auch durch Medikamente bedingt	Eibischwurzel	*Phytohustil Sirup* 6 × tgl. 10 ml
Anhaltender Reizhusten, wenig Schleimbildung	Spitzwegerichkraut	*Broncho Sern Sirup* 1–1–1 TL

Auf die stark antitussive Wirkung von Codein und Noscapin, die als Rein-Alkaloide aus dem Opium gewonnen werden, sei hingewiesen. Sie dürfen nur kurzfristig angewendet werden.

8.1.2 Produktiver Husten

Das klinische Bild des produktiven Hustens zeigt sich in der starken Schleim-bildung; das Abhusten des mukösen Sekrets ist für den Patienten häufig schwierig, insbesondere bei Kindern sowie älteren Menschen. Insofern sind die Arzneidrogen auch bei COPD als Add-on-Therapie sinnvoll (◘ Tab. 8.2).

◘ Tab. 8.2   Phytotherapie bei produktivem Husten

Symptomatik	Arzneidrogen	Präparatebeispiel
Husten, auch krampf-artig, mit Verschleimung	Efeublätter, Thymiankraut	*Bronchipret* 2,6–2,6–2,6 ml
Husten, auch krampf-artig, mit Verschleimung	Primelwurzel, Thymiankraut	*Bronchipret* TP 1–1–1 ≤ Tabl.
Husten mit zäh-schleimigem Sekret	Pelargoniumwurzel	*Umckaloabo* 30–30–30 Tr.
Mit erhöhter Tempera-tur und geschwächter Abwehrlage, auch adju-vant bei Pneumonie	Kapuzinerkresse, Meerrettichwurzel	*Angocin Anti-Infekt* 4–4–4 Tabl. n. d. Mahlzeiten
Zur Inhalation und Einreibung		
Husten mit Verschleimung	Eukalyptusöl, Kiefernnadelöl	*Pinimenthol Erkältungsinhalat* 1–5 Tropfen in heißes Wasser geben, bis zu 4-mal tägl. inhalieren
	Eukalyptusöl, Kiefernnadelöl, Levomenthol	*Pinimenthol Erkältungssalbe* mehr-mals tgl. Brust und Rücken ein-reiben; zum Inhalieren 5 cm Salbenstrang auf heißes Wasser aufbringen
	Campher, Eukalyptusöl, Levomenthol	*Tumarol-N-Balsam* mehrmals tgl. Brust und Rücken einreiben; zum Inhalieren 5 cm Salbenstrang auf heißes Wasser aufbringen

8

Praxisbewährt

Zu den in der ◨ Tab. 8.2 genannte Arzneidrogen liegen die meisten klinischen Erfahrungen vor. In der Phytotherapie ist eine Vielzahl weiterer Arzneidrogen zur Behandlung der Atemwege bekannt und positiv monographiert. Sie werden jedoch überwiegend als Teemischungen eingesetzt („Anhang"). Diese unterstützen die Therapie mit standardisierten Extraktpräparaten genauso wie die inhalative/perkutane Applikation ätherischölhaltiger Arzneidrogen. Deren Kontraindikationen, insbesondere für Säuglinge und Kleinkinder, sind zu beachten.

Die Behandlung fieberhafter Atemwegserkrankungen bei Schulkindern und Erwachsenen kann phytotherapeutisch – auch als Add-on - mit einem pflanzlichen Sekretolytikum (z. B. Primelwurzel-Thymiankraut-Kombination) und der fixen Kombination *Angocin Anti-Infekt* (sog. Atemwegsdesinfizienzien) durchgeführt werden.

Generell zur Expektoration sind folgende Maßnahmen praxisevaluiert:

— Temperaturansteigende Fußbäder (20 Min. lang, Wassertemperatur von ca. 30 °C auf ca. 37 °C ansteigend) mit Zusatz von 1 EL Senfmehlsamen (*Sinapis Semen pulv.*), der zusätzlich hyperämisierende Eigenschaften hat und reflektorisch die Sekretion anregt (bewährt auch bei Sinubronchitis).

— Um die Durchblutung im Brustraum zu fördern, hierdurch eine Sekretolyse zu erreichen und zusätzlich die oftmals schmerzhaft verspannte Atem- und Atemhilfsmuskulatur zu entspannen, sind v. a. auch bei schmerzhaftem Hustenanfällen Einreibungen (Massagen) mit Ätherisch-Ölhaltigen Externa (Bronchialbalsam) geeignet. Unterstützend kann zusätzlich oder abwechselnd ein warmer Brustwickel angelegt werden.

❯ — Bronchialbalsam hat eine relativ hohe Allergisierungsrate (ca. 10 %). Bei Neigung zu Kontaktekzemen daher Vorsicht, beispielsweise keine ausgedehntere Anwendung von Bronchialbalsam plus Brustwickel!

— Eine weitere Anwendungsmöglichkeit Ätherisch-Ölhaltiger Externa ist das Inhalieren: Dabei wird auf ein Gefäß mit heißem Wasser ein etwa 5 cm langer Salbenstrang aufgebracht und inhaliert (nicht forciert Atmen, nicht bei Säuglingen).

Ätherische Öle können auch innerlich angewandt werden, um eine Sekreto-lyse zu erreichen (z. B. *Gelomyrtol*). Das in dem Präparat enthaltene Spezial-destillat u. a. aus Eukalyptus- und Myrtenöl besitzt zusätzlich zur sekretoly-tischen Wirkung einen entzündungshemmenden Effekt. Bei Magen sensiti-ven Menschen kann es in hoher Dosierung Symptome wie z. B. Aufstoßen und Übelkeit auslösen, weshalb eine Einnahme der Kapsel mit Flüssigkeit empfohlen wird.

Eine Synopse der bei Atemwegserkrankungen eingesetzten Arzneidrogen ist im nachfolgenden Teil „Wirkstoffe" in ◘ Tab. 8.3 dargestellt. Individuelle Teerezepturen können damit zusammengestellt werden („Anhang").

8

◘ **Tab. 8.3**   Relevante Wirkstoffe von pflanzlichen Atemwegstherapeutika

Wirkstoffklasse	Ätherische Öle	Saponine	Schleimstoffe
Arzneipflanze	Anis Eukalyptus Fenchel Fichten-, Kiefern- und Latschenkiefernnadeln Pfefferminze Salbei Thymian	Efeu Schlüsselblume Süßholz Seifenkraut Senega Stiefmütterchen	Isländisches Moos Eibisch Malve Spitzwegerich Huflattich Königskerze Bockshornklee
Wirkungs-tendenz	schleimhautreizend expektorierend antiphlogistisch antibakteriell virustatisch spasmolytisch antitussiv	schleimhautreizend sekretolytisch expektorierend Passageförderung	reizlindernd im Pharynx
Wirkungs-mechanismus	direkte Wirkung auf Rezeptoren und Schleimdrüsen	gastropulmonaler Reflex systemische Wirkung	Schleimfilm im Pharynx
Pharmako-logische Klassi-fizierung (gemäß Roter Liste)	Expektoranzien Balneotherapeutika Grippemittel Rhinologika	Expektoranzien Broncholytika Rhinologika	Antitussiva Expektoranzien

☐ Tab. 8.3 (Fortsetzung)

Wirkstoffklasse	Ätherische Öle	Saponine	Schleimstoffe
Indikationen	Schnupfen grippaler Infekt Katarrh der oberen Luftwege spastische Bronchitis/ Keuchhusten (Thymian)	chronische Bronchitis subakute Stadien akut entzündlicher Atemwegserkrankungen spastische Bronchitis/Keuchhusten (Efeu) Asthma bronchiale	Atemwegserkrankungen mit Reizhusten Reizhusten bei chronischer Bronchitis

8.2 Wirkstoffe

- **Ätherische Öle** ▶ Abschn. 8.2.1
  - Anis
  - Eukalyptusöl91
  - Bitterer Fenchel
  - Fichtennadelöl
  - Kiefernnadelöl
  - Minzöl
  - Pfefferminzöl
  - Terpentinöl
  - Thymian
- **Ätherisches Öl, Harze und Bitterstoffe** ▶ Abschn. 8.2.2
  - Grindeliakraut
- **Alkaloide** ▶ Abschn. 8.2.3
  - Meerträubel
- **Bitter- und Gerbstoffe, Flavon- und Flavonolglykoside** ▶ Abschn. 8.2.4
  - Weißer Andorn
- **Bromelain** ▶ Abschn. 8.2.5
  - Ananas
- **Gerbstoffe, Cumarine** ▶ Abschn. 8.2.6
  - Pelargonium
- **Kieselsäure, Schleimstoffe und Flavonoide** ▶ Abschn. 8.2.7
  - Vogelknöterich

- **Naphthochinonderivate** ▶ Abschn. 8.2.8
  - Rundblättriger Sonnentau
- **Saponindrogen** ▶ Abschn. 8.2.9
  - Efeu
  - Schlüsselblume/Primel
  - Süßholz
- **Schleimstoffe** ▶ Abschn. 8.2.10
  - Eibisch
  - Malve
- **Schleimstoffe, Aucubin und Gerbstoffe** ▶ Abschn. 8.2.11
  - Spitzwegerich
- **Schleim- und Bitterstoffe, Flechtensäuren** ▶ Abschn. 8.2.12
  - Isländisches Moos
- **Schleimstoffe, Gerb- und Bitterstoffe** ▶ Abschn. 8.2.13
  - Huflattich
- **Schleimstoffe, Saponine und Aucubin** ▶ Abschn. 8.2.14
  - Königskerze, Wollblume

8

❯ Hinweis: Die Mehrzahl der genannten Arzneipflanzen (◪ Tab. 8.3) werden für Teemischungen verwendet („Anhang").

Weitere Arzneipflanzen bei Erkrankungen der unteren Atemwege
- Kapuzinerkresse ▶ Kap. 7 „Hals-Nasen-Ohren-Erkrankungen"
- Meerrettich ▶ Kap. 7 „Hals-Nasen-Ohren-Erkrankungen"
- Campher ▶ Kap. 13 „Blutkreislauf- und arterielle Gefäßerkrankungen"
- Rosmarin ▶ Kap. 13 „Blutkreislauf- und arterielle Gefäßerkrankungen"

8.2.1 Ätherische Öle

Ätherische Öle stellen leicht flüchtige Stoffe dar, sie sind für den charakteristischen Geruch der verschiedensten Heilpflanzen verantwortlich. Sie sind wasserunlöslich, jedoch mit Wasserdampf flüchtig und werden daher vorrangig durch Wasserdampfdestillation gewonnen. Erst ab einem Mindestgehalt von 0,1 % gilt eine Pflanze als „Ätherisch-Öl-Droge" und wird phytopharmakologisch eingesetzt (Vergleichswerte: Eukalyptus 1,5–3,5 %, Pfefferminz 0,5–4 % ätherische Öle).

Chemisch bestehen ätherische Öle aus Stoffgemischen unterschiedlicher Zusammensetzung (vor allem Terpene und Phenylpropanderivate), wobei mehr als 100 Einzelstoffe identifiziert werden konnten. Die bekanntesten Terpene sind das Menthol aus der Pfefferminze, der Campher aus dem Kampferbaum, das Cineol (syn. Eukalyptol) aus dem Eukalyptusbaum. Diese Stoffe finden sich in vielen Arzneimitteln zur Behandlung von Atemwegserkrankungen.

Ätherische Öle weisen verschiedene Wirkungen auf, allen gemeinsam ist eine hochgradige Schleimhautgängigkeit. Die im Folgenden genannten ätherischen Öle von Eukalyptus, Fichtennadeln, Kiefernnadeln, Terpentin, Minze und Pfefferminze weisen einen besonders hohen Gehalt an Cineol oder Menthol auf. Sie wirken insbesondere sekretolytisch und antibakteriell (▶ Kap. 7) sowie antiphlogistisch (▶ Kap. 20).

❯ Ätherische Öle haben dosisabhängig unerwünschte Wirkungen. Auch für die äußere Anwendung gilt: „Weniger ist mehr". Während niedrig dosierte Reize über Haut und Schleimhäute therapeutisch sinnvoll sind, können bei Überdosierung Kopfschmerzen, Benommenheit bis hin zu Schwindel und Übelkeit die Folge sein. Pinusöle wirken in hohen Dosen nierenreizend, Thujon, Thymol und Terpentinöl leberschädigend. Besondere Vorsicht mit der Anwendung von ätherischen Ölen ist angezeigt bei Asthmatikern, Kindern und Allergikern, bei der Inhalation ebenso wie bei der topischen Anwendung.

— Kontraindiziert ist die Anwendung von campher- oder mentholhaltigen Ölen bei Säuglingen und Kleinkindern, da es zu einer reaktiven Verkrampfung der Atemwegsmuskulatur bis hin zum Atemstillstand kommen kann.
— Eher mild wirken Anis, Fenchel und Kümmel. Anis wirkt stärker expektorierend als Fenchel, Fenchel wirkt stärker als Kümmel.

Anis (*Pimpinella anisum*)

▪ **Verwendeter Pflanzenteil**

Früchte (Anisi fructus)

▪ **Inhaltsstoffe**

Ätherisches Öl, zu 80–90 % trans-Anethol, sowie Methylchavicol (Estragol), Anisaldehyd, Anisketon, Terpineol u. a.; fettes Öl, Eiweiß

■ **Wirkung**

Expektorierend (fördert die Flimmertätigkeit des Bronchialepithels), spasmolytisch, antibakteriell, außerdem karminativ, regt die Speichel- und
Magensaftsekretion an

■ **Anwendungsgebiete**

▬ *Innerlich*: dyspeptische Beschwerden

▬ *Innerlich + äußerlich*: Katarrhe der Luftwege

■ **Neben-/Wechselwirkungen**

Gelegentlich allergische Reaktionen

■ **Gegenanzeigen**

Allergie gegen Anis

Praxistipp

Anisfrüchte sollten, wie alle Samen mit ätherischen Ölen, als Tee erst kurz
vor der Anwendung angestoßen werden.

Fertigarzneimittel
Kombinationspräparate

▬ In Teemischungen

▬ Anisöl + Eukalyptusöl + Pfefferminzöl

– *Bronchoforton Kapseln*, 1–0–1

Eukalyptusöl (*Eucalypti aetheroleum*)

■ **Verwendeter Pflanzenteil**

Ätherisches Öl aus frischen Blättern oder Zweigspitzen verschiedener
Eukalyptusarten wie z. B. *Eucalyptus globulus* oder *E. viridis*.

■ **Inhaltsstoffe**

Ätherisches Öl mit mindestens 70 % Cineol (Eukalyptol)

■ **Wirkung**

Sekretomotorisch, expektorierend, schwach spasmolytisch, lokal schwach hyperämisierend

■ **Anwendungsgebiete**
— *Innerlich + äußerlich*: Erkältungskrankheiten der Luftwege
— *Äußerlich:* rheumatische Beschwerden

■ **Neben-/Wechselwirkungen**
In seltenen Fällen nach innerer Anwendung Übelkeit, Erbrechen, Durchfall. Die Wirkung anderer Arzneimittel kann abgeschwächt und/oder verkürzt werden.

■ **Gegenanzeigen**
— *Innerlich*: entzündliche Erkrankungen im Magen-Darm-Bereich, im Bereich der Gallenwege, schwere Lebererkrankungen

❯ Nicht bei Säuglingen und Kleinkindern im Gesicht auftragen, es droht die Gefahr eines Glottiskrampfes und damit der Erstickung. Nicht direkt auf Schleimhäute oder verletzte Haut auftragen!

Praxistipp

Das Eukalyptusöl ist hochkonzentriert und kann ausgesprochen leicht überdosiert werden. Ein Tropfen mit dem Zeigefinger unter die Nase gerieben reicht deutlich aus (Achtung: Lippen unbedingt aussparen!). Der Patient ist auf eine anschließende gründliche Reinigung der Hände hinzuweisen. Oder: Auf ein Taschentuch tropfen und daran riechen. Oder: Wenige Tropfen in eine Aromalampe geben. Oder: 1–2 Tr. in 2–3 l heißes Wasser geben und inhalieren (nicht bei Kleinkindern).

Fertigarzneimittel

Monopräparate

— *Innerlich*
  - *Aspecton Eukaps* (ED 100 mg Eukalyptusöl) Kapseln, 1(2)–1(2)–1(2) vor/zu den Mahlzeiten
  - *Aspecton Eukaps* (ED 200 mg Eukalyptusöl) Kapseln, 1–(1)–1 vor/zu den Mahlzeiten
  - *Soledum addicur* (ED 200 mg Cineol) Kapseln, 1–1–1–(1) vor/zu den Mahlzeiten
  - *Soledum* (ED 100 mg Cineol) Kapseln, 2–2–2 vor/zu den Mahlzeiten
  - *Soledum forte* (ED 200 mg Cineol) Kapseln, 1–1–1 vor/zu den Mahlzeiten

— *Äußerlich*
  - *Soledum Balsam*, Einreibung 2- bis 4-mal tgl. 5–15 Tr. auf Brust und Rücken, außerdem zur Inhalation (2 × tgl. 15–20 Tr.); als Badezusatz 10–20 Tr.

Kombinationspräparate

— *Innerlich*
  - Eukalyptusöl + Myrtenöl + Süßorangenöl + Zitronenöl
    - *GeloMyrtol forte*, 1–1–1– (1) Kapseln

— *Äußerlich*
  - Eukalyptusöl + Fichtennadelöl
    - *Babix Inhalat N Tropfen*, 5–(5)–5 auf Waschlappen aufbringen (zur Inhalation)
  - Eukalyptusöl + Fichtennadelöl+Pfefferminzöl
    - *Bronchoforton* Salbe
  - Eukalyptusöl + Kiefernnadelöl + Levomenthol
    - *Pinimenthol* Erkältungssalbe
  - Eukalyptusöl + Campher + Levomenthol
    - *Tumarol*-Creme, Tumarol-N-Balsam

— Für Kinder
  - Eukalyptusöl + Kiefernnadelöl
    Je nach Alter 1–3 cm lange Salbenstränge mehrmals tgl. auf Brust und Rücken einmassieren.
    - *Bronchoforton* Kinderbalsam
    - *Pinimenthol* Erkältungsbalsam mild
    - *Transpulmin* Erkältungsbalsam für Kinder
    - Tumarol Kinderbalsam N

Bitterer Fenchel (*Foeniculum vulgare*)

Fenchel ist ausgesprochen mild und kann auch bei Säuglingen und Kindern eingesetzt werden. In der Phytotherapie eingesetzt wird der Wilde Fenchel, dessen Früchte relativ dunkel gefärbt sind und im Gegensatz zu Gewürzfenchel (Süßer Fenchel) nicht süßlich schmecken.

■ **Verwendeter Pflanzenteil**

Früchte (*Foeniculi fructus*)

■ **Inhaltsstoffe**

Ätherisches Öl mit trans-Anethol, Fenchon, Estragol und anderen Monoterpenen (fenchonfreie bzw. fenchonarme Öle schmecken Anisähnlich); fettes Öl, Eiweiß, Phenolcarbonsäuren und Cumarine

■ **Wirkung**

Das ätherische Öl wirkt auswurffördernd und schleimlösend, keimhemmend, entkrampfend und dadurch blähungshemmend, sowie appetitanregend (Aperitif!), Steigerung der Magensaftsekretion

■ **Anwendungsgebiete**

– Katarrhe der oberen Luftwege, Katarrhe der oberen Luftwege bei Kindern
– Dyspeptische Beschwerden wie leichte, krampfartige Magen-Darm-Beschwerden, Völlegefühl, Blähungen

■ **Neben-/Wechselwirkungen**

Vereinzelt allergische Reaktionen

■ **Gegenanzeigen**

In der Schwangerschaft nicht mehr als 5–7 g Droge bzw. entsprechender Anteil an ätherischem Öl

---

Praxistipp

Fenchelfrüchte sollten, wie alle Früchte, kurz vor der Anwendung mit dem Messerrücken angestoßen werden.

> **Fertigarzneimittel**
> — In Teemischungen

Fichtennadelöl (*Piceae aetheroleum*)

- **Verwendeter Pflanzenteil**

Frische Nadeln, frische Triebe, ätherisches Öl

- **Inhaltsstoffe**

Ätherisches Öl mit Monoterpenen, bis zu 12 % Bornylacetat, α- und β-Pinen, Phellandren, Cardinen

- **Wirkung**

An der Bronchialschleimhaut sekretolytisch und antibakteriell, an der Haut hyperämisierend

- **Anwendungsgebiete**
— *Innerlich + äußerlich:* katarrhalische Erkrankungen der oberen und unteren Luftwege
— *Äußerlich:* rheumatische und neuralgische Beschwerden

- **Neben-/Wechselwirkungen**

An Haut und Schleimhäuten: Reizerscheinungen, verstärkter Bronchospasmus (Überdosierung! Falsche Applikation!)

- **Gegenanzeigen**

Asthma bronchiale, obstruktive Bronchialerkrankungen, Keuchhusten

> **Fertigarzneimittel**
> **Kombinationspräparate**
> — *Äußerlich:* Eukalyptusöl

Kiefernnadelöl (*Pini aetheroleum*)

- **Verwendeter Pflanzenteil**

Frische oder getrocknete, im Frühjahr gesammelte Triebe, ätherisches Öl

■ **Inhaltsstoffe**

Ätherisches Öl mit Monoterpenen (α-Pinen, β-Pinen, Limonen, Caren, Camphen u. a.)

■ **Wirkung**

An der Bronchialschleimhaut sekretolytisch und antibakteriell; äußerlich hyperämisierend

■ **Anwendungsgebiete**

— *Innerlich + äußerlich:* katarrhalische Erkrankungen der oberen und unteren Luftwege
— *Äußerlich:* rheumatische Beschwerden, neuralgieforme Beschwerden

■ **Neben-/Wechselwirkungen**

An Haut und Schleimhaut Reizerscheinungen, Bronchospasmus kann verstärkt werden (Überdosierung)

■ **Gegenanzeigen**

Asthma bronchiale, andere obstruktive Bronchialerkrankungen, Keuchhusten

---

Praxistipp

Das ätherische Öl der Kiefer (*Pinus sylvestris*) hat ein dem Fichtennadelöl vergleichbares Anwendungsspektrum.

Fertigarzneimittel
Kombinationspräparate
— Eukalyptusöl

Minzöl (*Menthae arvensis aetheroleum*)

■ **Verwendeter Pflanzenteil**

Ätherisches Öl aus frischem blühendem Kraut der Japanischen Minze (*Mentha arvensis var. piperascens*)

■ **Inhaltsstoffe**

Ätherisches Öl aus mind. 42 % freien Alkoholen (Menthol) und max. 40 % Ketonen (Menthon)

■ **Wirkung**

— *Äußerlich:* antibakteriell, kühlend, lokal anästhesierend, juckreizstillend, analgetisch und hyperämisierend

— *Innerlich:* karminativ und cholagog

■ **Anwendungsgebiete**

— *Innerlich + äußerlich:* Katarrhe der oberen Luftwege (auch in Nasensalben)

— *Innerlich:* Meteorismus, funktionelle Magen-, Darm- und Gallenbeschwerden

— *Äußerlich:* Myalgien, neuralgiforme Beschwerden

■ **Neben-/Wechselwirkungen**

— *Äußerlich:* Hautreizungen

— *Innerlich:* Magenbeschwerden bei empfindlichen Personen

■ **Gegenanzeigen**

— Bei innerlicher Anwendung Gallensteinleiden, Verschluss der Gallenwege, Gallenblasenentzündungen, schwere Leberschäden.

❯ Nicht bei Säuglingen und Kleinkindern im Bereich des Gesichts auftragen! Gefahr Glottiskrampf! Nicht direkt auf Schleimhäute oder verletzte Haut auftragen!

Praxistipp

Das Minzöl ist hoch konzentriert und kann ausgesprochen leicht überdosiert werden. Bei Kopfschmerzen reicht ein Tropfen mit dem Zeigefinger auf die Schläfen aufgerieben deutlich aus. Der Patient ist auf eine anschließende gründliche Reinigung der Hände hinzuweisen. Auch sollte das Minzöl nicht in Augennähe eingerieben werden.

— Das in der Pfefferminze enthaltene Menthol kann die Wirkung von Homöopathika beeinträchtigen. Daher ist während einer homöopathischen Behandlung auf den Einsatz von menthol- oder campherhaltigen Arzneimitteln zu verzichten.

Fertigarzneimittel
Monopräparate
JHP-Rödler, 2- bis 3-mal tgl. 3 Tr. in heißem Wasser

Pfefferminzöl (*Menthae piperitae aetheroleum*)

■ **Verwendeter Pflanzenteil**
Ätherisches Öl aus den Blättern

■ **Inhaltsstoffe**
Ätherisches Öl aus mind. 44 % freien Alkoholen (Menthol), max. 32 % Ketonen (Menthon), außerdem Ester (Menthylacetat), Sesquiterpenkohlenwasserstoffe

■ **Wirkung**
Spasmolytisch auf glatte Muskulatur und antiseptisch. Menthol wirkt lokal anästhesierend, indem es die Kälterezeptoren der Haut zunächst stimuliert und dann durch eine Weiterleitung des Kältereizes die Schmerzleitung blockiert wird. Innerlich wirkt Pfefferminzöl karminativ und cholagog. Die Anwendung von Pfefferminzöl führt zu einer deutlichen Besserung des subjektiven Befindens.

■ **Anwendungsgebiete**
— *Innerlich + äußerlich*: Katarrhe der oberen Luftwege (Nasensalben)
— *Innerlich*: krampfartige Beschwerden im oberen Gastrointestinaltrakt und der Gallenwege, Colon irritabile, Mundschleimhautentzündungen
— *Äußerlich*: Myalgien, neuralgieforme Beschwerden

■ **Neben-/Wechselwirkungen**
— *Äußerlich:* Hautreizungen
— *Innerlich*: Magenbeschwerden bei empfindlichen Personen

■ **Gegenanzeigen**

Verschluss der Gallenwege, Gallenblasenentzündungen, schwere Leberschäden

❯ Nicht bei Säuglingen und Kleinkindern im Bereich des Gesichts auftragen!
Gefahr Glottiskrampf! Nicht direkt auf Schleimhäute oder verletzte Haut
auftragen!

Praxistipp

Das Pfefferminzöl ist hochkonzentriert und kann ausgesprochen leicht
überdosiert werden. Bei Kopfschmerzen reicht ein im Bereich der Schläfen
eingeriebener Tropfen (z. B. *Euminz*-Lösung) deutlich aus. Der Patient ist
auf eine anschließende gründliche Reinigung der Hände hinzuweisen. Auch
sollte das Pfefferminzöl nicht in Augennähe eingerieben werden.

8

▬ Das in der Pfefferminze enthaltene Menthol kann die Wirkung von Homöopathika beeinträchtigen. Daher ist während einer homöopathischen
Behandlung auf die gleichzeitige Anwendung von menthol- oder
campherhaltigen Arzneimitteln zu verzichten.
▬ Zubereitungen verwenden, die weniger als 20 % Menthol enthalten.

Fertigarzneimittel
▶ Kap. 15 „Magen-Darm-Erkrankungen"
Monopräparate
▬ *Innerlich + äußerlich*: ▶ Kap. 15 „Magen-Darm-Erkrankungen"

Kombinationspräparate
▬ Eukalyptusöl

Terpentinöl (*Terebinthinae aetheroleum rectificatum*)

■ **Verwendeter Pflanzenteil**

Aus dem Harz versch. Kiefernarten durch Wasserdampfdestillation gewonnenes ätherisches Öl.

■ **Inhaltsstoffe**
Ätherisches Öl, enthält Terpene wie α-Pinen, β-Pinen, Harzsäuren u. a.

■ **Wirkung**
Hyperämisierend, antiseptisch, vermindert Bronchialsekretion

■ **Anwendungsgebiete**
— *Innerlich + äußerlich:* chronische Bronchialerkrankungen mit starker Schleimbildung
— *Äußerlich:* rheumatische und neuralgische Beschwerden

■ **Neben-/Wechselwirkungen**
Allergische Unverträglichkeitsreaktionen, bei äußerlicher, großflächiger Anwendung Nieren- und Zentralnervensystemschäden

■ **Gegenanzeigen**
Überempfindlichkeit gegenüber ätherischen Ölen; bei Inhalationen akute Entzündungen der Atmungsorgane

Fertigarzneimittel
Kombinationspräparate
▶ Kap. 20 „Rheumatische Erkrankungen und Schmerzsyndrome"
— Terpentinöl + Campher + Eukalyptusöl
  – *tactu-mobil Salbe*, 3- bis 5-mal tgl. auftragen
  Kap. „Hauterkrankungen und -verletzungen"
— Terpentinöl + Eukalyptusöl + Lärchenterpentin
  – *Ilon Salbe classic*, als Salbenverband

Thymian (Thymus vulgaris und Th. zygis)

Thymiankraut ist eine der wichtigsten Arzneidrogen zur Behandlung akuter und chronisch rezidivierender Atemwegserkrankungen, zugleich ein unverzichtbares Adjuvans bei bakteriellen Infekten, was ebenfalls studiengesichert ist. Anstelle von Thymiankraut wird auch das Kraut des Feldthymians oder Quendels (*Thymus serpyllum*) verwendet. Quendelkraut wirkt ähnlich wie Thymian, nur schwächer.

■ **Verwendeter Pflanzenteil**

Kraut, ätherisches Öl (*Thymi herba*)

■ **Inhaltsstoffe**

Ätherisches Öl mit den Hauptwirkstoffen Thymol und Carvacrol (isomere Phenole); Gerbstoffe („Lamiaceengerbstoff" Typ Rosmarinsäure), Flavonoide und Triterpene.

■ **Wirkung**

– *Ätherisches Öl:* expektorierend (bronchospasmolytisch und sekretomotorisch), antiiflammatorisch
– Thymol und Carvacrol: antiseptisch und antibakteriell. Thymianöl ist noch in Konzentration von 1:3.000 keimwirksam (20-mal mehr keimhemmend als Phenol!), es wirkt auf Bronchien spasmolytisch und auswurffördernd, außerdem harntreibend durch Spasmolyse.

■ **Anwendungsgebiete**

Symptome der Bronchitis, Katarrhe der oberen Luftwege

8

❯ Thymiankraut ist eine gut erforschte ätherischöl- und flavonoidhaltige Droge, deren Kombination mit Efeu oder Primelwurzel sinnvoll ist. Beide Kombinationen wurden in die Leitlinie der Deutschen Gesellschaft für Pneumologie (DGP) „Husten bei Erwachsenen" aufgenommen: Sie bezieht sich ausschließlich auf die Datenlage des Fertigarzneimittels Bronchipret. Auch die Deutsche Gesellschaft für Allgemeinmedizin und Familienmedizin (DEGAM) attestiert in ihrer Leitlinie „Akuter Husten" der Thymian-Efeu- bzw. Thymian-Primel-Kombination positive Studienergebnisse.

■ **Neben-/Wechselwirkungen**

–

■ **Gegenanzeigen**

–

Fertigarzneimittel
Monopräparate
– *Aspecton Hustenliquid*, 1–1–1 TL
– *Aspecton Hustensaft*, 1–1–1–1 TL
– *Aspecton Hustentropfen*, 20–20–20–20 Tr.

- *Bronchicum Thymian Hustensaft*, 2–2–2–(2) TL
- *GeloBronchial-Saft*, 15–15–15 ml
- *Melrosum Hustensirup*, 10–10–10 ml
- *Thymiverlan*, 3–3–3 ml
- *Tussiflorin Thymian*, 10–10–10–(10) ml

Kombinationspräparate
- Thymiankraut + Efeublätter
  - *Bronchipret Saft TE*, 5,4–5,4–5,4 ml
  - *Bronchipret Tropfen*, 2,6–2,6–2,6 ml
- Thymiankraut + Primelwurzel
  - *Bronchicum Elixir*, 7,5–7,5–7,5–7,5 ml
  - *Bronchicum Tropfen*, 25–25–25–25
  - *Bronchipret TP Filmtabletten*, 1–1–1
  - *Phytobronchin Saft*, 7,5–7,5–7,5–7,5 ml

8.2.2 Ätherisches Öl, Harze und Bitterstoffe

Harze (*Resinae*) sind ein Sammelbegriff für Planzenexsudate unterschiedlicher Zusammensetzung und Konsistenz. In ätherischen Ölen gelöste Harze werden auch Balsame genannt. Besonders reich an Diterpensäuren sind die Terpensäuren (z. B. Kolophonium, Grindeliasäure). Die antimikrobielle Wirkung der Harzkomponenten ist mit Ursache fossiler Harzvorkommen (Bernstein).

Bitterstoffdrogen im engeren Sinne sind alle bitterstoffhaltigen Drogen, bei der der Bittergeschmack im Zentrum des therapeutischen Einsatzes steht. Daneben gibt es auch Bitterstoffdrogen mit weiteren Eigenschaften (z. B. Chinarinde).

Das Isländisch Moos zählt zu den *Amara mucilaginosa*, d. h. neben dem Bittergeschmack stehen die Schleimstoffe im Vordergrund. Daneben gibt es noch *Amara pura* (reine Bitterwirkung, z. B. Tausendgüldenkraut) und *Amara aromatica* mit weiteren Geschmackskomponenten (z. B. Bitterorange).

Grindeliakraut (*Grindelia robusta, G. squarrosa* und andere Arten)

- **Verwendeter Pflanzenteil**

Stängelspitzen und Blätter (*Grindeliae herba, Grindeliae folium*)

- **Inhaltsstoffe**

Harz mit Grindeliasäure und anderen Diterpensäuren, Polyine, Flavonoide, Triterpensaponine, wenig ätherisches Öl

- **Wirkung**

Antibakteriell, expektorierend, leicht spasmolytisch

- **Anwendungsgebiete**

Katarrhe der oberen Luftwege

- **Neben-/Wechselwirkungen**

Selten Reizungen der Magenschleimhaut

8

- **Gegenanzeigen**

—

Fertigarzneimittel
Kombinationspräparate
— In Teemischungen

8.2.3 Alkaloide

Alkaloide sind stickstoffhaltige Basen. Im Pflanzenreich sind Alkaloide v. a. unter den Rausch- und Giftdrogen weit verbreitet. Vielfach entfalten sie spezifische pharmakologische bis hochtoxische Wirkungen, insbesondere auf das ZNS. Dies erklärt, warum die Isolation und Synthese bestimmter Alkaloide herausragende Meilensteine der Pharmaziegeschichte setzte (Morphin, Emetin, Strychnin, Colchicin, Coffein, Chinin, Nikotin, Codein, Atropin usw.) und warum gerade die alkaloidhaltigen Pflanzen eine Schnittstelle von der Phytopharmakologie zur chemischsynthetischen Pharmakologie bilden.

Meerträubel (*Ephedra sinica* und andere Arten)

Ephedrinhaltige Arzneimittel sind Bestandteil der Doping-Liste des IOC und des Deutschen Sportbundes.

■ **Verwendeter Pflanzenteil**
Rutenzweige (*Ephedrae herba*)

■ **Inhaltsstoffe**
Alkaloide (Hauptalkaloid L-Ephedrin)

■ **Wirkung**
Zentral erregend, sympathomimetisch, leistungssteigernd Die pflanzlichen Zubereitungen wirken wie reines Ephedrin, doch weniger ausgeprägt.

❯ Suchtpotenzial!

■ **Anwendungsgebiete**
Atemwegserkrankungen mit leichtem Bronchospasmus bei Erwachsenen und Schulkindern

■ **Neben-/Wechselwirkungen**
Herzklopfen, Blutdruckerhöhung, Schlaflosigkeit, Miktionsstörungen; Gefahr der Tachyphylaxie und Gewöhnung (= Sucht); deshalb unbedingt kontrollierte Anwendung (wenn überhaupt) – nur kurzfristig über einige Tage anwenden

■ **Gegenanzeigen**
Keine Anwendung bei Säuglingen und Kleinkindern!
Hypertonie, Hyperthyreose, Phäochromozytom, Engwinkelglaukom, benigne Prostatahyperplasie mit Restharnbildung, Angst- und Unruhezustände

---

Praxistipp

Als therapeutische Alternative bieten sich die halbsynthetischen Alkaloide wie z. B. Codein und Noscapin an, wobei das antitussiv wirkende Noscapin (Capval Dragees, 2–2–2) kein Suchtpotenzial besitzt.

8.2.4 Bitter- und Gerbstoffe, Flavon- und Flavonolglykoside

Zur Struktur und Wirkung von Gerbstoffen ▶ Kap. 6 „Erkrankungen in Mund- und Rachenraum sowie der Zähne".

Flavone (z. B. Apigenin, Luteolin) und Flavonole (z. B. Quercetin, Kämpferol) sind Vertreter der großen Stoffgruppe der Flavonoide, zu der u. a. auch die Catechine (Gerbstoffe) und Anthocyane (Blütenfarbstoffe) gehören. Bedeutung erlangen Flavone und Flavonole aktuell als antoxidative Lebensmittelinhaltsstoffe, z. B. werden positive Wirkungen auf den Fettstoffwechsel und tumorprotektive Eigenschaften intensiv untersucht. Sie liegen meist glykosidisch gebunden vor.

Weißer Andorn (*Marrubium vulgare*)
■ **Verwendeter Pflanzenteil**
Kraut (*Marrubii herba*)

■ **Inhaltsstoffe**
Diterpen-Bitterstoffe, Lamiaceen-Gerbstoffe, Flavon- und Flavonolglykoside, Marrubinsäure, wenig ätherisches Öl, Cholin, Stachydrin, Betonicin

■ **Wirkung**
Die Bitterstoffe regen die Magensaftsekretion an und modulieren das Darm-assoziierte Immunsystem, die Marrubinsäure wirkt choleretisch. Die Gerbstoffe werden zur Behandlung von Katarrhen eingesetzt.

■ **Anwendungsgebiete**
— Katarrhe der Luftwege
— Appetitlosigkeit, dyspeptische Beschwerden wie Völlegefühl und Blähungen

■ **Neben-/Wechselwirkungen**
—

■ **Gegenanzeigen**
—

8

Fertigarzneimittel
Monopräparate
— *MARRUBIN Andorn-Bronchialtropfen*, 40–40–40

Praxistipp

Andorn spielt in der Atemwegstherapie nur eine untergeordnete Rolle. Die allgemein tonisierende Wirkung der Bitterstoffe sollte auch bei Atemwegserkrankungen genutzt werden, wenn neben der spezifischen Therapie eine roborierende Wirkung erzielt werden soll.

8.2.5 Bromelain

Eine Gruppe eiweißspaltender (proteolytischer) Enzyme mit mehreren Isoformen, welche aus Blättern und Früchten der Ananas isoliert werden können. Bromelain zeigt strukturelle Verwandtschaft zum ebenfalls eiweißspaltenden Enzym Papain der Papaya. Pharmakologisch sind die entzündungshemmenden Eigenschaften von Bedeutung. Die Wirkung in „Schlankheitspillen" ist umstritten. Hitzeeinwirkung inaktiviert Bromelain.

Ananas (*Ananas comosus*)
■ **Verwendeter Pflanzenteil**
Verwendet wird nur das Bromelain, das aus dem Presssaft der Infloreszenzachsen nach dem Abschneiden der Früchte gewonnen wird.

■ **Inhaltsstoffe**
Bromelain ist ein Gemisch aus mindestens 5 proteolytisch wirksamen Enzymen, dessen pH-Optimum der Spaltungsreaktion zwischen pH 6 und pH 7,5 liegt.

■ **Wirkung**
Ödemhemmend, blutungszeitverlängernd, aggregationshemmend, Verlängerung der Prothrombinzeit, indirekt antiphlogistisch, wundheilungsfördernd, verdauungsfördernd

■ **Anwendungsgebiete**

Akute postoperative und posttraumatische sowie ödematöse Schwellungen

■ **Neben-/Wechselwirkungen**

━ Gelegentlich Magenbeschwerden, Durchfall, allergische Reaktionen
━ Interaktionen mit Antikoagulanzien und Thrombozytenaggregations-
hemmern
━ Steigerung der Plasma- und Urinspiegel von Tetrazyklinen

■ **Gegenanzeigen**

Überempfindlichkeit gegen Bromelain, verlängerte Blutungszeit

---

Praxistipp

Bromelaine können im Hinblick auf ihr Wirkungsspektrum auch im Sinne
einer Thromboseprophylaxe eingesetzt werden, zumal wenn die konventionellen Gerinnungshemmer kontraindiziert sind.

8

Fertigarzneimittel
(jeweils v. d. Mahlzeiten mit viel Flüssigkeit einnehmen)
Monopräparate
━ *Bromelain-POS Tabletten* (ED 500 E), 1–0–1
━ *Phlogenzym mono Tabletten* (ED 800 E), 1–0–(1)
━ *Traumanase Tabletten* (ED 100 E), 2–(2)–2

Kombinationspräparate
━ Bromelain + Rutosid + Trypsin
  – *Wobenzym Filmtabletten*, 2–2–2

8.2.6 Gerbstoffe und Cumarine

Pelargonium sidoides

■ **Verwendeter Pflanzenteil**

Wurzel (*Pelargonii radix*)

■ **Inhaltsstoffe**
Catechingerbstoffe, Cumarine, Proanthocyanidine

■ **Wirkung**
Antiviral, Stimulierung der Interferonsynthese, antibakteriell, sekretomotorisch (Erhöhung der Zilienschlagfrequenz), zytoprotektiv

■ **Anwendungsgebiet**
Akute Bronchitis

■ **Neben-/Wechselwirkungen**
— Magenbeschwerden, Durchfall, Zahnfleisch- und Nasenbluten
— Eine verstärkte Wirkung gerinnungshemmender Arzneimittel (Phenprocoumon, Warfarin) ist nicht auszuschließen.

■ **Gegenanzeigen**
Überempfindlichkeit gegenüber einem der Bestandteile des Arzneimittels, schwere Lebererkrankungen

Fertigarzneimittel
Monopräparate
— *Umckaloabo*, 30–30–30 Tr. (ab 12 Jahren), 20–20–20 Tr. (ab 6 Jahren), 10–10–10Tr (ab 1 Jahr)
— *Umckaloabo* 20 mg Tabletten, 1–1–1
— *Umckaloabo Saft für Kinder*, 5–5–5 ml (ab 7 Jahren), 2,5–2,5–2,5 ml (ab 1 Jahr)

❯ Für den Pelargonium-Extrakt EPs 7630 (*Umckaloabo*) liegen zur Indikation akute Bronchitis mehrere Doppelblindstudien vor, nach denen sich eine signifikante Verkürzung der Krankheitsdauer und Linderung der Symptome ergab. Auch konnte in einer placebokontrollierten Studie gezeigt werden, dass durch eine Add-on-Therapie mit dem Spezialextrakt bei COPD-Patienten eine signifikant verminderte Exazerbationshäufigkeit, eine signifikant reduzierte Antibiotikagabe und weniger Arbeitsfehltage erreicht werden konnten.

In einer Metaanalyse konnte gezeigt werden, dass bei der viral bedingten Tonsillopharyngitis der Kinder unter EPs 7630 der Verbrauch an Paracetamol signifikant geringer ist.

8.2.7 Kieselsäure, Schleimstoffe und Flavonoide

Kieselsäure ist in vielen Arzneipflanzen vorhanden. Von therapeutischer Bedeutung sind der Vogelknöterich und der Schachtelhalm (► Kap. 17 „Erkrankungen der ableitenden Harnwege").

Vogelknöterich (*Polygonum aviculare*)

■ **Verwendeter Pflanzenteil**
Kraut (*Polygoni avicularis herba*)

■ **Inhaltsstoffe**
Gerbstoffe, Flavonoide, Kieselsäure (lösliche und unlösliche), Schleimpolysaccharide, Cumarinderivate, Phenolcarbonsäuren

■ **Wirkung**
Adstringierend, ACE- und Cyclooxygenase-Hemmung

■ **Anwendungsgebiete**
— Leichte Katarrhe der Luftwege;
— Entzündliche Veränderungen der Mund- und Rachenschleimhaut

■ **Neben-/Wechselwirkungen**
—

■ **Gegenanzeigen**
—

Fertigarzneimittel
Kombinationspräparate
— In Teemischungen

8.2.8 Naphthochinon-Derivate

Naphtochinon-Derivate haben antitussive, broncholytische, bakteriostatische und spasmolytische Effekte.

Rundblättriger Sonnentau (*Drosera rotundifolia*)

Der einheimische rundblättrige Sonnentau ist als Wildpflanze streng geschützt. Im Handel findet sich deshalb meist die Droge aus dem Kraut von *Drosera madagascariensis* mit ähnlichem Wirkstoffspektrum.

■ **Verwendeter Pflanzenteil**

Droserakraut (*Droserae herba*)

■ **Inhaltsstoffe**

Naphthochinonderivate, Flavonoide, Schleimstoffe, proteolytische Enzyme

■ **Wirkung**

Bronchospasmolytisch, antitussiv, antibakteriell

■ **Anwendungsgebiete**

Krampf- und Reizhusten

■ **Neben-/Wechselwirkungen**

–

■ **Gegenanzeigen**

–

Fertigarzneimittel
Monopräparate
▬ Nicht bekannt

Kombinationspräparate
▬ Nicht bekannt

8.2.9 Saponindrogen

Saponine werden auch als Seifenstoffe bezeichnet (lat. *sapo* = Seife), da sie mit Wasser einen haltbaren Schaum bilden. Dieser Mechanismus ist letztendlich auch für den hämolysierenden Effekt und damit für die starke Toxizität von Saponinen verantwortlich. In früheren Zeiten wurden Saponine als Waschmittel verwendet. Heutzutage spielt diese Substanzklasse eine Rolle als Zusatz zu schäumenden Getränken, als Emulgator in der pharmazeutischen Technologie, in Zahncremes und Shampoos.

Die saponinreichsten Pflanzen finden sich in den Tropen, in Mexiko und Südamerika. Hierzulande sind Saponine, die chemisch zu den Glykosiden gehören, beispielsweise in *Digitalis* (Fingerhut) und *Convallaria* (Maiglöckchen) enthalten (jeweils Steroid-Saponine), in der Rosskastanie, dem Efeu, den Primelgewächsen und dem Süßholz (jeweils Triterpen-Saponine).

Neben der Anwendung als Expektoranzien und Sekretolytika werden Saponine bei Venopathien eingesetzt (Rosskastanie), zur Diurese (Goldrute) und zur Stoffwechselanregung (Birkenblätter). Zu den Saponinen gehören auch die Ginsenoside (▶ Kap. 2 „Erkrankungen des Allgemeinbefindens").

Die Wirkmechanismen von Saponinen im Hinblick auf Atemwegserkrankungen sind teilweise geklärt. Saponindrogen wirken vorrangig expektorierend, wobei die schleimsezernierenden Drüsen nicht nur örtlich gereizt werden, sondern vor allem über einen reflektorischen Reiz der Magennerven (gastropulmonaler Reflex). Inwieweit eine Verflüssigung des zähen Schleims durch den unmittelbaren Einfluss der Saponine auf die Oberflächenaktivität zustande kommt, ist bislang noch nicht ausreichend erforscht.

Einige Saponindrogen werden im Folgenden nicht mehr einzeln aufgeführt: Seifenkraut (*Saponariae herba*) wird zwar in der Erfahrungsheilkunde immer wieder als Expektorans erwähnt, eine dokumentierte Wirksamkeit liegt jedoch nicht vor. Demgegenüber ist für die rote Seifenwurzel (*Saponariae rubrae radix*) und die weiße Seifenwurzel (*Saponariae alba radix*) die Wirksamkeit belegt. Als weitere expektorierend wirkende Saponindrogen sind das Sanikelkraut, *Saniculae herba,* (saponin- und gerbstoffhaltig) sowie die Saponine und ätherisches Öl enthaltende Bibernellwurzel (*Pimpinellae radix*) zu nennen (enthalten in *Cefabronchin,* bis zu 6 × tgl. 20 Tr.). Die genannten Drogen stehen auch als Teemischungen aus der Apotheke zur Verfügung („Anhang", „Teemischungen").

Efeu (*Hedera helix*)

■ **Verwendeter Pflanzenteil**

Blätter (*Hederae helicis folium*); die Droge selbst ist nicht gebräuchlich, es kommen nur Zubereitungen daraus (Trocken- und Fluidextrakt) zur Anwendung.

■ **Inhaltsstoffe**

Triterpensaponine (Hauptsaponin ist das Hederacosid C); Polyacetylene (nur in frischen Blättern!); Flavonoide (Quercetin und Kämpferol sowie ihre 3-O-Glukoside); Kaffeesäurederivate

■ **Wirkung**

Die Saponine wirken expektorierend und sekretolytisch, die Flavonoide spasmolytisch und antiinflammatorisch.

■ **Anwendungsgebiete**

— Katarrhe der Luftwege
— Symptomatische Behandlung chronisch entzündlicher Bronchialerkrankungen

❯ Efeu ist eine gut erforschte Saponindroge mit Flavonoidanteilen, deren Kombination mit Primelwurzel oder Thymiankraut sinnvoll ist. Diese Praxiserfahrung ist inzwischen auch durch Studien gesichert und wurde in die Leitlinie der Deutschen Gesellschaft für Pneumologie (DGP) „Husten bei Erwachsenen" aufgenommen: Sie bezieht sich ausschließlich auf die Datenlage des Fertigarzneimittels *Bronchipret*. Eine identische Empfehlung findet sich in der DEGAM-Leitlinie „Akuter Husten".

■ **Neben-/Wechselwirkungen**

Bei empfindlichen Personen können Magen-Darm-Beschwerden auftreten. Bei Personen, die auf frische Efeublätter allergisch reagieren, kann die Einnahme von Efeupräparaten allergische Reaktionen hervorrufen.

■ **Gegenanzeigen**

— Efeupräparate nicht anwenden bei Argininsuccinat-Synthetase-Mangel (Stoffwechselerkrankung im Harnstoff-Zyklus);
— *Schwangerschaft + Stillzeit:* Über eine Anwendung von Efeupräparaten in Schwangerschaft und Stillzeit liegen für den Menschen keine ausreichenden Erfahrungen vor, daher sollten diese in Schwangerschaft und Stillzeit nicht angewendet werden.

Praxistipp

Efeu ist eine bewährte Pertussis-Begleittherapie in Form von Saft oder Tropfen. Auch kann die Droge add-on zu β_2-Sympathomimetika eingesetzt werden. Keine Teeanwendung!

Fertigarzneimittel
Monopräparate
- *Hedelix Hustensaft,* 5–5–5 ml
- *Hedelix s. a. Tropfen,* 31–31–31 (und häufiger)
- *Hedelix Husten-Brausetabletten,* 1–1–1
- *Prospan Husten-Brausetabletten,* 1–1–1
- *Prospan Hustenliquid,* 3–3–3 TL
- *Prospan Hustensaft,* 5–5–5 ml
- *Prospan Hustentropfen,* 20–20–20 (und häufiger)

8

Kombinationspräparate
- Efeublätter + Thymiankraut
  - *Bronchipret Saft TE,* 5,4–5,4–5,4 ml
  - *Bronchipret Tropfen,* 2,6–2,6–2,6 ml

Schlüsselblume/Primel (*Primula veris, P. eliator*)
- **Verwendeter Pflanzenteil**

Wurzel und Wurzelstock (*Primulae radix*) sowie die Blüten mit Kelch (*Primulae flos cum calyce*), auch als Schlüsselblumenblüten bezeichnet.

- **Inhaltsstoffe**
- *Wurzel*: Triterpensaponine vom Oleanan-Typ (z. B. Primulasaponin 1 und 2), Methylester der Salizylsäure; wenig Gerbstoffe, Primulaverin (insbesondere in P. veris), ein Glykosid
- *Blüten*: geringer Gehalt an Saponinen (Saponine in Kelchblättern), Flavonoide (Gossypetin), wenig ätherisches Öl

■ **Wirkung**

Sekretolytisch, expektorierend, antiinflammatorisch

Im BNO-1016-Spezialextrakt (*Sinupret*) sind u. a. Schlüsselblumenblüten mit Kelch einer der Bestandteile, die hochdosierte Bioflavonoide enthalten. Sie stimulieren die transepitheliale Sekretion der Chloridionen, konsekutiv die Wasserfreisetzung aus den Zellen. Dadurch wird die Viskosität der Sekretschicht auf dem respiratorischen Flimmerepithel reduziert und die muköziliäre Clearance gesteigert.

Ein ebenfalls enthaltenes Bioflavonoid, das Gossypetin, hemmt in vitro die Aktivität der Lipoxygenase, experimentell werden Leukotriene und Prostaglandine gehemmt sowie der Arachidonsäuremetabolismus beeinflusst.

■ **Anwendungsgebiete**

— Katarrhe der Luftwege

— BNO-1016-Spezialextrakt (Sinupret): akute und chronische Sinusitis

Die Leitlinie der Deutschen Gesellschaft für HNO-Heilkunde empfiehlt für die Behandlung der Rhinosinusitis die Pflanzenkombination Sinupret, die auch Schlüsselblumenblüten enthält (► Kap. 7 „Hals-Nasen-Ohren- Erkrankungen").

❯ Die Primelwurzel ist eine experimentell und klinisch gut erforschte Saponindroge mit Flavonoidanteilen, deren Kombination mit Thymiankraut oder Efeu sinnvoll ist. Diese Praxiserfahrung ist inzwischen durch Studien gesichert und wurde in die Leitlinie der Deutschen Gesellschaft für Pneumologie (DGP) „Husten bei Erwachsenen" aufgenommen. Diese bezieht sich ausschließlich auf die Datenlage des Fertigarzneimittels *Bronchipret*. Diese Empfehlung findet sich auch in der DEGAM-Leitlinie „Akuter Husten".

■ **Neben-/Wechselwirkungen**

Vereinzelt Magenbeschwerden, Übelkeit

■ **Gegenanzeigen**

—

8

> **Fertigarzneimittel**
> **Kombinationspräparate**
> — Thymiankraut

Süßholz (*Glycyrrhiza glabra = Liquiritia officinalis*)

■ **Verwendeter Pflanzenteil**

Wurzel und Ausläufer (*Liquiritiae radix*)

■ **Inhaltsstoffe**

Triterpensaponine: v. a. Glycyrrhizin (das Kalium-, Calciumsalz der Glycyrrhizinsäure), Flavonoide (u. a. Liquiritin), Phytosterine, Polysaccharide, Cumarinderivate

■ **Wirkung**

Glycyrrhizinsäure bzw. ihr Aglykon Glycyrrhetinsäure zeigen in pharmakologischen Versuchen eine den Corticoiden vergleichbare Effekte. Insbesondere Glycyrrhizin wirkt die schleimhautprotektiv im Magen-Darm-Trakt, am Dünndarm spasmolytisch und an den Atemwegen sekretolytisch, expektorierend und antiphlogistisch, im Tierversuch auch sekretomotorisch. Saponine wirken schleimverflüssigend und auswurffördernd. Glycyrrhizin (schmeckt süßlich, 50-mal süßer als Rohzucker) wirkt deutlich entzündungshemmend, aber auch aldosteronagonistisch; antivirale Eigenschaften gegen Hepatitis A und C sowie gegen HIV sind experimentell belegt ebenso wie eine antibakterielle Wirkung gegen Helicobacter-pylori-Keime.

Lakritze (in Stangen oder Scheiben) ist der eingedickte wässrige Auszug aus der Wurzel.

■ **Anwendungsgebiete**

— Katarrhe der oberen Atemwege

— Ulcus ventriculi/duodeni

■ **Neben-/Wechselwirkungen**

— Bei längerer Anwendung und Dosierung von Glycyrrhizin über 600 mg/Tag mineralokortikoide Effekte, selten Myoglobinurie

— Wirkungsverstärkung von Thiazid- und Schleifendiuretika (Hypokaliämie!), Reduktion der therapeutischen Breite von Digitalis!

■ **Gegenanzeigen**

Erkrankungen der Leber, Cholestase, Hypertonie, Hypokaliämie, Schwangerschaft, schwere Nierenerkrankungen

---

Praxistipp

Nicht länger als 4–6 Wochen anwenden! Von Lakritze sollte nicht mehr als 50 g/Tag verzehrt werden.

Fertigarzneimittel
Monopräparate
— Atemwege
  – Nicht bekannt
— Ulkuserkrankungen (▶ Kap. 15)
  – Nicht bekannt

Kombinationspräparate
— Atemwege
  – In Teemischungen
— Ulkuserkrankungen (▶ Kap. 15)
  – In Teemischungen

8.2.10 Schleimstoffe

Schleimstoffe enthalten einen besonders hohen Anteil an Polysacchariden. Diese Zucker quellen in Wasser stark auf und liefern eine viskose Flüssigkeit, wie dies beispielsweise von Leinsamen bekannt ist. Während jedoch 1 g Leinsamen nach vierstündigem Quellen in Wasser auf das Volumen von etwa 4 ml quillt, quellen Eibischblüten sogar auf 12 ml und Malvenblüten auf 15 ml (vergleichbar Agar-Agar). Daneben ist für die Schleimstoffdrogen ihr Viskositätsgrad charakteristisch. Eibischwurzel liefert hier einen besonders hohen Wert.

Schleimstoffdrogen wirken vorrangig lokal, indem sie über die gereizte oder entzündete Schleimhaut einen feinen Schutzfilm legen. Dieser viskose Film verhindert, dass die durch den Infekt oder andere Noxen gereizten Mechanorezeptoren im Pharynx verstärkt Afferenzen senden. Hierdurch wird der Hustenreiz gelindert.

Eine besonders günstige Applikationsform der Schleimstoffdrogen sind Pastillen, die der Patient langsam im Mund zergehen lässt. Der dabei entstehende Schleim benetzt nach und nach die Schleimhaut von Rachen und Kehlkopf. Andere Anwendungen, beispielsweise als Hustensaft oder Hustensirup, sollten entsprechend langsam geschluckt werden, besser noch die Kehle herunterrinnen. Da Schleime im Verdauungstrakt abgebaut werden, kommt es zu keiner systemischen Reaktion. Allerdings wird ein Hustenreiz aus den tieferen Atemwegen von Schleimdrogen nicht beeinflusst. Nebenwirkungen wurden bislang bei Schleimstoffdrogen nicht beobachtet.

Eibisch (*Althaea officinalis*)

■ **Verwendeter Pflanzenteil**
Blätter, Wurzel (*Althaeae folium, Althaeae radix*)

■ **Inhaltsstoffe**
Blätter 6–9 % Schleimstoffe, Wurzel 10–20 % Schleimstoffe; in Blättern und Wurzeln Flavonoide, Cumarine, Phenolcarbonsäuren

■ **Wirkung**
Reizmildernd, mucilaginös, immunstimulierend, regenerationsfördernd

■ **Anwendungsgebiete**
— Schleimhautreizungen in Mund- und Rachenraum und damit verbundener trockener Reizhusten
— Leichte Entzündung der Magenschleimhaut

■ **Neben-/Wechselwirkungen**
Auf Grund der Viskosität des Schleims kann die Resorption anderer gleichzeitig eingenommener Arzneimittel verzögert werden.

■ **Gegenanzeigen**
—

Fertigarzneimittel
Monopräparate
- *Phytohustil Hustenreizstiller Sirup*, 3- bis 6-mal tgl. 10 ml

Kombinationspräparate
- Eibischwurzel + Thymiankraut
- *Bronchostop Sine Hustensaft*, 4- bis 6-mal tgl. 15 ml

Praxistipp

Der Patient ist darauf hinzuweisen, den Hustensaft langsam im Mund zergehen und die Kehle herunterrinnen zu lassen.

- *Phytohustil* ist auch für Kleinkinder ab dem 1. Lebensjahr zugelassen.
- Beim (Reiz-)Husten durch Medikamente ist ein mehrwöchiger Behandlungsversuch sinnvoll.

Malve (*Malva sylvestris*)
■ **Verwendeter Pflanzenteil**
Blüten (*Malvae sylvestris flos*), Blätter (*Malvae folium*)

■ **Inhaltsstoffe**
- *Blätter und Blüten*: ca. 8 % Schleimstoffe
- *Blätter*: Flavonoide
- *Blüten*: Anthocyanfarbstoffe

■ **Wirkung**
Reizmildernd

■ **Anwendungsgebiete**
Schleimhautreizungen in Mund- und Rachenraum und damit verbundener trockener Reizhusten

■ Neben-/Wechselwirkungen

–

■ Gegenanzeigen

–

> **Praxistipp**
>
> Tee kalt ansetzen, kurz aufkochen, ziehen lassen, nach 10 Min. durch Teesieb abseihen. Mehrmals tgl. trinken, evtl. mit Honig süßen.

Fertigarzneimittel
— In Teemischungen

8

8.2.11 Schleimstoffe, Aucubin und Gerbstoffe

Das Glykosid Aucubin wird enzymatisch in Glucose und das Aglycon Aucubigenin gespalten, welches antibiotische Wirkungen zeigt.

Spitzwegerich (*Plantago lanceolata*)
■ **Verwendeter Pflanzenteil**
Kraut (*Plantaginis lanceolatae herba*)

■ **Inhaltsstoffe**
Wenig Schleimpolysaccharide, ferner Iridoidglykoside wie Aucubin oder Catalpol, Phenylcarbonsäuren (z. B. Kaffeesäure), Gerbstoffe, Flavonoide, Kieselsäure, Acetosid und weitere Phenylethanoide

■ **Wirkung**
Reizmildernd, stark antibakteriell (durch Aucubigenin) und antiphlogistisch (Acetosid), adstringierend, äußerlich auch blutstillend und wundheilend, evtl. Interferonstimulation

■ **Anwendungsgebiete**
— *Innerlich*: Katarrhe der Luftwege, entzündliche Erkrankungen der Mund- und Rachenschleimhaut;
— *Äußerlich:* entzündliche Veränderungen der Haut

■ Neben-/Wechselwirkungen

—

■ Gegenanzeigen

—

Praxistipp

Spitzwegerich wird in Form von Presssaft, Tee-Aufguss, gepulverter Droge, wässrigem Extrakt, v. a. aber in Form von Hustensäften und -sirup angeboten. Der Patient soll den Sirup langsam im Mund zergehen und die Kehle herunterrinnen lassen.

Fertigarzneimittel
Monopräparate
— *Broncho Sern Sirup*, 7,5–7,5–7,5 ml

Kombinationspräparate
— In Teemischungen

8.2.12 Schleim- und Bitterstoffe, Flechtensäuren

Flechtensäuren sind von der chemischen Struktur zyklische Tetraketide. Sie werden vom Pilzsymbionten der Flechten produziert und zeigen Wirkung als Breitsspektrum-Antibiotika.

■ **Isländisches Moos (*Cetraria islandica*)**
Isländisches Moos ist – anders als der Name suggeriert – eine Flechte, d. h. eine symbiotische Lebensform zwischen Pilz und Alge.

■ **Verwendeter Pflanzenteil**
Thallus (*Lichen islandicus*)

■ **Inhaltsstoffe**

Ca. 50 % schleimartige Polysaccharide, daneben bitter schmeckende Flechtensäuren (2–3 % Fumarprotocetrarsäure, Lichestrin- und Usninsäure), die antiphlogistisch, antibakteriell und antibiotisch wirken.

■ **Wirkung**

Reizmildernd, antiphlogistisch, antimikrobiell, antibiotisch, appetitanregend

■ **Anwendungsgebiete**

— Schleimhautreizungen im Mund- und Rachenraum
— Trockener Reizhusten
— Appetitlosigkeit

■ **Neben-/Wechselwirkungen**

—

■ **Gegenanzeigen**

—

8

Praxistipp

Isländisches Moos ist in Form von Pastillen erhältlich. Der Patient ist darauf hinzuweisen, die Pastillen langsam im Mund zergehen zu lassen.

Fertigarzneimittel
Monopräparate

— *Aspecton Junior Hustenstiller*, 10–10–10–(10) ml (ab 11 Jahren), 10–10 ml (ab 5 Jahren), 2,5–(2,5–)2,5 ml (ab 1 Jahr)
— *Aspecton Hustenstiller*, 10–10–10–(10) ml (ab 11 Jahren), 10–10 ml (ab 5 Jahren), 2,5–(2,5–)2,5 ml (ab 1 Jahr)
— *Isla-Moos-Pastillen,* mehrmals tgl. 1–2 Stück langsam im Mund zergehen lassen

8.2.13 Schleimstoffe, Gerb- und Bitterstoffe

Huflattich (*Tussilago farfara*)

■ **Verwendeter Pflanzenteil**
Blätter (*Tussilaginis folium*)

■ **Inhaltsstoffe**
Schleimpolysaccharide (hohe Quellungszahl), Inulin, Gerbstoffe, Triterpene, Pflanzensäuren, Flavonoide. In allen Pflanzenteilen finden sich stark wechselnde Mengen an Pyrrolizidinalkaloiden (potenziell hepatotoxisch und kanzerogen). Für Fertigpräparate werden spezielle Züchtungen mit einem Pyrrolizidingehalt unter der Nachweisgrenze verwendet.

■ **Wirkung**
Reizmindernd, antiphlogistisch, adstringierend

■ **Anwendungsgebiete**
— Akute Katarrhe der Luftwege mit Husten und Heiserkeit
— Akute, leichte Entzündungen der Mund- und Rachenschleimhaut

■ **Neben-/Wechselwirkungen**
—

■ **Gegenanzeigen**
Schwangerschaft, Stillzeit, Kindesalter

Praxistipp

Im Hinblick auf den Pyrrolizidinalkaloidgehalt hat die Arzneipflanze weitgehend an therapeutischer Bedeutung verloren. In der Apotheke sollte das Prüfzertifikat beachtet werden!

Fertigarzneimittel
— In Teemischungen (nicht länger als insgesamt 4–6 Wochen im Jahr)

8.2.14 Schleimstoffe, Saponine und Aucubin

Königskerze, Wollblume (*Verbascum densiflorum,* *V. phlomoides*)

- **Verwendeter Pflanzenteil**

Blüten (*Verbasci flos*)

- **Inhaltsstoffe**

Flavonoide, Iridoidglykoside wie Aucubin und Catalpol, Saponine, Schleimpolysaccharide, Sterine, ca. 11 % Invertzucker

- **Wirkung**

Die Schleimstoffe wirken reizlindernd, die Saponine sekretolytisch, das Aucubin antibakteriell und antiphlogistisch, die Flavonoide evtl. oberflächenaktiv.

- **Anwendungsgebiete**

Katarrhe der Luftwege

- **Neben-/Wechselwirkungen**

–

- **Gegenanzeigen**

–

Fertigarzneimittel
In Teemischungen

8

Fieberhafter Infekt

Inhaltsverzeichnis

© Springer-Verlag GmbH Deutschland, ein Teil von Springer Nature 2024
M. Wiesenauer, *PhytoPraxis*, https://doi.org/10.1007/978-3-662-68226-5_9

Bei fieberhaften Infekten bietet die Phytotherapie den Großteil der zur Verfügung stehenden Behandlungsoptionen wie Antipyrese und Analgesie (◘ Tab. 9.1), darüber hinaus sind antivirale und teilweise antibakterielle Wirkungen belegt. Da Fieber per se krankheitslimitierend wirkt, sollte es nur moderat gesenkt werden. Nur bei kindlichen Fieberkrämpfen, bei schwereren Begleitkrankheiten, sehr starker Beeinträchtigung des Allgemeinbefindens und Temperaturen über 39 °C sollte es konventionell gesenkt werden. Physikalische Maßnahmen wie kühle (nicht eiskalte!) Wadenwickel können effektiv die Temperatur senken und das Befinden deutlich bessern. Bei Frösteln im Fieberanstieg sind sie jedoch kontraindiziert, ebenso wie bei marmorierter oder kalter Haut. In dieser Situation sind schweißtreibende Tees angezeigt. Sie unterstützen die Wirkungen, die eine erhöhte Körpertemperatur auf das Immunsystem entfaltet (Steigerung der Phagozytose, Hemmung der Virenvermehrung u. a.). Dieses Wirkprinzip wird als Salutogenese bezeichnet und widerspiegelt einen wesentlichen Behandlungsansatz der Phytotherapie.

◘ Tab. 9.1   Phytotherapie bei fieberhaftem Infekt

Symptomatik	Arzneidrogen	Präparatebeispiel
Beginnender Infekt	Sonnenhutkraut	Echinacin Saft 5–5–5 ml (bei den ersten Anzeichen)
Bei den ersten Anzeichen	Eibischwurzel, Eichenrinde, Kamillenblüten, Löwenzahnkraut, Schachtelhalmkraut, Schafgarbenkraut, Walnussblätter	*Imupret N* 2–2–2–2–2–2 Drg.
Infekt mit (ansteigendem) Fieber	Kapuzinerkressenkraut, Meerrettichwurzel	*Angocin Anti-Infekt N* 4–4–4 Tabl. n. d. Mahlzeiten!
Erhöhte Temperatur, Muskel- und Gliederschmerzen	Eschenrinde, Goldrutenkraut, Zitterpappelrinde, und -blätter	*Phytodolor Tinktur* 40–40–40–40 Tr. initial 20–20–20 (20) Tr. bei Besserung
Kopfschmerzen bei Erkältung	Pfefferminzöl	*Euminz-Lösung* (Externum)
Kreislaufschwäche	Campher, Weißdornbeeren	Korodin Herz-Kreislauf-Tropfen alle 15 Min. 5 Tr. (kurzfristig)

9

9.1 Phytotherapie

Inzwischen liegen auch zahlreiche, überwiegend In-vitro-Untersuchungen vor, demnach pflanzliche Wirkstoffe, u. a. ätherische Öle und Gerbstoffe zumindest lokal hemmend auf SARS-CoV-2 wirken; generell weisen die vorhandenen Real-world-Daten auf eine Behandlungsoption der Phytotherapie hin.

Gegen die weiteren Beschwerden und Symptome, die mit dem fieberhaften Infekt einhergehen, wie verlegte Nasenatmung, Kopf- und Gliederschmerzen, kommen unterschiedliche Arzneidrogen in verschiedenen Applikationsformen in Frage; vgl. insbesondere ▶ Kap. 7 „Hals-Nasen-Ohren-Erkrankungen" und ▶ Kap. 8 „Erkrankungen der unteren Atemwege".

❯ Durch den beim fieberhaften Infekt entstehenden Flüssigkeitsbedarf ist eine vermehrte Zufuhr notwendig, die sinnvollerweise in Form eines heißen Tees aus Holunder- und Lindenblüten erfolgt. Beide Drogen werden volksheilkundlich zur zusätzlichen Diaphorese eingesetzt („Anhang", „Teemischungen").

Praxisbewährt

Bei fieberhaftem Infekt sowie bei entzündlichen Prozessen: immunmodulierend wirkende Substanzen, die der homöopathischen Stoffgruppe zuzuordnen sind. Sie enthalten überwiegend pflanzliche Ausgangsstoffe in tiefen Potenzen, was im übrigen in der Literatur als „Low-dose"-Phytotherapie beschrieben wird. Beispiele sind *Hevertotox, Nisylen, metavirulent, toxiLoges* u. a. (vgl. Rote Liste, Hauptgruppe 24). Vergleichbar den Virustatika ist ein frühzeitiger Behandlungsbeginn („bei den ersten Anzeichen") mit bis zu 6-mal täglich 5 Tropfen/1 Tablette lutschen sinnvoll. Eine freie Kombination mit chemisch-synthetischen Arzneimitteln bzw. Antibiotika ist grundsätzlich möglich ohne Gefahr von Interaktionen.

Praxisbewährt

Engmaschige Verlaufsbeobachtung: Demnach ist der fieberhafte Infekt häufig eine Art von Initialsymptomatik, die sich an unterschiedlichen Organen manifestieren kann (HNO, Atemwege, seltener ableitende Harnwege). Davon abhängig kann die Phytotherapie gezielt eingesetzt werden, wobei sich als Basistherapie die, in *Angocin Anti-Infekt N* enthaltene, Pflanzenkombination bewährt hat.

Grundsätzlich empfiehlt sich bei einem akuten fieberhaften Infekt, zumal bei einer Organmanifestation, die immunmodulierende Behandlung mit Naturstoffpräparaten. Diese Therapie sollte auch und gerade add-on zu einer konventionellen Medikation eingesetzt werden. Dauer und Intensität einer Akuterkrankung werden nachweislich reduziert, die Rekonvaleszenzphase verkürzt und die Rezidivrate gesenkt; dies gilt für Kinder und Erwachsene gleichermaßen (▶ Kap. 10 „Rezidivierende Infekte").

Aus der Volksheilkunde überliefert sind zahlreiche Teerezepturen („Abwarten und Teetrinken") einschließlich der Empfehlung von „Erkältungsbädern", zumeist auf Basis von ätherisch-ölhaltigen Drogen.

Dies ist gleichzeitig der Übergangsbereich zur Selbstmedikation einer Erkältungskrankheit, bei der v. a. Präparate auf Pflanzenbasis niedrig dosiert gemäß „traditioneller Anwendung" eingesetzt werden. Dazu gehören auch Teemischungen, „Anhang".

9.2 Wirkstoffe

- **Salizylate und Salizylderivate** ▶ Abschn. 9.2.1
  - Spierstaude, Mädesüß
- **Wirkstoffkomplexe** ▶ Abschn. 9.2.2
  - Linde

Weitere Arzneipflanzen bei fieberhaftem Infekt

- Holunder ▶ Kap. 7 „Hals-Nasen-Ohren-Erkrankungen"
- Campher ▶ Kap. 13 „Blutkreislauf- und arterielle Gefäßerkrankungen"
- Kapuzinerkresse ▶ Kap. 7 „Hals-Nasen-Ohren-Erkrankungen"
- Meerrettich ▶ Kap. 7 „Hals-Nasen-Ohren-Erkrankungen"

- Pfefferminzöl ▸ Kap. 8 „Erkrankungen der unteren Atemwege"
- Sonnenhut ▸ Kap. 10 „Rezidivierender Infekte – Infektanfälligkeit"
- Weide ▸ Kap. 20 „Rheumatische Erkrankungen und Schmerzsyndrome"
- Weißdorn ▸ Kap. 12 „Herzerkrankungen"

9.2.1 Salizylate und Salizylderivate

Salizylhaltige oder salizylderivathaltige Pflanzen hemmen die Prostaglandin-synthese (zyklische Endoperoxide: Prostaglandine E1, E2). Ebenso wird die pathologisch erhöhte Bildung von Entzündungsmediatoren des Arachidon-säurestoffwechsels teilweise gebremst (Prostacyclin, Thromboxane aus freier Arachidonsäure über Cyclooxigenase 1). Salizylsäure wirkt antipyretisch, antiphlogistisch, analgetisch und fiebersenkend.

Salizylsäurederivate werden als „Prodrugs" im Darm zu Saligenin und Glukose gespalten, dann in der Leber durch Oxidation zu Salizylsäure um-gewandelt.

Da die Salizylsäure erst nach der Magenpassage entsteht, sind die für Salizylsäure-haltigen Präparate typischen Nebenwirkungen weit geringer ausgeprägt (▸ Kap. 20 „Rheumatische Erkrankungen und Schmerz-syndrome")

Spierstaude, Mädesüß *(Filipendula ulmaria = Spiraea ulmaria)*
■ **Verwendeter Pflanzenteil**
Blüten (*Spiraeae flos*)

■ **Inhaltsstoffe**
Blüten: Phenolglykoside, aus denen beim Trocknungsvorgang u. a. Salizyl-aldehyd, Anisaldehyd und Methylsalizylat freigesetzt werden, ferner wenig ätherisches Öl, Flavonoide, Gerbstoffe

■ **Wirkung**
- Antiphlogistisch, adstringierend, antipyretisch
- Als Geschmackkorrigens

■ **Anwendungsgebiete**
Zur unterstützenden Behandlung von Erkältungskrankheiten

■ Neben-/Wechselwirkungen

—

■ Gegenanzeigen

Salizylat-Überempfindlichkeit

Praxistipp

Bevorzugte Anwendung als Teeaufguss. Im Erkältungsfall bietet sich die Kombination mit Lindenblüten und Holunderblüten an.

■ Fertigarzneimittel

— In Teemischungen („Anhang")

9.2.2 Wirkstoffkomplexe

9

Lindenblüten enthalten mehrere Wirkstoffe, die synergistisch für die arzneiliche Wirkung verantwortlich sind, u. a. sind ätherisches Öl und Flavonoide enthalten.

Linde (Winterlinde, *Tilia cordata*, Sommerlinde, *T. platyphyllos*)

■ Verwendeter Pflanzenteil

Ganzen Blütenstände mit Hochblatt (*Tiliae flos*)

■ Inhaltsstoffe

Schleimstoffe (schleimbildende Polysaccharide), bis 2 % Flavonoide, Catechingerbstoffe, Phenolcarbonsäuren, wenig ätherisches Öl

■ Wirkung

Schweißtreibend, schwach expektorierend, hustendämpfend

■ Anwendungsgebiete

Erkältungskrankheiten und damit verbundener Husten

■ Neben-/Wechselwirkungen

—

■ Gegenanzeigen

—

Praxistipp

1 TL Lindenblüten, 1 TL Holunderblüten mit 150 ml kochendem Wasser überbrühen, 10 Min. zugedeckt ziehen lassen, abseihen. 3- bis 5-mal tgl. 1 Tasse möglichst heiß trinken. Die schweißtreibende Wirkung des Tees wird unterstützt, wenn der Tee mit Schwitzanwendungen kombiniert wird.

Fertigarzneimittel
— In Teemischungen („Anhang")

Rezidivierende Infekte

Inhaltsverzeichnis

© Springer-Verlag GmbH Deutschland, ein Teil von Springer Nature 2024
M. Wiesenauer, *PhytoPraxis*, https://doi.org/10.1007/978-3-662-68226-5_10

Praxisbewährt

Ein sehr häufiges Krankheitsbild in der Praxis sind rezidivierende Infekte im HNO- und Atemwegsbereich sowie im Urogenitalbereich, insbesondere der Frau, wie auch beim Mann als Prostatitis-Syndrom.

Auch im Kindesalter sind die rezidivierenden Infekte häufig, so dass sich die Fragestellung einer medikamentösen „Steigerung der Abwehrkräfte" ergibt. Hierfür stehen letztlich zwei Stoffgruppen therapeutisch zur Verfügung: die als Adaptogene bezeichnete Ginsengwurzel, Rosenwurzwurzel und die Taigawurzel (*Eleuterokokkus*) sowie die klassischen ImmunmodulatorenSonnenhutkraut und Mistelkraut, wobei Letztere nur in der supportiven Onkologie Verwendung findet (▶ Kap. 22 „Onkologische Erkrankungen") (◘ Tab. 10.1).

◘ **Tab. 10.1** Phytotherapie bei rezidivierenden Infekten – Infektanfälligkeit

Symptomatik	Arzneidrogen	Präparatebeispiel
Allgemeine Infektprophylaxe	Sonnenhutkraut	*Echinacin-Liquidum*[a] 2,5–2,5–2,5 ml (Intervalltherapie)
Infektneigung bei Erschöpfungs-Syndrom	Rosenwurzwurzel	*Vitango* 1–(1–)–0 Tabl.
Infektneigung bei psychischen und physischen Belastungen	Ginsengwurzel	*Ardey-aktiv* 1–1–1 Past.
Rezidivierender Herpes labialis, Genitalherpes	Färberhülsenwurzel, Lebensbaumspitzen, Sonnenhutwurzel	*Esberitox compact* 1–1–1 Tabl.
Infektbereitschaft: bei den ersten Anzeichen	Eibischwurzel, Eichenrinde, Kamillenblüten, Löwenzahnkraut, Schachtelhalmkraut, Schafgarbenkraut, Walnussblätter	*Imupret N* 2–2–2-2–2–2 Drg.
Rezidivierende Sinusitis und Sinu-Bronchitis, absteigende Infekte	Eisenkraut, Enzianwurzel, Gartensauerampferkraut, Holunderblüten, Schlüsselblumenblüten mit Kelch	*Sinupret extract* 1–1–1 Drg. (ab 18. Lebensjahr) *Sinupret forte* 1–1–1 Drg. (ab 12. Lebensjahr) *Sinupret Saft*, 7,0–7,0–7,0 ml (Kinder vom 6.–11. Lj.: 3,5–3,5–3,5 ml; Kinder vom 2.–5. Lj.: 2,1–2,1–2,1 ml)

◘ Tab. 10.1　(Fortsetzung)

Symptomatik	Arzneidrogen	Präparatebeispiel
Rezidivierende Darm-infekte bei pathogener Darmflora, auch durch Antibiotika oder Bestrahlung	Escherichia coli Nissle	*Mutaflor* 1–0–(1) Kps. (einschleichend dosieren)
Rezidivierende Infekte im Urogenitalbereich	Liebstöckelwurzel, Rosmarinblätter, Tausendgüldenkraut	*Canephron Uno* 1–1–1 Tabl.
Rezidivierende Infekte im Urogenitalbereich, Reizblase	Goldrutenkraut	*Cystinol long* 1–1–1 Kps.
Prostatitis-Syndrom	Sägepalmenfrüchte	Prostagutt Duo160 mg/120 mg 1–0–1 Kps.

[a]Dosierungshinweis unbedingt beachten

10.1　Phytotherapie

Weitere Arzneidrogen mit immunmodulatorischen Eigenschaften, die sich therapeutisch bewährt haben, sind z. B. Eibisch (*Althaea officinalis*, enthalten in *Imupret N*) oder Färberhülse (Wilder Indigo; *Baptisia tinctoria*, enthalten in *Esberitox compact*).

Zur Behandlung der Infektanfälligkeit hat sich die niedrigdosierte Intervallbehandlung als therapeutisch sinnvoll herauskristallisiert. Dabei wird Präparate-spezifisch die niedrigste Dosis (nach Herstellerangaben) über einen Zeitraum von ca. 3 Wochen eingesetzt. Nach einer mehrtägigen Therapiepause wird die Therapie fortgesetzt.

Demgegenüber sollten *Echinacea*-haltige Präparate für ca. 5 Tage angewendet werden, um danach eine 3-tägige Pause einzulegen.

Darüber hinaus gibt es pflanzliche Wirkstoffkomplexe, bei denen sowohl immunmodulatorische wie auch virustatische und bakteriostatische Eigenschaften experimentell und klinisch gut belegt sind. Beispielhaft genannt seien Eibischwurzel, Thymiankraut, Meerrettichwurzel, Kapuzinerkressenkraut, Kamillenblüten sowie Pelargoniumwurzel.

Diese Arzneidrogen werden auf Grund ihrer komplexen Wirkung primär bei entzündlichen Erkrankungen eingesetzt und ebenda besprochen.

Praxisbewährt

Phytotherapie ist bei rezidivierenden Infekten und bei Infektanfälligkeit, insbesondere auch bei Kindern angezeigt (▶ Kap. 23 „Erkrankungen im Kindesalter"). Neben der eher allgemeinen Immunmodulation mit Echinacea-haltigen Präparaten zur kurzzeitigen Intervalltherapie – wichtig zur Optimierung der Responder-Rate – sowie den adaptogen wirkenden Arzneidrogen Ginsengwurzel, Rosenwurzwurzel und Taigawurzel kommt der spezifischen Behandlung der Infektanfälligkeit eine große Bedeutung zu: Mit organspezifisch wirkende Drogen können z. B. rezidivierende Sinu-Bronchitiden oder Harnwegsinfekte durch eine Intervallbehandlung (3 Wochen Einnahme, 1 Woche Pause etc.) nachhaltig beeinflusst werden. Einmal mehr gilt es ausdrücklich darauf hinzuweisen, dass mit einer solchen spezifischen Phytotherapie die Rezidivrate und die Schwere akuter Infekte klinisch relevant reduziert werden kann. Im Besonderen gilt dies auch für die Behandlung der hohen Rezidivquote bei entzündlichen Genitalerkrankungen (▶ Kap. 18 und 19 „Erkrankungen der männlichen bzw. weiblichen Geschlechtsorgane").

Allgemeinmaßnahmen wie z. B. einer pflanzenbasierten („plant based") und basenreichen Ernährungsweise sowie Bewegung im Freien kommt eine ergänzende Bedeutung zu, ebenso der konsequenten Anwendung temperaturansteigender Fußbäder (▶ Kap. 8). Diese validierten Empfehlungen finden sich im übrigen unter der Begrifflichkeit der „5-Säulen-Therapie" wie sie Sebastian Kneipp begründet hat.

10

❯ Nach antibiotisch behandelten Infekten, zur Senkung der Rezidivrate wie generell bei Infektanfälligkeit und rezidivierenden Entzündungen empfiehlt sich die Anwendung von Bitterstoffdrogen auf Grund ihrer Wirkung auf das darmassoziierte Immunsystem (▶ Kap. 15 „Magen-Darm-Erkrankungen"). Über diesen Wirkmechanismus ist ebenfalls eine Reduzierung der Infektanfälligkeit möglich. Unterstützend wirken dabei Probiotika, die zur Sanierung der patholischen Darmflora und damit zum Aufbau und zur Stabilisierung der intestinalen Mikrobiota.

10.2 Wirkstoffe

- **Wirkstoffkomplexe** ▶ Abschn. 10.2.1
  - Sonnenhut

> **Weitere Arzneipflanzen bei rezidivierenden Infekten bzw. Infekt-**
> **anfälligkeit**
> - Ginseng ▶ Kap. 2 „Erkrankungen des Allgemeinbefindens"
> - Holunder ▶ Kap. 7 „Hals-Nasen-Ohrenerkrankungen"
> - Liebstöckel ▶ Kap. 17 „Erkrankungen der ableitenden Harnwege"
> - Mistel ▶ Kap. 22 „Onkologische Erkrankungen"
> - Roggenpollen ▶ Kap. 18 „Erkrankungen der männlichen Geschlechts-
>   organe"
> - Taigawurzel ▶ Kap. 2 „Erkrankungen des Allgemeinbefindens"

10.2.1 Wirkstoffkomplexe

Die Sonnenhutarten enthalten verschiedene Wirkstoffe. Es wird vermutet, dass die synergistische Wirkung dieser Inhaltsstoffe für die Aktivierung des Immunsystems verantwortlich ist.

Sonnenhut (*Echinacea purpurea, E. pallida*)
Die Sonnenhutarten stammen aus Nordamerika, sie werden bei uns als Zier-pflanzen angebaut.

■ **Verwendeter Pflanzenteil**
Das frische blühende Kraut von *E. purpurea* (*E. purpureae herba*), die getrockneten Wurzeln von *E. pallida* (*E. pallidae radix*)

■ **Inhaltsstoffe**
Cichoriensäure und ca. 0,1 % Echinacosid (Depsid, der Verbindung zwi-schen Kaffeesäureestern und Zuckern) als Hauptkomponente für *E. pal-lida* (*E. purpurea* enthält kein Echinacosid). *E. purpurea* enthält dafür neben Cichoriensäure Isobutylamide ungesättigter Fettsäuren wie z. B. Echinacein. Beide Drogen enthalten Inulin und Heteropolysaccharide sowie Phytosterine.

■ **Wirkung**

Unspezifische Immunmodulation sowie antiviral und bakteriostatisch; Steigerung der Phagozytoseleistung von Granulozyten und Makrophagen, Vermehrung der T-Helferzellen und Produktion von Zytokinen

■ **Anwendungsgebiete**

▬ *E. pallida*: unterstützende Therapie grippeartiger Infekte

▬ *E. purpurea:* unterstützende Behandlung rezidivierender Infekte im Bereich der Atemwege und der ableitenden Harnwege

■ **Neben-/Wechselwirkungen**

Bei parenteraler Anwendung dosisabhängig Fieberreaktionen mit Schüttelfrost, Übelkeit und Erbrechen bis hin zu anaphylaktoiden Reaktionen in Einzelfällen

■ **Gegenanzeigen**

Aus grundsätzlichen Erwägungen nicht anzuwenden bei progredienten Systemerkrankungen wie Tuberkulose, Leukosen, Kollagenosen, multipler Sklerose, AIDS-Erkrankung, HIV-Infektion und anderen Autoimmunerkrankungen.

10

Praxistipp

Dosierungshinweise im Text beachten. Anwendung auf 2 Wochen begrenzen, dann 2 Wochen Pause. Bei Anwendung im Intervall sind deutlich niedrigere Dosen notwendig als bei Stoßtherapie zum Abfangen eines akuten Infektes.

❯ Zu Sonnenhut liegen zwei Cochrane-Reviews vor (2006 und 2009).

Fertigarzneimittel

Monopräparate

▬ *Echinacea-pallida*-Wurzel
 – *aar-vir Tabletten*, 1–1–1
▬ Sonnenhutkraut
 – *Echinacin Liquidum Madaus*, zu Beginn 2,5–2,5–2,5 ml (ab 12. Lebensjahr), 2,0–2,0–2,0 ml (ab 6. Lebensjahr), 1,25–1,25–1,25 ml (ab 4. Lebensjahr)
 – *Echinacin Saft Madaus*, 5–5–5 ml (ab 12. Lebensjahr), 5,0–0–5,0 ml (ab 6. Lebensjahr), 2,5–2,5–2,5 ml (ab 4. Lebensjahr)
 – *Echinacin Tabletten Madaus*, 1–1–1–(1) (ab 12. Lebensjahr)
 – *Esberitox mono Tropfen*, 4–4–4 ml

Kombinationspräparate

▬ *Echinacea-pallida*-Wurzel + *Echinacea-purpurea*-Wurzel + Lebensbaumspitzen + Wilder Indigo-Wurzel (Färberhülsenwurzel)
▬ *Esberitox compact Tabletten*, 1–1–1 (ab 12. Lebensjahr)
▬ *Esberitox Tabletten* 4(6)–4(6)–4(6) (ab 12. Lebensjahr), 2(3)–2(3)–2(3) (ab 7. Lebensjahr), 1(2)–1(2)–1(2) (ab 4. Lebensjahr)

Schilddrüsener-
krankungen

Inhaltsverzeichnis

© Springer-Verlag GmbH Deutschland, ein Teil von Springer Nature 2024
M. Wiesenauer, *PhytoPraxis*, https://doi.org/10.1007/978-3-662-68226-5_11

Funktionelle Störungen der Schilddrüse lassen sich mit Arzneidrogen gut behandeln. Keine Indikation für die Phytotherapie besteht bei einer manifesten, d. h. substitutionsbedürftigen Hypothyreose. Auch jodhaltige Pflanzen (z. B. Algen) sind hierfür nicht geeignet. Die ausgeprägte Hyperthyreose bedarf genauso einer chemisch-synthetischen antithyreotropen Therapie, wobei die vegetative Begleitsymptomatik einer adjuvanten Phytotherapie zugänglich ist. Ein vergleichbares Vorgehen besteht bei einer Thyreoiditis.

11.1 Phytotherapie

Die zunehmend häufiger auftretende Autoimmun-Thyreoiditis bedarf der sorgfältigen Überwachung des Hormonstatus, da nicht selten ein kurzfristiger Wechsel von einer hyper- zu einer hypothyreoten Stoffwechsellage auftreten kann; ebenso kann es zu einem euthyreoten Verlauf kommen.

Bei einer Thyreoiditis ist eine probatorische Therapie mit einem Immunmodulans erwägenswert; dazu eignen sich die beiden Adaptogene Ginsengwurzel und Taigawurzel im 3-wöchigen Wechsel (▶ Kap. 10 „Rezidivierende Infekte"), die auch add-on zu einer Selen-Therapie eingesetzt werden können. Da für Echinacea-haltige Immunmodulatoren bei Autoimmunerkrankungen eine Kontraindikation besteht, kann auf Präparate der homöopathischen Therapierichtung ausgewichen werden. Vergleichbares gilt für Wolfstrappkraut, das bei der mit einer Hyperthyreose assoziierten Symptomen add-on zum Thyreostatikum angezeigt ist.

Eine Indikation für die Phytotherapie bei Schilddrüsenerkrankungen sind funktionelle Symptome wie Herzrasen, übermäßiges Schwitzen und Ruhelosigkeit, die je nach Ausprägung einer leichten bis mittelschweren Form der Hyperthyreose entsprechen (◘ Tab. 11.1). Sie können mit Wolfstrappkraut behandelt werden. Vergleichbare Symptome werden nicht selten auch während der Menopause sowie bei Unruhe- und Spannungszuständen beobachtet. Kommen weitere Herzbeschwerden wie funktionelle Stenokardien hinzu, ist auch Herzgespannkraut oder Weißdorn indiziert. Bei Schlafstörungen aufgrund innerer Unruhe können Baldrian, Hopfen und Melisse, bei eher angstbetonten Störungen Baldrian und Melisse sowie Lavendelöl für eine auch längerfristige Therapie geeignet sein (▶ Kap. 3 „Psychische und neurovegetative Erkrankungen").

11

◘ Tab. 11.1 Phytotherapie bei Schilddrüsenerkrankungen

Symptomatik	Arzneidrogen	Präparatebeispiel
Schilddrüsenüberfunktion: ausgeprägte Nervosität, inneres Zittern	Wolfstrappkraut[a]	*ThyreoLoges comp.* 5–0–5 Tr.
… mit Unruhe- und Spannungszuständen sowie Schlafstörungen	Lavendelöl	*Lasea* 0–0–1 Kps.
… mit Unruhe und Angstzuständen	Baldrianwurzel, Hopfenzapfen, Melissenblätter	*Sedacur forte* 2–(2)–2 Tabl.
Herzunruhe mit Herzjagen (funktionell)	Weißdornblätter mit Blüten	*Crataegutt novo 450 mg* 1–0–(1) Tabl.

[a]Dosierung ggf. individuell modifizieren

Praxisbewährt

Behandlung der vegetativ bedingten Begleitsymptomatik bei leichteren bis mittelschweren Verlaufsformen der Hyperthyreose. Bei ausgeprägter subjektiver Symptomatik trotz antithyreotroper Medikation empfiehlt sich eine adjuvante Phytotherapie.

— Die Behandlung mit Wolfstrappkraut macht je nach Symptomatik eine individuelle Dosisanpassung notwendig, auch empfiehlt sich eine Verlaufskontrolle der Schilddrüsenhormone.
— Eine Hypothyreose kann phytotherapeutisch nicht behandelt werden, sondern bedarf der Substitution mit Schilddrüsenhormonen. Die in der homöopathischen Therapierichtung verwendete Steinblüte (*Flor de Piedra*) kann dabei add-on eingesetzt werden, was klinisch validiert ist (BfArM-Monographie).
— Die Hormonsubstitution bei einer Hypothyreose sollte sich nicht ausschließlich an den Blutwerten ausrichten, sondern das Allgemeinbefinden des Patienten mitberücksichtigen.

11.2 Wirkstoffe

━ **Wirkstoffkomplexe** ▶ Abschn. 11.2.1
 – Herzgespann
 – Wolfstrapp, Wolfsfuß

Weitere Arzneipflanzen bei Schilddrüsenerkrankungen
━ Baldrian ▶ Kap. 3 „Psychische und neurovegetative Erkrankungen"
━ Hopfen ▶ Kap. 3 „Psychische und neurovegetative Erkrankungen"
━ Melisse ▶ Kap. 3 „Psychische und neurovegetative Erkrankungen"
━ Passionsblume ▶ Kap. 3 „Psychische und neurovegetative Erkrankungen"
━ Weißdorn ▶ Kap. 12 „Herzerkrankungen"

11.2.1 Wirkstoffkomplexe

Herzgespann und Wolfstrapp haben antithyreotrope und sedierende Wirkungen.

Herzgespann (*Leonurus cardiaca*)

▪ **Verwendeter Pflanzenteil**
Kraut (*Leonuri cardiacae herba*)

▪ **Inhaltsstoffe**
Iridoide, Diterpen-Bitterstoffe, Phenylpropansäureesterglykoside, Betaine (Stachydrin, Betonicin), Flavonoide, Triterpene, Kaffeesäurerutinosid

▪ **Wirkung**
━ Leicht negativchronotrop, schwach blutdrucksenkend, sedativ
━ Wirkmechanismus unbekannt

▪ **Anwendungsgebiete**
Nervöse Herzbeschwerden, auch adjuvant im Rahmen einer Hyperthyreose

■ Neben-/Wechselwirkungen

–

■ Gegenanzeigen

–

Praxistipp

Herzgespannkraut ist auch als Tee anwendbar und als homöopathisches Arzneimittel verfügbar.

Fertigarzneimittel
Monopräparate
— Als Tee

Kombinationspräparate
— Nicht bekannt

Wolfstrapp, Wolfsfuß (*Lycopus europaeus, L. virginicus*)
■ **Verwendeter Pflanzenteil**
Kraut (*Lycopi herba*)

■ **Inhaltsstoffe**
Hydroxyzimt- und Kaffeesäurederivate (u. a. „Lamiaceen"-Gerbstoff Rosmarinsäure, Ellagsäure, Chlorogensäure u. a.), Flavonoide, Diterpene, Mineralsalze (u. a. Fluorid)

■ **Wirkung**
Hemmend auf Jodumsatz und -transport, dadurch Hemmung der Thyroxinausschüttung, außerdem Senkung des Prolaktinspiegels, antigonadotrop

■ **Anwendungsgebiete**
— Leichte Formen der Hyperthyreose mit vegetativ-nervösen Störungen
— Mastodynie

■ **Neben-/Wechselwirkungen**

Nach längerer Anwendung bei hoher Dosierung evtl. Schilddrüsenvergrößerung. Nach Absetzen der Lycopus-Therapie u. U. vermehrte TSH- und Prolaktinsekretion sowie Verstärkung des hyperthyreoten Beschwerdekomplexes und Mastodynie (Rebound-Phänomen).

❯ Störung der Schilddrüsendiagnostik mit Radioisotopen durch Lycopus-Therapie!

■ **Gegenanzeigen**

Unterfunktion der Schilddrüse, Schilddrüsenvergrößerung ohne Funktionsstörung

Praxistipp

Die Dosierung sollte berücksichtigen, dass der optimale Schilddrüsenhormonspiegel individuell unterschiedlich ist und sich daher keine einheitlichen Dosierungsrichtlinien geben lassen. Prinzipiell sind bei der Dosierung Individualbeschwerden, Lebensalter und Körpergewicht zu berücksichtigen, da oftmals Befund und Befinden divergieren.

▬ Dosierungsempfehlung: einschleichend dosieren, auf klinische Symptomatik achten. Beim Absetzen entsprechend ausschleichende Dosierung.

11

Fertigarzneimittel
Monopräparate
▬ Nicht bekannt

Kombinationspräparate
▬ Im Handel sind derzeit Wolfstrappkraut enthaltende Arzneimittel der homöopathischen Therapierichtung
  – *ThyreoLoges comp*, 5(1)–0–5(10) Tr.
  – *Thyreopasc Tabletten*, 1–(1)–1 Tabl.

Herzerkrankungen

Inhaltsverzeichnis

© Springer-Verlag GmbH Deutschland, ein Teil von Springer Nature 2024
M. Wiesenauer, *PhytoPraxis*, https://doi.org/10.1007/978-3-662-68226-5_12

Funktionell bzw. vegetativ bedingte Herzbeschwerden und Rhythmusstörungen sind eine klassische Domäne für die Phytotherapie. Auf Basis einer Ausschlussdiagnose können sie damit wirkungsvoll behandelt werden. Pflanzliche Arzneimittel sind für die Praxis unverzichtbar vor dem Hintergrund der dabei häufig gestellten Diagnose „nicht behandlungsbedürftig". Auf Grund anhaltender subjektiver Beschwerden sieht sich der Patient nicht selten veranlasst, in ein diagnostisches Perpetuum einzuwilligen, das im harmlosesten Fall in eine „Kontrolle-in-drei-Monaten-Empfehlung" mündet und den Patienten noch mehr kardial konditioniert. Das validierte NYHA-Klassifikationssystem (New York Heart Association) bei Herzinsuffizienz orientiert sich an der allgemeinen Leistungsfähigkeit des Patienten unter berücksichtigung seiner Symptome.

12.1 Phytotherapie

- **Funktionelle Herzbeschwerden** ▶ Abschn. 12.1.1
- **Herzrhythmusstörungen** ▶ Abschn. 12.1.2
- **Herzinsuffizienz** ▶ Abschn. 12.1.3
- Weitere kreislauf- und (arteriell) gefäßbedingte Erkrankungen werden in ▶ Kap. 13 besprochen.

Bei der Herzinsuffizienz NYHA II (leichtes Stadium der Herzinsuffizienz) muss der Phytotherapie ein studiengesicherter Standard zugesprochen werden. Hochdosierte Weißdornextrakt-Präparate (900 mg/die) können nach neuen Studien auch bei NYHA III (mittelschweres Stadium) eingesetzt werden. Daraus resultiert zugleich, dass *keine primäre* Indikation für eine Phytotherapie besteht bei schwerer Herzinsuffizienz (NYHA IV), bei Myokardinfarkt sowie bei schweren Kardiomyopathien. Solches gilt auch für konventionell behandlungsbedürftige Arrhythmien, die nach dem CHA2DS2Vasc-Score eingeteilt werden. Dies schließt dennoch eine Add-on-Behandlung mit Weißdornextrakt-Präparaten nicht aus, zumal im Hinblick auf deren gute Verträglichkeit und das Fehlen von Wechselwirkungen mit chemisch-synthetischen Kardiaka!

12.1.1 Funktionelle Herzbeschwerden

Die kardialen Beschwerden werden vom Patienten variantenreich bei wechselnder Intensität beschrieben (◼ Tab. 12.1), sind klinisch oft schwer zuzuordnen (Ausschluss Angina-pectoris-Anfall) und können durch die

◘ Tab. 12.1 Phytotherapie bei funktionellen Herzbeschwerden

Symptomatik	Arzneidrogen	Präparatebeispiel
Subjektive Beschwerden wie Druckgefühl in der Herzgegend, Gefühl von unregelmäßigem Pulsschlag, Nervosität	Weißdornblätter mit Blüten	*Crataegutt novo 450 mg* 1–0–1 Tabl.
Anfallsweise Herzjagen mit innerer Unruhe, latente Hyperthyreose	Wolfstrappkraut	*ThyreoLoges comp.* 5–0–5 Tr.[a]
… mit Unruhe- und Spannungs-zuständen sowie Schlafstörungen	Baldrianwurzel, Hopfen-zapfen, Melissenblätter	*Sedacur forte* 2–(2)–2 Tabl.
Druckgefühl im Oberbauch mit Beklemmungsgefühl, häufigem Aufstoßen und Neigung zu Obsti-pation (Roemheld-Syndrom)	Kamillenblüten, Kümmel-früchte, Melissenblätter, Pfefferminzblätter, Schleifen-blumenkraut, Süßholzwurzel	*Iberogast AD-VANCE* 20–20–20 Tr.

[a]Dosierung ggf. individuell modifizieren

Dramatik imponieren (Ausschluss Myokardinfarkt). Diagnostisch wie auch als therapeutischer Ansatz sollte aus Sicht der Praxis auch an die Diagnose eines gastrokardialen Symptomenkomplexes gedacht werden (Roemheld-Syndrom, ► Kap. 15 „Magen-Darm-Erkrankungen").

Differenzialtherapeutisch sind auch die in ► Kap. 3 „Psychische und neurovegetative Erkrankungen" genannten Arzneidrogen zu berücksichtigen.

12.1.2 Herzrhythmusstörungen

Soweit bei Herzrhythmusstörungen ein chemisch synthetisches Antiarrhythmikum indiziert ist, kann die Phytotherapie adjuvant eingesetzt werden; vielfach kann damit die Verträglichkeit gesteigert und die Dosis reduziert werden. Auf Basis des CHA2DS2Vasc-Scores werden neben arrythmogen wirkenden Substanzen zusätzlich NOAK (orale Antikoagulantien) eingesetzt, was eine pflanzliche Begleitmedikation grundsätzlich nicht ausschließt.

Für alle anderen, funktionell bedingten Arrhythmieformen stellt die Phytotherapie die Behandlung der ersten Wahl dar, um die den Patienten subjektiv belastenden Arrhythmien effektiv behandeln zu können (◘ Tab. 12.2).

▣ Tab. 12.2 Phytotherapie bei Herzrhythmusstörungen

Symptomatik	Arzneidrogen	Präparatebeispiel
Rhythmusstörungen, auch bei Blutdruckschwankungen	Weißdornblätter mit Blüten	*Crataegutt novo 450 mg* 1–(1)–1 Tabl.
Rhythmusstörungen verschiedener Genese	Besenginsterkraut	*Spartiol Cardio* 5–5–5 Tr.
Rhythmusstörungen bei Hyperthyreose	Wolfstrappkraut	*ThyreoLoges comp.* 5–0–5 Tr.
Rhythmusstörungen bei Unruhe- und Spannungszuständen mit Schlafstörungen	Baldrianwurzel, Hopfenzapfen, Passionsblumenkraut	*Kytta Sedativum* 1–1–1 Tabl.

Differenzialtherapeutisch sind die in ► Kap. 3 „Psychische und neuro-vegetative Erkrankungen" genannten Arzneidrogen zu berücksichtigen.

Praxisbewährt

Je nach Individualsymptomatik Anwendung der angezeigten Arznei-drogen, womit häufig eine spürbare Besserung der oft emotional besetzten Symptomatik zu erzielen ist. Dies betrifft insbesondere auch die zu-nehmende Zahl an Patienten mit Rhythmusstörungen, bei denen oftmals mit der Phytotherapie die antiarrhythmisch wirkenden Stoffe reduziert, im Einzelfall ausgeschlichen werden können und das bei eindeutig besserer Lebensqualität. Die dabei angezeigten Weißdornblätter mit Blüten können mit einem Besenginster-Präparat frei kombiniert werden, welches als Mono- oder Kombinationsarzneimittel der homöopathischen Therapie-richtung verfügbar ist.

12

▬ Bei Herzrhythmusstörungen hat sich differenzialtherapeutisch bewährt: Weißdorn-Extrakt 450 mg/die bei funktionell-vegetativ bedingter Genese (z. B. anstelle höher dosierter Betablocker), bei den verschiedenen orga-nisch bedingten Rhythmusstörungen 900 mg/die und höher add-on zu den chemisch-synthetischen Antiarrhythmika.

12.1.3 Herzinsuffizienz

Die Herzinsuffizienz („heart failure", HF) sowie mit Symptomen der Herzinsuffizienz assoziierte Erkrankungen (Kardiomyopathie) lassen sich in den ersten beiden Stadien (NYHA I und II) in der Regel mit Weißdorn-Spezialextrakt behandeln, bei Progredienz adjuvant und hochdosiert (NYHA III) (◘ Tab. 12.3). Dieser Behandlungsansatz empfiehlt sich auch bei kardialer Belastung als anhaltende Folge einer SARS-CoV-2-Infektion (postinfektiöses Syndrom) sowie bei der oft persistierenden Symptomatik einer abgelaufenen Peri- und Myokarditis.

Eine solche Add-on-Therapie gilt ausschließlich für *Weißdornextrakt*-Präparate in freier Kombination mit Reinglykosiden und anderen kardiotrop wirkenden chemisch-synthetischen Substanzen, da keine Interaktionen auftreten.

Für die früher in der Phytotherapie ebenfalls eingesetzten Digitaloid-Präparate trifft dies nicht zu (▶ Abschn. 12.2.2). Sie sind kontraindiziert bei einer Therapie mit Digitalisglykosiden. Bei der Behandlung der Herzinsuffizienz ist von einem relativ raschen (in Tagen) Wirkungseintritt von Digitaloid-Präparaten auszugehen, konsekutiv kann häufig die Dosis wieder reduziert werden. Da keine Digitaloid-Phytoarzneimittel derzeit im Verkehr sind, kann auf solche der homöopathischen oder spagyrischen Therapierichtung zurückgegriffen werden. *Weißdornextrakt*-Präparate benötigen bis zum Wirkungseintritt oft eine mehrwöchige Anwendungsdauer, die nach eigenen Praxiserfahrungen etwa 6 Wochen betragen können.

◘ Tab. 12.3 Phytotherapie bei Herzinsuffizienz

Symptomatik	Arzneidrogen	Präparatebeispiel[a]
NYHA II–(III)	Weißdornblätter mit Blüten	*Crataegutt novo* 450 mg 1–1–1 Tabl.
Postinfektiöse Herzinsuffizienz; Verbesserung der Verträglichkeit von chemisch-synthetischen Kardiaka	Weißdornblätter mit Blüten	*Crataegutt novo* 450 mg 1–0–1 Tabl.

[a]Hinweis: Auswahl und Dosierung orientieren sich am NYHA-Stadium

Praxisbewährt

Differenzialtherapeutisches Vorgehen: Bei den leichteren Formen der Herzinsuffizienz hat sich der Spezialextrakt Weißdornblätter mit Blüten als sinnvoll erwiesen. Im Stadium NYHA II–III ist der hochdosierte, standardisierte Weißdornextrakt wegen seiner guten Verträglichkeit eine sinnvolle Ergänzung zur konventionellen Basismedikation. Eine Langzeitbehandlung ist praxisbewährt, auch um die Progredienz zu verlangsamen.

12.2 Wirkstoffe

- **Alkaloide** ► Abschn. 12.2.1
  - Besenginster
- **Herzglykoside** ► Abschn. 12.2.2
  - Adonisröschen
  - Maiglöckchen
  - Meerzwiebel
  - Oleander, Rosenlorbeer
- **Wirkstoffkomplex** ► Abschn. 12.2.3
  - Weißdorn

Weitere Arzneipflanzen bei Herzerkrankungen
- Baldrian ► Kap. 3 „Psychische und neurovegetative Erkrankungen"
- Herzgespann ► Kap. 11 „Schilddrüsenerkrankungen"
- Hopfen ► Kap. 3 „Psychische und neurovegetative Erkrankungen"
- Kamille ► Kap. 6 „Erkrankungen im Mund- und Rachenraum sowie der Zähne"
- Melisse ► Kap. 3 „Psychische und neurovegetative Erkrankungen"
- Pfefferminze ► Kap. 15 „Magen-Darm-Erkrankungen"
- Wolfstrapp ► Kap. 11 „Schilddrüsenerkrankungen"

12

12.2.1 Alkaloide

Alkaloide sind komplizierte, stickstoffhaltige Basen aus pflanzlichem Gewebe, die zumeist an organische Säuren gebunden sind, Salze bilden und sich in Wasser lösen. Im Pflanzenreich, v. a. unter den Rausch- und Giftdrogen, sind Alkaloide weitverbreitet, sie weisen spezifische pharmakologische bis hochtoxische Wirkungen auf, insbesondere auf das ZNS.

Besenginster (*Cytisus scoparius* = *Sarothamnus scoparius*)

▪ **Verwendeter Pflanzenteil**

Kraut (*Sarothamni scoparii herba*)

▪ **Inhaltsstoffe**

Chinolizidinalkaloide v. a. Spartein, Flavonoide (Scoparosid), biogene Amine. Tyramin und Dopamin (für Nebenwirkungen verantwortlich), ferner Cumarine und Kaffeesäurederivate

▪ **Wirkung**

▬ Antiarrhythmisch, leicht negativ inotrop, d. h. Dämpfung einer gesteigerten Erregbarkeit im Reizleitungssystem des Herzens, ohne die normale Herzschlagfolge zu beeinflussen

▬ Wirkung durch eine Natriumkanalblockade

▪ **Anwendungsgebiete**

Funktionelle Herz- und Kreislaufbeschwerden

▪ **Neben-/Wechselwirkungen**

Vereinzelt Kopfschmerzen, Schwindel, Mydriasis; Wechselwirkung mit MAO-Hemmern (Blutdruckkrise!)

▪ **Gegenanzeigen**

Hypertonie, Schwangerschaft

Praxistipp

Bei Tyraminempfindlichen (z. B. Migränepatienten) vorsichtige Anwendung.

Fertigarzneimittel
Monopräparate
▬ *Spartiol Cardio* 5–5–5 Tr

12.2.2 Herzglykoside

Pflanzen mit herzwirksamen Glykosiden enthalten Steroidglykoside. Diese haben eine spezifische Wirkung auf Dynamik und Rhythmik des Herzens. Tendenziell wirken sie qualitativ gleich – positiv inotrop, negativ chronotrop und dromotrop, positiv bathmotrop –, unterscheiden sich jedoch in quantitativer Hinsicht, insbesondere im Hinblick auf Resorptionsquote, Latenzzeit, Wirkungsdauer und Kumulationsgefahr. Die Inhaltsstoffe von *Digitalis* (Digoxin, Digitoxin) sind Prototyp eines Herzglykosids. Sie zählen im Gegensatz zu den nachstehend genannten Digitaloiden definitionsgemäß *nicht* zur Phytotherapie.

Die nachstehend genannten *Digitaloide* stehen als standardisierte Mono- und Kombinationspräparate der anthroposophischen, homöopathischen und spagyrischen Therapierichtung zur Verfügung.

Adonisröschen (*Adonis vernalis*)

■ **Verwendeter Pflanzenteil**
Kraut (*Adonidis herba*)

■ **Inhaltsstoffe**
Ca. 27 herzwirksame Glykoside, z. B. Adonitoxin, Cymarin; außerdem Flavonoide

■ **Wirkung**
Positiv inotrop, im Tierversuch venentonisierend, zentralsedierend („Kardio-Sedativum")

■ **Anwendungsgebiete**
Leicht eingeschränkte Herzleistung (Herzinsuffizienz Stadium I–II nach NYHA), v. a. bei nervöser Begleitsymptomatik

12

■ **Neben-/Wechselwirkungen**
▬ Bei Überdosierung Übelkeit, Erbrechen, Herzrhythmusstörungen (Digitalis-Intoxikation);
▬ Wirkungssteigerung bei gleichzeitiger Gabe von Chinidin, Kalzium, Saluretika, Laxanzien, Langzeitbehandlung mit Glukokortikoiden

■ **Gegenanzeigen**
Therapie mit Digitalispräparaten, Kaliummangel

Fertigarzneimittel
▬ Nicht bekannt

Maiglöckchen (*Convallaria majalis*)

■ **Verwendeter Pflanzenteil**
Kraut (*Convallariae herba*)

■ **Inhaltsstoffe**
Ca. 40 herzwirksame Glykoside (Cardenolide), v. a. Convallatoxin, Convallatoxol u. a. Cardenolide; Begleitstoffe, v. a. Steroidsaponine, die für eine erhöhte Löslichkeit sorgen, sodass der Extrakt 500-mal löslicher als reines Convallatoxin ist; ferner Flavonoide und Chelidonsäure

■ **Wirkung**
Positiv inotrop, Ökonomisierung der Herzarbeit, Senkung des gesteigerten linksventrikulären enddiastolischen Druckes sowie des erhöhten Venendrucks; venentonisierend, aquaretisch, saluretisch, v. a. Natriurese und Kaliurese, rascher Wirkungseintritt, hohe Abklingquote (50 % Wirkungsverlust pro Tag), dadurch geringe Kumulationsgefahr
Angriff nur am Herzmuskel, nicht am Reizleitungssystem wie bei Digitalis, dadurch auch bei bradykarden und Digitalis-refraktären Formen der Herzinsuffizienz geeignet

■ **Anwendungsgebiete**
▬ Leichte Herzinsuffizienz (bei Belastung, NYHA-Stadium II)
▬ Altersherz
▬ Chronisches Cor pulmonale

■ **Neben-/Wechselwirkungen**
— Übelkeit, Erbrechen, Herzrhythmusstörungen;
— Mögliche Wirkungs- und Nebenwirkungsverstärkung bei gleichzeitiger Gabe von kaliuretischen Saluretika, Glukokortikoiden, Süßholz, Laxanzien, Chinidin, Calcium

■ **Gegenanzeigen**
Digitalisintoxikation, Kaliummangel

Fertigarzneimittel
— Nicht bekannt

Meerzwiebel (*Urginea maritima*)

■ **Verwendeter Pflanzenteil**
Getrocknete, mittlere Zwiebelschuppen der nach der Blüte gesammelten Zwiebel (*Scillae bulbus*) weißzwiebeliger Rassen

■ **Inhaltsstoffe**
Ca. 30 Glykoside vom Bufadienolidtyp, v. a. Scillaren A und Proscillaridin A, außerdem Flavonoide, Anthocyane, Schleimstoffe (Glukogalaktane), Fruktosane und Chelidonsäure

■ **Wirkung**
Die Glykoside wirken positiv inotrop und negativ chronotrop, dadurch reduzierter linksventrikulärer enddiastolischer Druck, Ökonomisierung der Herzarbeit, Reduktion eines pathologisch erhöhten Venendrucks. Der Wirkungseintritt erfolgt schnell, kaum Kumulation, nierenfunktionsunabhängig, Elimination über Galle

■ **Anwendungsgebiete**
Leichtere Formen der Herzinsuffizienz (NYHA-Stadium I–II), auch bei verminderter Nierenleistung

■ **Neben-/Wechselwirkungen**
— Übelkeit, Erbrechen, Magenbeschwerden, Durchfälle, unregelmäßiger Puls
— Wechselwirkungen bei gleichzeitiger Therapie mit Glukokortikoiden, Laxanzien, Saluretika, Kalzium, Chinidin

12

■ **Gegenanzeigen**
Therapie mit Digitalisglykosiden, Kaliummangel

Praxistipp

▬ Die ausschwemmende Wirkung der Meerzwiebel macht sie besonders bei eingeschränkter Nierenfunktion geeignet.
▬ Zur besseren Verträglichkeit am besten mit Flüssigkeit nach den Mahlzeiten einnehmen.

Fertigarzneimittel
▬ Nicht bekannt

Oleander, Rosenlorbeer (*Nerium oleander*)

Oleanderblätter erhielten aufgrund eines nicht ausreichenden Wirksamkeitsnachweises eine Negativ-Monographie. Wegen der enthaltenen herzwirksamen Glykoside werden Extrakte in Kombinationspräparaten allerdings noch eingesetzt.

■ **Verwendeter Pflanzenteil**
Blätter (*Oleandri folium, Nerii folium*)

■ **Inhaltsstoffe**
Ca. 1 % herzwirksame Cardenolide, Hauptglykosid Oleandrin, ferner Flavonoide

■ **Wirkung**
Die Glykoside wirken positiv inotrop und negativ chronotrop (ähnlicher Wirkungsmechanismus wie bei isolierten *Digitalis*-Glykosiden).

■ **Anwendungsgebiete**
Formen der leichten Herzinsuffizienz NYHA-Stadium I–II

■ **Neben-/Wechselwirkungen**
━ Bei Überdosierung ähnliche Nebenwirkungen wie bei *Digitalis*-Intoxikation: Übelkeit, Erbrechen, Kopfschmerz, Koliken, Diarrhö, Herzrhythmusstörungen
━ Wechselwirkungen bei gleichzeitiger Therapie mit Glukokortikoiden, Laxanzien, Saluretika

■ **Gegenanzeigen**
━ Therapie mit synthetischen herzwirksamen Glykosidpräparaten, Hyperkalzämie, Kaliummangel, Bradykardie, ventrikuläre Tachykardien
━ Cave bei Erregungsleitungsstörungen und bei intravenöser Kalziumtherapie

Fertigarzneimittel
━ Nicht bekannt

12.2.3 Wirkstoffkomplex (Flavonoide und Procyanidine)

Weißdornblätter und -blüten enthalten Wirkstoffe, die sich synergistisch ergänzen, insbesondere Flavonoide und oligomere Procyanidine. Im Gegensatz zu den zuvor genannten Pflanzen enthält Weißdorn keine Glykoside. Im Gegensatz zu den *Digitalis*-Glykosiden haben Weißdornpräparate eine große therapeutische Breite.

Weißdorn (*Crataegus laevigata* und andere Arten)

■ **Verwendeter Pflanzenteil**
Blätter, Blüten (Crataegi folium cum flore)

■ **Inhaltsstoffe**
Flavonoide (Hyperosid, Vitexinrhamnosid, Rutin, Vitexin), oligomere Procyanidine, außerdem biogene Amine, Triterpensäuren, Amino- und Xanthinderivate, aber keine Glykoside! Der Trockenextrakt ist standardisiert auf oligomere Procyanidine.

12

■ **Wirkung**

Weißdornblätter mit Blüten gehören zu den am besten experimentell und klinisch untersuchten Arzneidrogen.

— Steigerung des Koronardurchflusses
— Positiv inotrope Wirkung (Kontraktilität ↑)
— Positiv dromotrope Wirkung (Erregungsleitung ↑)
— Negativ bathmotrope Wirkung (heterotope Erregungsbildung ↓), antiarrhythmisch
— Kardioprotektion
— Stimulation der Bildung von endothelialem NO (Stickstoffmonoxid)
— Protektive Effekte auf endotheliale Glykokalix
— Nachlastsenkung (peripherer Gefäßwiderstand ↓)
— Steigerung des Herzzeitvolumens

Die positiv inotrope Wirkung wird insbesondere durch die oligomeren Procyanidine (OPC) vermittelt und durch die Flavonoide intensiviert; nach Untersuchungen mit dem Weißdornspezialextrakt WS 1442 (Crataegutt) wird die myokardiale Kontraktionskraft cAMP-unabhängig gesteigert durch eine spezifische Anbindung an die Na^+/K^+-ATPase.

■ **Anwendungsgebiete**

Nachlassende Leistungsfähigkeit des Herzens entsprechend NYHA-Stadium II; im NYHA-Stadium III als Ergänzung der chemisch-synthetischen Basismedikation

Eine die Wirksamkeit von Weißdornextrakt belegende Dokumentation liegt als Cochrane-Review (2008) vor.

■ **Neben-/Wechselwirkungen**

–

■ **Gegenanzeigen**

–

Fertigarzneimittel
Monopräparate
— *Bomacorin 450 mg* (ED 450 mg), 1–(1)–1
— *Crataegus Verla cor 450 mg* (ED 450 mg), 1–(1)–1
— *Crataegutt 80 mg Filmtabletten* (ED 80 mg), 1(2)–1(2)–1(2)

- *Crataegutt novo 450 mg Filmtabletten* (ED 450 mg), 1–(1)–1
- *Crataegutt Herz-Kreislauf-Tropfen* (125,3 mg/ml), 30(40)–30(40)–30(40)
- *Faros 300 mg Dragees* (ED 300 mg), 1–0(1)–1
- *Faros 600 mg Filmtabletten* (ED 600 mg), 1–(1)–1
- *Natucor 450 mg Filmtabletten* (ED 450 mg), 1–(1)–1
- *Natucor 600 mg Filmtabletten* (ED 600 mg), ½–½–½
- *Protecor Weißdorn 600 mg Filmtabletten* (ED 600 mg), ½–½–½

Praxistipp

Weißdornpräparate sind besonders gut zur Behandlung der nachlassenden Leistungsfähigkeit des Herzens geeignet. Eine ausreichende Dosierung ist erforderlich. Nach klinischen Untersuchungen liegt die optimale Dosierung bei 900–1200 mg Trockenextrakt für Herzinsuffizienz NYHA II-III. Eine Langzeittherapie ist notwendig – und zwar für mindestens drei Monate, eher länger!

- In einer neueren Studie erwiesen sich 1800 mg Trockenextrakt pro Tag als hochwirksam in der Behandlung von Patienten mit NYHA III. Die als praxisbewährte Empfehlung genannte Add-on-Therapie bei KHK-assoziierter Herzinsuffizienz ist in einer Studie bestätigt worden.
- Hochdosierte Weißdornpräparate können längerfristig bei diesen Indikationen chemisch-synthetische Kardiaka einsparen.
- Crataegus-Extrakt ist auch bewährt zur Add-on-Behandlung von Kardiomyopathien, wie sie in Folge einer Chemotherapie auftreten können (▶ Kap. 22 „Onkologische Erkrankungen").
- Niedrig dosierte Weißdornpräparate von etwa 80–240 mg pro Tag sind – je nach individueller Symptomatik – bei funktionellen Herzbeschwerden und funktionell vegetativ bedingten Herzrhythmusstörungen sowie bei Hypotonie und orthostatischer Dysregulation (▶ Kap. 13 „Blutkreislauf und arterielle Gefäßerkrankungen") angezeigt.

12

❯ Zu Weißdorn liegt ein Cochrane-Review vor (2008).

Blutkreislauf und arterielle Gefäßerkrankungen

Inhaltsverzeichnis

© Springer-Verlag GmbH Deutschland, ein Teil von Springer Nature 2024
M. Wiesenauer, *PhytoPraxis*, https://doi.org/10.1007/978-3-662-68226-5_13

Wie für jegliche medikamentöse Therapie, so gilt auch für die Phytotherapie KHK und pAVK die Indikation zur chirurgischen Intervention als Grenze. Erfahrungsgemäß sind die leichten bis mittelschweren Stadien phytotherapeutisch gut zu behandeln. Während Hypotonie und orthostatische Dysregulation klassische Indikationen für eine Phytotherapie sind, empfiehlt sich beim labilen Hypertonus in jedem Fall die Phytotherapie, beim stabilen Hypertonus kann die Phytotherapie grundsätzlich add-on eingesetzt werden. Auch bei dieser Indikation kann im Einzelfall die Dosierung chemisch-synthetischer Antihypertensiva bzw. deren freie oder fixe Kombination reduziert werden, um die Verträglichkeit zu steigern. Die dadurch zu erzielende Adhärenz lässt sich in der direkten Patientenversorgung immer wieder bestätigen.

13.1 Phytotherapie

- **Hypotonie und orthostatische Dysregulation** ▶ Abschn. 13.1.1
- **Hypertonie** ▶ Abschn. 13.1.2
- **Koronare Herzkrankheit (KHK)** ▶ Abschn. 13.1.3
- **Periphere arterielle Verschlusskrankheit (pAVK)** ▶ Abschn. 13.1.4

13.1.1 Hypotonie und orthostatische Dysregulation

Das Krankheitsbild hat insofern eine für die Praxis nicht zu unterschätzende Bedeutung, als es Ursache für ein oft heterogenes Symptomenspektrum ist, wozu u. a. Ohrensausen, Schwindelgefühl, Kopfschmerzen, Benommenheitsgefühl, Niedergeschlagenheit, allgemeines Unwohlsein mit Leistungsabfall sowie Defizite bei Aufmerksamkeitsfunktionen gehören.

Zweckmäßig sind u. a. nichtmedikamentöse Maßnahmen wie Hydrotherapie und Bewegungstherapie (z. B. temperaturansteigende Fußbäder mit Zusatz von Rosmarinöl) (◘ Tab. 13.1).

13

Praxisbewährt

Bei Überarbeitung und damit verbundener körperlicher und geistiger Erschöpfung: niedrig dosierter Ginkgo-biloba-Spezialextrakt. Etwa 5–10 Tropfen Ginkgo-Spezialextrakt auf Wasser genommen wirken akut analeptisch und vigilanzsteigernd!

◘ Tab. 13.1 Phytotherapie bei Hypotonie und orthostatischer Dysregulation

Symptomatik	Arzneidrogen	Präparatebeispiel
Akute Kreislaufschwäche	Campher, Weißdornbeeren	Korodin Herz-Kreislauf-Tropfen akut: alle 5 Min. 5 Tr.
Bei Neigung zu akuter Kreislaufschwäche	Campher, Weißdornbeeren	Korodin Herz-Kreislauf-Tropfen 10–10–10 Tr.
Hypotonie	Weißdornblätter mit Blüten	Crataegutt Herz-Kreislauf-Tropfen 30(40)–30(40)–30(40) Tr. und bei Bedarf
Hypotonie mit Niedergeschlagenheit, Unwohlsein, Kopfschmerzen	Ginkgoblätter (Spezialextrakt)	*Tebonin spezial 80 mg* 1–(1)–0 Tabl.

Die Wirksamkeit einer fixen Kombination aus D-Campher und frischen Weißdornbeeren konnte in einer placebokontrollierten Studie dargestellt werden. Diese zeichnet sich durch die erfassten Scores zur Beurteilung der mit Hypotonie assoziierten kognitiven Einschränkungen aus. Unter Anwendung der Kombination (Korodin Herz-Kreislauf-Tropfen) kommt es zu einer signifikanten Steigerung des systolischen und mittleren arteriellen Blutdrucks sowie des kognitiven Leistungsvermögens bei Personen, die unter einer Hypotonie leiden.

13.1.2 Hypertonie

Die antihypertensive Behandlung bietet phytotherapeutisch mehrere Ansatzpunkte. Insbesondere bei Patienten mit großen Blutdruckschwankungen und konsekutiv einem schwer einstellbaren Blutdruck ist die Phytotherapie unverzichtbar. Praxisbewährt ist dabei die symptomorientierte Auswahl der Arzneidrogen, wobei die Weißdornblätter mit Blüten einen hohen Stellenwert haben und als Basistherapie verstanden werden können (◘ Tab. 13.2).

Bei hypertensiven Werten – durch Mehrfachmessungen validiert – in der Perimenopause kann die Traubensilberkerze in freier Kombination mit Antihypertensiva eingesetzt werden. Erhöhte Blutdruckwerte sind in dieser Lebensphase häufig mit vegetativen Symptomen assoziiert, die ihrerseits eine Blutdruckerhöhung triggern können.

◘ Tab. 13.2 Phytotherapie bei Hypertonie

Symptomatik	Arzneidrogen	Präparatebeispiel
Labiler Hypertonus; bei Hypertonus als Adjuvanstherapie, auch im Zusammenhang mit nachlassender Herzleistung	Weißdornblätter mit Blüten	*Crataegutt novo 450 mg* 1–0–1 Tabl.
Grenzwerthypertonus, auch bei Fettstoffwechselstörung	Knoblauchzwiebel	*Kwai forte 300 mg* 1–1–1 Tabl.
Erhöhter Blutdruck bei Angst- und Spannungszuständen	Passionsblumenkraut	*Pascoflair* 1–0–1 Tabl.
Labiler Hypertonus in der Perimenopause	Traubensilberkerzenwurzelstock	*Klimadynon* 1–0–1 Tabl.

Die zur Blutdrucksenkung früher verwendete *Rauwolfia* steht nur noch in Form von Arzneimitteln der homöopathischen Therapierichtung zur Verfügung (z. B. *Homviotensin* Tabletten, 1–1–1).

13.1.3 Koronare Herzkrankheit (KHK)

Die KHK ist eine der häufigsten Diagnosen im Zusammenhang mit Herz-Kreislauf-Erkrankungen. Insofern sind die konsequente Prävention und die Frühtherapie eine zwingende Notwendigkeit. Neben den bekannten nicht-medikamentösen Behandlungsansätzen wie Ernährungsweise („green plant diet") und Bewegungstherapie kommt der Phytotherapie eine wichtige Rolle zu, welches Komponenten der Kneipp-Therapie sind.

Basistherapie sind hochdosierte Weißdorn-Präparate, die auch mit sedierend wirkenden Arzneidrogen (▶ Kap. 3) wie z. B. Lavendelöl, Hopfenzapfen und Passionsblumenkraut frei kombiniert werden können, um insbesondere psychische Auslöser von Angina-pectoris-Anfällen minimieren zu können (◘ Tab. 13.3).

❯ Keine Indikation für die Phytotherapie sind akute Angina-pectoris-Anfälle!

13

◻ Tab. 13.3 Phytotherapie bei KHK[a]

Symptomatik	Arzneidrogen	Präparatebeispiel
Phytobasistherapie bei KHK	Weißdornblätter mit Blüten	*Crataegutt novo* 450 mg 1–(1)–1 Tabl.
Vegetativ mitverursachte pectanginöse Beschwerden	Lavendelöl	*Lasea* 0–0–1 Kps.
Unruhe- und Spannungszustände mit pectanginösen Beschwerden	Baldrianwurzel, Hopfenzapfen, Melissenblätter	*Sedacur forte* 2–2–2 Tabl.
KHK mit arteriellen Durchblutungsstörungen	Ginkgoblätter (Spezialextrakt)	*Tebonin intens* 120 mg 1–0–1–0 Tabl.

[a] vgl. auch ▶ Kap. 16, Abschn. „Fettstoffwechselstörungen"

Da Gefäßläsionen häufig nicht nur auf die Koronarien begrenzt sind, sondern das gesamte Gefäßsystem betroffen ist, erweist sich die frühzeitige und konsequente Behandlung mit Ginkgo-biloba-Spezialextrakt als sinnvoll; es kommen damit die bereits länger schon bekannten hämodynamischen und hämorheologischen Wirkungen zum Tragen (vgl. auch ▶ Kap. 4).

13.1.4 Periphere arterielle Verschlusskrankheit (pAVK)

Vergleichbar der KHK sind auch bei der pAVK-Prävention und konsequente Therapie bei Frühsymptomen die Kriterien für eine zweckmäßige und wirtschaftliche Behandlung. Die damit verbundenen Fettstoffwechselstörungen (▶ Kap. 16) können phytotherapeutisch im Verbund mit diätetischen und bewegungstherapeutischen Maßnahmen gut behandelt werden (◻ Tab. 13.4).

Die Grenzen für eine Phytotherapie ergeben sich auch bei dieser Indikation aus dem Selbstverständnis des Therapieansatzes.

Die Versorgung von Patienten im Stadium IV ist eine wichtige Domäne für eine Lokalbehandlung mit entzündungswidrig und wundheilungsfördernden Arzneidrogen, ▶ Kap. 21 „Hauterkrankungen und -verletzungen". Desgleichen bewährt sich eine postoperative Behandlung mit dem Ziel einer primären Wundheilung.

◘ Tab. 13.4 Phytotherapie bei pAVK[a]

Symptomatik	Arzneidrogen	Präparatebeispiel
pAVK-assoziierte Beschwerden, (Claudicatio intermittens)	Ginkgoblätter (Spezialextrakt)	*Tebonin konzent* 240 mg 1–0–0 Tabl.
Externa		
(Beginnende) pAVK mit typischen Beschwerden	Eberrautenblätter	*Abrotanum Salbe DHU,* 1-mal tägl. einmassieren (morgens)
	Hibiskusblüten	*Sabdariffa Salbe DHU,* 1-mal tägl. einmassieren (abends)
Präventivmaßnahme zur Behandlung gefährdeter Hautstellen, z. B. Fuß-Unterschenkel-Bereich	Johanniskrautöl	*Rotöl Jukunda* für Einreibungen
Lokale Gewebsdefekt[1], Stadium IV, wie z. B. Ulzeration, Gangrän	Kamillenblüten Hamamelisblätter/-zweige	*Kamillin Extern* für Umschläge und Spülungen danach: *Hametum Wund- und Heilsalbe* auf die Wundränder auftragen

[a]vgl. auch ► Kap. 21 „Hautkrankheiten und -verletzungen"

Praxisbewährt

Kneipp-Anwendungen wie Wechselduschen und temperaturansteigende Fußbäder, wobei die Temperaturhöhe auch mit der Hand geprüft und ca. 35 °C nicht übersteigen sollte; ein Badezusatz in Form von Rosmarinöl, da es tonisierend und durchblutungsfördernd wirkt, ist sinnvoll. Eine weitere Maßnahme ist die Anwendung von pflanzlichen Externa: morgens die Beine mit Abrotanum-Salbe, abends mit Sabdariffa-Salbe einmassieren (Hersteller: DHU-Arzneimittel); dabei wird analog der Kneipp-Empfehlung zuerst das rechte Bein („herzfern"), dann das linke Bein von unten nach oben behandelt.

Wie die Praxiserfahrung zeigt, wirkt *Artemisia abrotanum* (Eberraute) auf das arterielle Gefäßsystem; die Pflanze enthält ätherisches Öl, Cumarinderivate und Flavonoide. Inhaltsstoffe von *Hibiscus sabdariffa* (afrikanische

Malve) sind Anthrocyanglykoside, Flavonolglykoside und Hibiscussäure mit Wirkung auf das Venensystem. Das jeweilige Salbenpräparat enthält eine 10%ige standardisierte Urtinktur.

— Die medikamentöse Frühbehandlung der pAVK ist medizinisch notwendig: Dabei ist der Ginkgo-Spezialextrakt (120–240 mg/die) den chemisch-synthetischen Rheologika therapeutisch überlegen, zumal unter der dabei notwendigen Langzeittherapie die Sicherheit und Verträglichkeit unter kontrollierten Bedingungen gezeigt werden konnte.

— Hämodynamische und hämorheologische Wirkungen sind ebenfalls belegt.

— Die (diabetische) Polyneuropathie wie auch das Restless-legs-Syndrom sollten mit konsequenter Patientenführung phytotherapeutisch einem längerfristigen Behandlungsversuch von wenigstens drei Monaten unterzogen werden, ▶ Kap. 20 „Rheumatische Erkrankungen und Schmerzsyndrome".

13.2 Wirkstoffe

— **Ätherische Öle** ▶ Abschn. 13.2.1
  – Campher, Kampfer
  – Rosmarin
— **Alkaloide** ▶ Abschn. 13.2.2
  – Rauwolfia

Weitere Arzneipflanzen bei Krankheiten des Blutkreislaufs und arteriellen Gefäßerkrankungen:
— Baldrian ▶ Kap. 3 „Psychische und neurovegetative Erkrankungen"
— Ginkgo ▶ Kap. 4 „Neurologische Erkrankungen"
— Hamamelis ▶ Kap. 14 „Venöse Gefäßerkrankungen und Lymphabflussstörungen"
— Hopfen ▶ Kap. 3 „Psychische und neurovegetative Erkrankungen"
— Johanniskraut ▶ Kap. 21 „Hauterkrankungen und verletzungen"
— Kamille ▶ Kap. 6 „Erkrankungen im Mund- und Rachenraum sowie der Zähne"
— Knoblauch ▶ Kap. 16 „Erkrankungen der Gallenwege und der Leber einschl. Fettstoffwechselstörungen"

- Melisse ► Kap. 3 „Psychische und neurovegetative Erkrankungen"
- Passionsblume ► Kap. 3 „Psychische und neurovegetative Erkrankungen"
- Traubensilberkerze ► Kap. 19 „Erkrankungen der weiblichen Geschlechtsorgane"
- Weißdorn ► Kap. 12 „Herzerkrankungen"

13.2.1 Ätherische Öle

In der Behandlung von Herz- und Kreislaufbeschwerden macht man sich besonders die kreislaufanregende und reizende Wirkung ätherischer Öle zunutze. Die äußerliche Anwendung kann durch hydrotherapeutische Maßnahmen intensiviert werden und wirkt auch über Einfluss auf die Head-Zonen. Dabei wirkt der Campher v. a. kreislauftonisierend und durchblutungsfördernd, er ist zudem in vielen Erkältungsbalsamen enthalten. Rosmarin wird bei Hypotonus eingesetzt.

Campher, Kampfer (*Cinnamomum camphora*)

■ **Verwendeter Pflanzenteil**
Durch Wasserdampfdestillation aus dem Holz des Kampferbaums gewonnener, gereinigter Wirkstoff (R-(+)-Campher) oder synthetisch hergestellter Campher oder Mischung von beiden.
Campher ist Bestandteil des ätherischen Öls von Wacholder-, Lavendel-, Minze-, Salbei und Baldrianarten.

■ **Inhaltsstoffe**
Campher, bestehend aus 2-Bornanon

■ **Wirkung**
- Zentrales Analeptikum, stimuliert Atem- und Vasomotorenzentrum, wirkt kreislauftonisierend und bronchospasmolytisch, bronchosekretolytisch
- Bei äußerer Anwendung hyperämisierend und bronchosekretolytisch

■ **Anwendungsgebiete**
- *Innerlich*: hypotoneKreislaufregulationsstörungen
- *Äußerlich:* Herzbeschwerden; Muskelrheumatismus
- *Innerlich + äußerlich*: Katarrhe der Luftwege

13

■ **Neben-/Wechselwirkungen**
— *Äußerlich:* Kontaktekzeme, Rötung, Reizung, schmerzhafte Entzündung

■ **Gegenanzeigen**
— *Äußerlich:* geschädigte Haut, daher nur auf intakter Haut anwenden

❯ Nicht bei Säuglingen und Kleinkindern im Gesicht auftragen! Gefahr des Glottiskrampfs und der Erstickung.

Fertigarzneimittel
Kombinationspräparate
— Herz-Kreislauf (innerlich)
  – D-Campher + Weißdornbeeren
  – *Korodin Herz-Kreislauf-Tropfen*, 10–10–10 und bedarfsweise auf einem Stück Zucker („naturheilkundliche Notfalltropfen")
— Katarrhe der Luftwege (äußerlich) ▶ Kap. 8
  – Campher + Cineol + Levomenthol
  – *Transpulmin-Balsam*, mehrmals tgl. auf Brust und Rücken auftragen bzw. zum Inhalieren
  – Campher + Eukalyptusöl + Levomenthol
  – *Tumarol-Creme/Tumarol-N-Balsam*, mehrmals tgl. auf Brust und Rücken auftragen bzw. zum Inhalieren
— Campher + Eukalyptusöl + Koniferenöl + Sternanisöl + Thymianöl + Thymol
  – *Pulmotin-Erkältungssalbe*, mehrmals tgl. auf Brust und Rücken auftragen bzw. zum Inhalieren

Monopräparate
— Katarrhe der Luftwege (äußerlich) ▶ Kap. 8
  – *Camphoderm N-Emulsion*, mehrmals tgl. auf Brust und Rücken auftragen

Rosmarin (*Rosmarinus officinalis*)
■ **Verwendeter Pflanzenteil**
Blätter (*Rosmarini folium*), ätherisches Öl (*Rosmarini aetheroleum*)

■ **Inhaltsstoffe**

Ätherisches Öl (Cineol, Campher, α-und β-Pinen), Lamiaceengerbstoffe (u. a. Rosmarinsäure), Diterpen-Bitterstoffe und Triterpensäuren

■ **Wirkung**

Anregend und krampflösend auf Gallen- und Magentätigkeit durch Bitterstoffe, die gleichzeitig das darmassoziierte Immunsystem positiv beeinflussen, kreislaufanregend durch ätherische Öle, positiv inotrop, koronardurchflusssteigernd (tierexperimentell); äußerlich durchblutungsfördernd

■ **Anwendungsgebiete**

━ *Innerlich:* dyspeptische Beschwerden,
━ *Äußerlich:* zur unterstützenden Therapie rheumatischer Erkrankungen
━ Kreislaufbeschwerden

■ **Neben-/Wechselwirkungen**

━

■ **Gegenanzeigen**

━

Praxistipp

Das Rosmarinbad sollte wegen der kreislaufanregenden und damit vitalisierenden Wirkung nicht abends angewendet werden.

13

Fertigarzneimittel

━ Rheumatische Erkrankungen (äußerlich) ▶ Kap. 20
　　– Rosmarinöl + Latschenkiefernöl
　　　– *Poly-elan Salbe,* 2- bis 3-mal tgl. einmassieren
　　– Rosmarinöl + Eukalyptusöl + Pfefferminzöl
　　　– *Sogoon Schmerzcreme,* 2- bis 3-mal tgl. einmassieren
　　　– *Doloplant bei Muskel- und Gelenkschmerzen Creme,* 3- bis 5-mal tgl. einmassieren
━ Badezusatz
　　– Rosmarinöl + Campher
　　　– *Kneipp Badeöl Rosmarin,* 20–30 ml für ein Vollbad, 2- bis 3-mal wöchentl. für 10–20 Min., danach 30 Min. ruhen

13.2.2 Alkaloide

Alkaloide sind komplizierte, stickstoffhaltige Basen pflanzlicher Herkunft. Zumeist sind sie an organische Säuren gebunden, bilden Salze und lösen sich in Wasser. Im Pflanzenreich, v. a. unter den Rausch- und Giftdrogen, sind Alkaloide weitverbreitet, sie weisen spezifische pharmakologische bis hochtoxische Wirkungen auf, insbesondere auf das ZNS.

Rauwolfia (Schlangenwurz, *Rauwolfia serpentina*)
■ **Verwendeter Pflanzenteil**
Wurzel (*Rauwolfiae radix*)

■ **Inhaltsstoffe**
Alkaloide wie Reserpin, Ajmalin, Raubasin, Serpentin (und ca. weitere 50 Nebenalkaloide)

■ **Wirkung**
▬ Sympathikolytisch durch Wiederaufnahmehemmung der Katecholamine, zentral sedierend und blutdrucksenkend, Senkung des peripheren Gefäßwiderstandes
▬ Länger anhaltende Blutdrucksenkung

■ **Anwendungsgebiete**
Leichte essenzielle Hypertonie (Grenzwerthypertonie), v. a. bei erhöhtem Sympathikotonus mit z. B. Sinustachykardie, Angst, Spannungszuständen, psychomotorischer Unruhe, sofern diätetische Maßnahmen allein nicht ausreichen

■ **Neben-/Wechselwirkungen**
▬ Depressive Verstimmung, Müdigkeit, Potenzstörungen, verstopfte Nase
▬ Bradykardie unter gleichzeitiger Gabe von Digitalisglykosiden, gegenseitige Wirkungsverstärkung mit Neuroleptika und Barbituraten, Wirkungsabschwächung mit Levodopa und Auftreten extrapyramidalmotorischer Symptome, mit Sympathomimetika initiale erhebliche Blutdruckerhöhung bis hin zur Blutdruckkrise

❯ Unter Umständen deutlich eingeschränkte Reaktionsfähigkeit (noch verstärkt durch Alkohol).

■ **Gegenanzeigen**

Depression, Magen- und Duodenalulzera, Phäochromozytom, Schwangerschaft, Stillzeit

Fertigarzneimittel

— Im Handel sind derzeit Rauwolfia enthaltende Arzneimittel der homöopathischen Therapierichtung (*Homviotensin Tabletten*, 1–1–1)

Venöse Gefäßerkrankungen und Lymphabflussstörungen

Inhaltsverzeichnis

© Springer-Verlag GmbH Deutschland, ein Teil von Springer Nature 2024
M. Wiesenauer, *PhytoPraxis*, https://doi.org/10.1007/978-3-662-68226-5_14

Bei Beschwerden und Erkrankungen auf Grund einer chronisch venösen Insuffizienz (CVI) ist neben Basismaßnahmen, insbesondere Bewegung, Kompression und Verbesserung der Fließeigenschaften des Blutes, die Phytotherapie das wichtigste Behandlungsprinzip. Bei akut entzündlichen Prozessen (Phlebitis) sollte die Phytotherapie auf jeden Fall adjuvant eingesetzt werden. Vergleichbares trifft auch für Lymphabflussstörungen zu; dabei unterstützt die Phytotherapie lymphologische Maßnahmen, zu der die physikalische Entstauungstherapie (Kompressionstherapie) zählt.

14.1 Phytotherapie

— **Chronisch venöse Insuffizienz und Thrombophlebitis** ▶ Abschn. 14.1.1
— **Ulcus cruris varicosum** ▶ Abschn. 14.1.2
— **Hämorrhoidalleiden** ▶ Abschn. 14.1.3
— **Lymphabflussstörungen** ▶ Abschn. 14.1.4
— Die Arzneidrogen wirken antiphlogistisch, ödemausschwemmend und ödemprotektiv und damit venentonisierend.
— Beim Ulcus cruris varicosum wie auch bei Hämorrhoidalleiden ist eine systemische und lokale Phytotherapie sinnvoll, ebenso beim Lymphödem.

14.1.1 Chronisch venöse Insuffizienz und Thrombophlebitis

Die Phytotherapie konkurriert nicht mit einer indizierten chirurgischen Intervention, dem sog. Venenstripping bei CVI. Durch eine frühzeitige und konsequente Therapie kann die Progredienz bei disponierten Patienten (z. B. stehende Tätigkeit, deutliche Verschlechterung in den Sommermonaten, Übergewicht) verzögert werden. Externe phytotherapeutische Anwendungen sind sinnvoll und durch Studien evaluiert (◘ Tab. 14.1). Die therapeutischen Maßnahmen bewirken eine Rückbildung von Ödemen sowie eine Linderung von oft unspezifischen Beinschmerzen, die mit Schwere- und Spannungsgefühl verbunden sind.

Je nach Ort (tief/oberflächlich) und Intensität der Entzündung (Thrombophlebitis) ist die Phytotherapie lokal und sytemisch nur add-on angezeigt. Interaktionen mit Heparin-haltigen Injektionen sind nicht bekannt.

14

◘ Tab. 14.1 Phytotherapie bei chronisch venöser Insuffizienz und Thrombophlebitis

Symptomatik	Arzneidrogen	Präparatebeispiel
Schwellung, Schmerzen; verstärkte Venenzeichnung. Entzündungszeichen, Wadenkrämpfe, CVI	Rosskastaniensamen	*Venoplant retard S* 1–0–1 Tabl.
… bei anamnestisch bekannter Magenempfindlichkeit	Mäusedornwurzelstock	*Cefadyn* 1–0–(1) Tabl.
Schmerzen, Schweregefühl und Missempfindungen in den Beinen, Wadenkrämpfe, Ödeme	Rote Weinlaubblätter	*Antistax extra* 1(2)–0–0 Tabl.
Externa		
Schwellung, „müde, schwere Beine"	Rosskastaniensamen	*Venostasin Creme* (auch als Salbenverband)
Schmerzhaft entzündeter Venenstrang	Arnikablüten	*Kneipp Arnika Salbe* S (z. B. Salbenverband) als Adjuvans

Praxisbewährt

Längerfristige, d. h. mehrmonatige systemische Behandlung, wobei ein Wechsel der Arzneidroge (◘ Tab. 14.1) den therapeutischen Effekt erhöht; dieser wird durch Externa ergänzt.

— Bei venösen Gefäßerkrankungen wie sie in diesem Kapitel beschrieben sind, hat sich die Mariendistel ebenfalls bewährt (▶ Kap. 16 „Erkrankungen der Gallenwege und der Leber"); auch sie kann im oben geschilderten Wechsel gegeben werden.

— Bei akuter, oberflächlicher Thrombophlebitis haben sich als naturheilkundlicher Praxistipp Quarkumschläge bewährt: Auf den schmerzenden Venenstrang zimmerwarmen Quark auftragen, ca. 20 min wirken lassen, danach abwaschen und anschließend ein Externum auftragen (z. B. *Kneipp Arnica* Salbe oder *Hametum-Creme*); die Behandlung 3- bis 4-mal täglich durchführen.

— Erkenntnisse liegen auch zu Extrakten aus Roten Weinlaubblättern vor, die im Wesentlichen in den Repair-Mechanismus des Gefäßendothels eingreifen (*Antistax extra*, 1(2)–0–0 Tabl. mit Wasser einnehmen), adjuvant als Externum (*Antistax* Venencreme).

14.1.2 Ulcus cruris varicosum

Neben der Vermeidung eines Ulkus – deshalb frühzeitige Therapie – ist eine konsequente Phytotherapie systemisch wie lokal zusätzlich zu den pflegerischen und allgemeinen Maßnahmen notwendig (◘ Tab. 14.2). Dies gilt auch für die Behandlung des postthrombotischen Syndroms.

◘ **Tab. 14.2**   Phytotherapie bei Ulcus cruris varicosum[1]

Symptomatik	Arzneidrogen	Präparatebeispiel
Offenes Bein, Zeichen chronisch venöser Insuffizienz	Rosskastaniensamen	*Venoplant retard S* 1–0–1 Tabl.
Bei Neigung zur Superinfektion	Sonnenhutkraut	*Echinacin-Liquidum* 2,5–2,5–2,5 ml
Externa		
Lokaler Gewebsdefekt mit Entzündungsneigung	Kamillenblüten Hamamelisblätter/-zweige	*Kamillin Konzentrat* für Umschläge und Spülungen, danach: *Hametum Wund- und Heilsalbe* auf die Wundränder auftragen, auch im Wechsel mit Calendumed-Creme (s. u.)
Schlecht heilende Wundränder	Ringelblumenblüten	Calendumed-Creme
Mit nässendem Ekzem	Eichenrinde	*Eichenrinden-Extrakt* (für Teilbad oder Umschläge), anschließend *Hametum Wund-Heilsalbe* (s. o.)

[1]vgl. auch ► Kap. 21 „Hauterkrankungen und -verletzungen"

14

14.1.3 Hämorrhoidalleiden

Analog der Behandlung venöser Erkrankungen sind Allgemeinmaßnahmen eine unabdingbare Basistherapie: Neben Vitamin-B_6- und zinkreicher Ernährung sollten der Kochsalzverbrauch eingeschränkt und scharfe Gewürze gemieden werden. Auf einen weichen Stuhlgang ist zu achten, keinesfalls pressen!
Neben Rosskastaniensamen kommen den Mariendistelfrüchten eine besondere Bedeutung zu durch Entlastung der V. portae; außerdem haben sie eine leicht laxierende Wirkung (◘ Tab. 14.3).

14.1.4 Lymphabflussstörungen

Lymphstauungen der Extremitäten als Ausdruck einer Abflussstörung bedürfen einer sorgfältigen Diagnostik. In der Praxis besonders häufig vorkommende Ursachen sind Herzinsuffizienz (► Kap. 12) und chronische venöse Insuffizienz. Zu berücksichtigen sind auch postoperative und posttraumatische Ödeme.

◘ **Tab. 14.3** Phytotherapie bei Hämorrhoidalleiden

Symptomatik	Arzneidrogen	Präparatebeispiel
Rezidivierende Hämorrhoidalbeschwerden	Mariendistel-früchte	*Hepar Pasc* 1–1–1 Tabl.
Akut entzündlich schmerz-hafte Hämorrhoiden	Rosskastanien-samen	*Plissamur* 1–0–1 Tabl.
Externa		
Akut entzündliche Beschwerden, auch bei Anal-fissuren und Marisken	Kamillenblüten	*Kamillin-Extern-Robugen* 1 Portionsbtl. auf 1 l Wasser als Sitzbad
Hämorrhoiden, auch mit Juckreiz, feuchte Analregion	Eichenrinde	Eichenrinden-Extrakt als Sitzbad
Schmerzen beim Stuhlgang, leicht blutend, rezidivierende Entzündungen, Analfissuren	Hamamelisblätter	Hametum Hämorrhoidensalbe und -zäpfchen 1–0–1 Zäpfchen (nach dem Stuhlgang)

Hinweis: Nach dem Stuhlgang Analgegend mit Salbe behandeln und ein Zäpfchen einführen; einmal tgl. Sitzbad

▣ Tab. 14.4 Phytotherapie bei Lymphabflussstörungen

Symptomatik	Arzneidrogen	Präparatebeispiel
Hochakutes Ödem	Bromelain	*Bromelain-POS* 1–0–1 Tabl. (vor dem Essen)
Anhaltende Lymphschwellung mit Bewegungseinschränkung	Rosskastanien-samen	*Venoplant retard S* 1–0–1 Tabl.

Neben physikalischen Maßnahmen wie Kompression und Lymph-drainage, z. B. bei Hand/Arm-Ödem nach Mamma-Ca-OP, kann die Phyto-therapie systemisch und lokal eingesetzt werden (▣ Tab. 14.4).

Praxisbewährt

Langzeittherapie mit Rosskastaniensamen (z. B. *Venoplant retard S*), ggf. alternierend mit Roten Weinlaubblättern (z. B. *Antistax extra*, 1(2)–0–0 Ta-bletten) Als Externum ist auch *Lymphdiaral-Salbe sensitiv* bei Lymph-abflussstörungen bewährt.

▬ Das in ▣ Tab. 14.4 angegebene Behandlungsregime bewährt sich auch bei Verschluss einer Armvene infolge einer infusionsbedingten Ent-zündung. Bei wiederholtem Verschluss und anschließender Durch-spülung eines Ports empfiehlt sich ebenfalls ein Bromelain enthaltendes Arzneimittel, ▶ Kap. 8 „Erkrankungen der unteren Atemwege".

14.2 Wirkstoffe

▬ **Cumarin** ▶ Abschn. 14.2.1
  – Steinklee
▬ **Flavonoide** (Farbstoffe) ▶ Abschn. 14.2.2
  – Buchweizen
  – Rotes Weinlaub
▬ **Gerbstoffe** ▶ Abschn. 14.2.3
  – Eiche
  – Hamamelis

- **Saponine** ▶ Abschn. 14.2.4
  - Mäusedorn
  - Rosskastanie

Weitere Arzneipflanzen bei venösen Gefäßerkrankungen und Lymphabflussstörungen
- Arnika ▶ Kap. 21„Hauterkrankungen und -verletzungen"
- Bromelain ▶ Kap. 8 „Erkrankungen der unteren Atemwege"
- Kamille ▶ Kap. 6 „Erkrankungen im Mund- und Rachenraum sowie der Zähne"
- Mariendistel ▶ Kap. 16 „Erkrankungen der Gallenwege und der Leber einschließlich Fettstoffwechselstörungen"
- Ringelblume ▶ Kap. 21 „Hauterkrankungen und -verletzungen"
- Sonnenhut ▶ Kap. 10 „Rezidivierende Infekte – Infektanfälligkeit"

14.2.1　Cumarin

Cumarin ist ein Geruchsstoff zahlreicher Pflanzen. Die bekannteste Cumarindroge ist der Waldmeister. Cumarin wirkt gerinnungshemmend, antiphlogistisch und antiödematös.

Steinklee (*Melilotus officinalis, M. altissima*)

■ **Verwendeter Pflanzenteil**

Kraut (*Meliloti herba*)

■ **Inhaltsstoffe**

Cumarinderivate, v. a. Melilotonid, aus dem nach Glykosidspaltung flüchtiges freies Cumarin entsteht, ferner Melitonin (ein Dihydrocumarin); Flavonoide, Saponine, Phenolcarbonsäuren

■ **Wirkung**

Antiödematös bei entzündlichen Ödemen und Stauungsödemen, antiexsudativ durch Abnahme des venösen Rückstaus und verbesserten Lymphfluss, Beschleunigung der Wundheilung

- **Anwendungsgebiete**
- *Innerlich:* Beschwerden bei chronisch venöser Insuffizienz wie Schmerzen und Schweregefühl in den Beinen, nächtliche Wadenkrämpfe, Juckreiz und Schwellungen
- Zur unterstützenden Behandlung der Thrombophlebitis, des postthrombotischen Syndroms, von Hämorrhoiden und Lymphstauungen
- *Äußerlich:* Prellungen, Verstauchungen, oberflächliche Blutergüsse

- **Neben-/Wechselwirkungen**
Selten Kopfschmerzen

- **Gegenanzeigen**
- –

Fertigarzneimittel
- Nicht bekannt

14.2.2 Flavonoide (Farbstoffe)

Zur Struktur der Flavonoide ▶ Kap. 3 „Psychische und neurovegetative Erkrankungen". Flavonoide werden therapeutisch zur Behandlung von Venenerkrankungen, arteriellen Durchblutungsstörungen (Rutin im Buchweizen, aber auch Flavonoide aus Weißdorn und Ginkgo) und Lebererkrankungen (Mariendistel) verwendet, daneben zur Diuresesteigerung (Birkenblätter, Schachtelhalmkraut) und Spasmolyse (Kamillenblüte, Passionsblume).

Verschiedene Flavonoide, wie das hier vorgestellte Rutin, haben eine ausgesprochen positive Gefäßwirkung über einen Einfluss auf die Kapillarpermeabilität. Daher werden Flavonoide auch Vitamin-P-Faktor (P für Permeabilität) bezeichnet.

Buchweizen (*Fagopyrum esculentum, F. sagittatum*)
- **Verwendeter Pflanzenteil**
Kraut (*Fagopyri herba*)

- **Inhaltsstoffe**
Flavonoide (zu 90 % Rutin), Kaffeesäurederivate, Phenolcarbonsäurederivate, Fagopyrin (ein Naphtodianthron).

■ **Wirkung**

Verbesserung der Mikrozirkulation wie auch des Flüssigkeits- und Stoffaustausches in Kapillaren und Venolen, außerdem antioxidativ; gefäßwandabdichtend

■ **Anwendungsgebiete**
— Prävention und Sekundärprävention der Arteriosklerose
— Mikrozirkulationsstörungen
— Chronisch venöse Insuffizienz

■ **Neben-/Wechselwirkungen**

Sehr selten Kopfschmerzen und Photosensibilität nach intensiver Sonnenbestrahlung, daher Vorsicht bei gleichzeitiger Einnahme anderer photosensibilisierender Präparate (z. B. Johanniskraut)

■ **Gegenanzeigen**

—

Fertigarzneimittel
— Als Tee

Rotes Weinlaub (*Vitis vinifera*)

■ **Verwendeter Pflanzenteil**

Blätter (*Vitis viniferae rubrae folium*)

■ **Inhaltsstoffe**

Flavonoide wie Quercetin-3-Oβ-D-glucoronid als Hauptkomponente sowie Isoquercitrin und Kaempferol-3-O-glucosid, Procyanidine und Phenolcarbonsäuren

■ **Wirkung**

Antiödematös und gefäßstabilisierend, kapillarabdichtend sowie antisklerotisch und antioxidativ

■ **Anwendungsgebiete**

Behandlung von Beschwerden bei Erkrankungen der Beinvenen (chronische Veneninsuffizienz), z. B. Schmerzen und Schweregefühl in den Beinen, nächtliche Wadenkrämpfe, Juckreiz und Ödeme

■ **Neben-/Wechselwirkungen**

Gelegentlich Magenbeschwerden, Übelkeit

■ **Gegenanzeigen**

Schwangerschaft und Stillzeit

Fertigarzneimittel
Monopräparate
– *Antistax extra Tabletten* (ED 360 mg), 1 (2)–0–0

Externa
– *Antistax Venencreme*, mehrmals tgl. auftragen

14.2.3 Gerbstoffe (Tannine)

Zur Struktur von Gerbstoffen ▶ Kap. 6 „Erkrankungen in Mund und Rachenraum sowie der Zähne". Hauptanwendungsbereiche von Gerbstoffen sind Haut und Schleimhäute (Mund-, Rachen, Darm, Anus). Gerbstoffe wirken nicht nur adstringierend, sondern auch reizmildernd, entzündungshemmend, schwach lokalanästhesierend, sekretionshemmend, sie trocknen Haut und Wunden aus und wirken bakterizid. Äußerlich werden Gerbstoffe bei Wunden, Verbrennungen, Frostbeulen, Blutungen, Hämorrhoiden und Entzündungen des Mund- und Rachenraumes eingesetzt, innerlich bei Diarrhö.

Stieleiche (*Quercus robur*) und Traubeneiche (*Q. petraea*)
■ **Verwendeter Pflanzenteil**
Eichenrinde (*Quercus cortex*)

■ **Inhaltsstoffe**
Catechingerbstoffe (oligomere Proanthocyanidine) sowie Ellagtannine und komplexe Gerbstoffe; ferner Flavonole (Quercetol) und Triterpene

■ **Wirkung**
Adstringierend, blutstillend durch Abdichtung der kleinen Blutkapillaren (Gerbstoffe), antiphlogistisch (Flavonole), juckreizstillend, virustatisch, mild oberflächenanästhesierend

■ **Anwendungsgebiete**
— *Äußerlich:* entzündliche Hauterkrankungen
— *Äußerlich:* lokale Behandlung leichter Entzündungen im Mund- und Rachenbereich, im Anal- und Genitalbereich
— *Innerlich:* unspezifische, akute Durchfallerkrankungen

■ **Neben-/Wechselwirkungen**
— *Äußerlich:* nicht bekannt
— *Innerlich:* möglicherweise verringerte Resorption von Alkaloiden und anderen basischen Arzneistoffen

■ **Gegenanzeigen**
— *Äußerlich:* großflächige Hautschäden, Vollbäder nicht anwenden bei großflächigen Ekzemen und Hautverletzungen, fieberhaften und infektiösen Erkrankungen, Herzinsuffizienz NYHA-Stadium III und IV, Hypertonie-Stadium IV

Praxistipp

Die Anwendung sollte aufgrund der stark austrocknenden Wirkung auf 1–2 Wochen begrenzt werden. Eichenrindesitzbad: Rinde muss aufgekocht werden, nicht nur aufgegossen. Für Badezusatz (Sitzbad) 5 g Droge mit 1 l Wasser aufkochen, 15–20 Min ziehen lassen, abseihen, Badewasser zugeben. Für Spülungen bzw. Umschläge 20 g Droge auf 1 l Wasser. Vorsicht: Eichenrinde verfärbt unter Umständen die Badewanne!

Fertigarzneimittel
Monopräparate
— *Eichenrinden-Extrakt,* 150 g pro Vollbad (150 l)

Hamamelis, Virginische Zaubernuss (*Hamamelis virginiana*)

■ **Verwendeter Pflanzenteil**

Blätter, Rinde der Stämme und Zweige (*Hamamelidis folium, Hamamelidis cortex*)

■ **Inhaltsstoffe**

— *Blätter*: Gerbstoffe (v. a. Gallotannine) und Gerbstoffbausteine (z. B. Catechingerbstoffe), daneben oligomere Proanthocyanidine, Flavonoide (Kämpferol, Quercetin, Astragalin), ätherisches Öl, organische Säuren (Kaffeesäure, freie Gallussäure)
— *Rinde*: Gerbstoffe (Gallotannine, Catechingerbstoffe, Hauptkomponenten β-Hamamelitannin, γ-Hamamelitannin); freie Gallussäure, ätherisches Öl

■ **Wirkung**

Adstringierend, antiphlogistisch, lokal hämostyptisch, sekretionshemmend, kapillarpermeabilitätshemmend, juckreizstillend, wundheilungsfördernd, vasokonstriktorisch, mild oberflächenanästhesierend

■ **Anwendungsgebiete**

— Leichte Hautverletzungen
— Hämorrhoiden
— Krampfaderbeschwerden
— Lokale Entzündungen der Haut und Schleimhäute

■ **Neben-/Wechselwirkungen**

–

■ **Gegenanzeigen**

–

14

Praxistipp

Anwendung bei Krampfadern als Salbe, bei Hämorrhoiden als Suppositorien. Oder: *Hamamelis Tinktur* (Essenz) – je nach Präparat – unverdünnt im Verhältnis 1:3 mit Wasser verdünnt für Umschläge verwenden.

Fertigarzneimittel
Monopräparate
- Hämorrhoiden
  - *Hametum Hämorrhoidenzäpfchen*, morgens und abends 1 Zäpfchen
    einführen
  - *Hametum Hämorrhoidensalbe*, mehrmals tgl. dünn auftragen
- Hauterkrankungen und -verletzungen (▶ Kap. 21 „Hauterkrankungen
  und -verletzungen")
  - *Hametum Wund- und Heilsalbe*, mehrmals tgl. dünn auftragen

---

14.2.4 Saponine

Zur Struktur der Saponine ▶ Kap. 8 „Erkrankungen der unteren Atemwege". Medizinisch werden Saponindrogen als Expektoranzien und Sekretolytika (Efeu, Primel, Süßholz) eingesetzt, daneben bei Venopathien (Rosskastanie), zur Diurese (Birkenblätter, Goldrute).

Mäusedorn, Stechmyrte *(Ruscus aculeatus)*

■ **Verwendeter Pflanzenteil**
Wurzelstock (*Rusci aculeati rhizoma*)

■ **Inhaltsstoffe**
Ruscusglykoside (Steroidsaponine mit Hauptsaponinen Ruscin und Ruscosid), wenig ätherisches Öl, Phytosterine und Triterpene

■ **Wirkung**
Erhöhung des Venentonus, kapillarabdichtend, antiphlogistisch, leicht diuretisch, ödemprotektiv

■ **Anwendungsgebiete**
- Unterstützende Therapie von Beschwerden bei chronisch venöser Insuffizienz wie Schmerzen und Schweregefühl in den Beinen, nächtliche Wadenkrämpfe, Juckreiz und Schwellungen
- Unterstützende Therapie von Beschwerden bei Hämorrhoiden wie Juckreiz und Brennen

■ **Neben-/Wechselwirkungen**
Gelegentlich Magenbeschwerden, Übelkeit

■ **Gegenanzeigen**
Schwangerschaft und Stillzeit

Fertigarzneimittel
Monopräparate
— Derzeit nur als NEM verfügbar

Rosskastanie (*Aesculus hippocastanum*)
■ **Verwendeter Pflanzenteil**
Samen (*Hippocastani semen*)

■ **Inhaltsstoffe**
Saponine (Aescin, komplexes Gemisch von sauren Triterpen-Saponinen), außerdem Flavonoide, Phytosterine, fettes Öl, Proteine, Stärke, Gerbstoffe (Catechin-Derivate)

■ **Wirkung**
Antiexsudativ, antiödematös, kapillarresistenzsteigernd, venentonisierend, Förderung des venösen Rückfluss. Der Wirkstoff Aescin greift an der Gefäß-Gewebs-Schranke an, er hemmt die Exsudation und Ödembildung über einen Einfluss auf lysosomale Enzyme. Daneben werden die Gefäßpermeabilität und die Brüchigkeit der Gefäße reduziert. Die Wirkung der Rosskastaniensamen sind sehr gut untersucht

■ **Anwendungsgebiete**
Behandlung von Beschwerden bei Erkrankungen der Beinvenen (chronische Veneninsuffizienz), z. B. Schmerzen und Schweregefühl in den Beinen, nächtliche Wadenkrämpfe, Juckreiz und Beinschwellungen

14

■ **Neben-/Wechselwirkungen**
— *Innerlich*: Magen-Darm-Beschwerden und Übelkeit (Saponine wirken schleimhautreizend!)
— *Äußerlich*: in Einzelfällen Juckreiz

■ **Gegenanzeigen**

Schwangerschaft und Stillzeit

Praxistipp

Bevorzugt untersucht wurde ein standardisierter Rosskastaniensamen-Extrakt (RSE) mit Triterpenglykosid Aescin (Gehalt 16–20 %), Tagesdosis 100–150 mg Aescin. Empfohlen wird eine wenigstens 4-wöchige Therapie bzw. eine Intervalltherapie. Jeweils nach einer Therapiepause von einigen Tagen sollte die Behandlung 3 Monate lang durchgeführt werden. Eine solche kurmäßige Anwendung, zumal bei anamnestisch bekannter Veneninsuffizienz, empfiehlt sich insbesondere im Frühjahr und Sommer.

— Äußerlich in Form von Salben und Bädern bei Krampfadern, Thrombosen, Venenentzündungen, Hämorrhoiden und peripheren Durchblutungsstörungen. Dabei wird das Externum auf die Krampfadern aufgetragen bzw. leicht einmassiert, danach wird ein elastischer Druckverband angelegt. Wir sehen diese Maßnahme für die Praxis als unverzichtbar an.

❯ Zur Rosskastanie liegt ein Cochrane-Review vor (2006).

Fertigarzneimittel
Monopräparate, standardisiert auf Aescin (RSE = Rosskastaniensamen-Extrakt)
— *Aescusan retard Tabletten* (ED 263,2 mg RSE, 50 mg Aescin), 1–0–1
— *Aescuven Dragees* (ED 93,3–162,1 mg RSE, 30 mg Aescin), 1(2)–0–1(2)
— *Plissamur Dragees* (ED 200–235 mg RSE, 50 mg Aescin), 1–0–1
— *Venoplant retard S Retardtabletten* (ED 263,2 mg RSE, 50 mg Aescin), 1–0–1
— *Venostasin retard Kapseln* (ED 240–290 mg RSE, 50 mg Aescin), 1–0–1

Externa
— *Venostasin Creme*, mehrmals tgl. Auftragen

Magen-Darm-Erkrankungen

Inhaltsverzeichnis

© Springer-Verlag GmbH Deutschland, ein Teil von Springer Nature 2024
M. Wiesenauer, *PhytoPraxis*, https://doi.org/10.1007/978-3-662-68226-5_15

Der Gastrointestinaltrakt ist primär ein Teilbereich der internistischen Medizin. Sowohl in der europäischen Naturheilkunde wie auch in der indischen und chinesischen traditionellen Medizin wird dem Erhalt der physiologischen Verdauungstätigkeit ein ausgesprochen hoher Stellenwert beigemessen. Eine schwache Verdauung, ein Mangel an Verdauungssäften gelten als Trigger für einen allgemeinen Leistungsabbau und verschiedenste Erkrankungen. Insofern stellt die Verabreichung von „bitterer Arznei" nicht nur ein Therapeutikum für Beschwerden des Magen-Darm-Trakts dar. Zunehmende Erkenntnisse über das darmassoziierte Immunsystem und die intestinale Mikrobiota lassen Zusammenhänge häufig auftretender Krankheitsbilder erklären: Dyspeptische Beschwerden, Reizdarm-Syndrom, Nahrungsmittelallergien, allergische und infektbedingte Erkrankungen der Atemwege sowie dermatologische Krankheiten. Die Begrifflichkeit der Darm-Hirn-Achse verbindet tradiertes mit aktuellem Wissen und eröffnet bekannte und neue Therapieoptionen mit Arzneipflanzen.

15.1 Phytotherapie

- **Appetitlosigkeit** ▶ Abschn. 15.1.1
- **Dyspeptische Beschwerden** ▶ Abschn. 15.1.2
- **Gastritis, Ulkuskrankheit** ▶ Abschn. 15.1.3
- **Übelkeit, Erbrechen, krampfartige Schmerzen** ▶ Abschn. 15.1.4
- **Akute Diarrhö, Dysbiose** ▶ Abschn. 15.1.5
- **Chronisch entzündliche Darmerkrankungen, Divertikulitis, Proktitis** ▶ Abschn. 15.1.6
- **Reizdarm-Syndrom, Divertikulose** ▶ Abschn. 15.1.7
- **Obstipation** ▶ Abschn. 15.1.8

> Für die Behandlung von Beschwerden und Erkrankungen des Magen-Darm-Trakts stehen überproportional viele Arzneidrogen zur Verfügung, deren Wirksamkeit belegt ist (Positiv-Monographie). In der Praxis findet jedoch nur ein Teil von ihnen häufigere Anwendung, insbesondere wenn es sich um Fertigarzneimittel (Präparate) handelt. Innerhalb einer Wirkstoffgruppe ist eine therapeutisch relevante Abgrenzung einzelner Arzneidrogen häufig nicht möglich.

15

Aus Praktikabilitätsgründen erfolgt eine Einteilung kombiniert nach klinischen Diagnosen und Leitsymptomen. Die Therapieziele korrespondieren mit Gruppen von Arzneidrogen, die sich wie folgt einteilen lassen: spasmolytische Alkaloiddrogen (vgl. auch ► Kap. 16 „Erkrankungen der Gallenwege und der Leber einschl. Fettstoffwechselstörungen"), laxierende Anthranoiddrogen, Ätherisch-Öl-Drogen (Aromatika), die sekretionsfördernd, motilitätssteigernd und spasmolytisch wirken, Bitterstoffdrogen (Amara) mit appetitanregender, sekretionsfördernder und cholagoger Wirkung, adstringierende und schleimhautprotektive Gerbstoffdrogen (Adstringenzien) sowie die Muzilaginosa (Schleimstoff-, Quellstoffdrogen), welche antiphlogistisch, schleimhautprotektiv und peristaltikanregend wirken.

Aus diesen Wirkprinzipien resultiert, dass je nach Symptomatik Arzneidrogen kombiniert werden können („Anhang", „Teemischungen").

15.1.1 Appetitlosigkeit

Appetitlosigkeit ist ein Leitsymptom für verschiedenste Erkrankungen, sodass zunächst funktionelle oder organische Ursachen geklärt werden müssen. Die Phytotherapie in Form von Tinkturen zur regulatorischen Anregung von Verdauungssäften über Stimulation der Geschmacksknospen kommt eine adjuvante Bedeutung zu, der Effekt ist palliativ (◘ Tab. 15.1).

◘ **Tab. 15.1** Phytotherapie bei Appetitlosigkeit

Symptomatik	Arzneidrogen	Präparatebeispiel
Allgemeine Erschöpfung, auch bei konsumierenden Erkrankungen	Chinarinde, Enzianwurzel, Pomeranzenschalen, Zimtrinde	*Amara-Pascoe* 15–15–15 Tr. v. d. Mahlzeiten
Mangelnde Magensaftsekretion mit Aufstoßen, Völlegefühl, Magen-Darm-Krämpfe	Angelikawurzel, Kamillenblüten, Kümmelfrüchte, Mariendistelfrüchte, Melissenblätter, Pfefferminzblätter, Schleifenblumenkraut, Schöllkraut, Süßholzwurzel	*Iberogast Classic* 20–20–20 Tr.

Bei dieser Indikation ist die Anwendung als Teemischung sinnvoll („Anhang")

15.1.2 Dyspeptische Beschwerden

Die funktionelle Dyspepsie gilt als Oberbegriff für Symptome, die mit dem Magen-Darm-Trakt assoziiert sind: Oberbauchschmerzen, Sodbrennen (epigastrisches Schmerzsyndrom) sowie Völlegefühl, Übelkeit, frühes Sättigungsgefühl (postprandiales Distress-Syndrom), was auch als Reizmagen-Syndrom bezeichnet wird (◘ Tab. 15.2).

Das Roemheld-Syndrom, einem gastrokardialen Symptomenkomplex bedingt durch Gasansammlungen im Magen und Dickdarm, ist differentialdiagnostisch zu berücksichtigen (vgl. auch ▶ Kap. 12 „Herzerkrankungen")

◘ **Tab. 15.2** Phytotherapie bei dyspeptischen Beschwerden

Symptomatik	Arzneidrogen	Präparatebeispiel
Sodbrennen, saures Aufstoßen, retrosternale Schmerzen	Kamillenblüten	*Kamillin Konzentrat Robugen* 20–20–20-(20) Tr. in warmem Wasser v. d. Mahlzeiten, auch als Rollkur
Nächtliche Schmerzattacken, Nüchternschmerz im Epigastrium	Kamillenblüten, Kümmelfrüchte, Melissenblätter, Pfefferminzblätter, Schleifenblumenkraut, Süßholzwurzel	*Iberogast Advance* 20–20–20 Tr.
Völlegefühl, rasches Sättigungsgefühl, Übelkeit, geblähtes Abdomen, Magen-Darm-Krämpfe (Roemheld-Syndrom)	Kümmelöl, Pfefferminzöl	*Carmenthin* 1–1–0 Kps. vor d. Essen
Verdauungsbeschwerden mit krankhaft erhöhten Fettstoffwechselwerten	Artischockenblätter	*Natu-hepa 600 mg* 1–1–1 Tabl. mit reichlich Flüssigkeit
Unspezifische Herzbeschwerden bei Völlegefühl, häufigem Aufstoßen und Neigung zu Obstipation (Roemheld-Syndrom)	Melissenblätter	Gastrovegetalin Lösung 6–6–6 ml

Die Arzneimittel werden vor oder während der Mahlzeiten eingenommen. Bei dieser Indikation ist die Anwendung als Teemischung sinnvoll („Anhang")

Vermeidung von Nikotin und Alkohol bei regelmäßiger und ausgewogener Ernährung sowie Bewegung sind notwendige Allgemeinmaßnahmen, worauf Patienten unbedingt hingewiesen werden sollten. Digitale Gesundheitsanwendungen (DiGA) können dabei hilfreich sein. Zusätzlich empfiehlt sich vor dem Zubettgehen die Einnahme eines Leinsamen- oder Haferschleims (2–3 EL). Beide Maßnahmen sind eine bewährte Basistherapie, die durch die Anwendung von Kamillenblüten und Süßholzwurzel als Tee tagsüber optimiert wird.

❯ In der S3-Leitlinie „Funktionelle Dyspepsie" werden die Fertigarzneimittel *Carmenthin* und *Iberogast Flüssigkeit* als Behandlungsoption genannt.

Praxisbewährt

Dyspeptische Beschwerden können mittels einer konsequent über etwa 2 Wochen durchgeführten *Rollkur* effektiv behandelt werden: Kamillenblütenextrakt als Tinktur in warmem Wasser lösen und auf leeren Magen trinken, danach jeweils ca. 5 Min. in Rückenlage – linke Seitenlage – Bauchlage – rechte Seitenlage liegen.

Zu der (Lokal)wirkung der Kamillenblüten kommt der allgemein entspannende Effekt des Sich-Ausruhens hinzu wie generell Entspannungstechniken (Yoga, Atemtherapie u. ä.) auch bei diesem Indikationsgebiet hilfreich sind. In der Literatur wird in diesem Kontext zunehmend von „green space intervention" gesprochen.

15.1.3 Gastritis, Ulkuskrankheit

Nach sorgfältiger Diagnosestellung kann die Phytotherapie auch adjuvant während einer Helicobacter-Eradikationstherapie, insbesondere aber nach einer solchen Behandlung (Rezidivprophylaxe) eingesetzt werden. Beachtung von Allgemeinmaßnahmen (Diätetik, Lebensstil, ulzerogene Pharmaka) zusammen mit Phytotherapie haben mittelfristig gute Erfolgschancen, zumal Arzneidrogen mit unterschiedlichen Wirkprinzipien je nach Leitsymptomatik eingesetzt werden können, dazu gehören auch psychotrope Arzneidrogen (▶ Kap. 3) (◻ Tab. 15.3).

□ Tab. 15.3   Phytotherapie bei Gastritis und Ulkuskrankheit

Symptomatik	Arzneidrogen	Präparatebeispiel
… mit Angst-, Unruhe- und Spannungszuständen	Baldrianwurzel	*Sedonium* 2–2–2 Drg.
… mit Unruhe- und Spannungszuständen, auch mit Schlafstörungen	Baldrianwurzel, Hopfenzapfen, Melissenblätter	*Sedacur forte* 1–1–1-(2) Drg.
Sodbrennen, saures Aufstoßen, Nüchternschmerz	Kamillenblüten	*Kamillin Konzentrat Robugen* 20–20–20–(20) Tr. in warmes Wasser (schluckweise Trinken bzw. als Rollkur)
Typische Ulkusschmerzen mit Nüchternschmerz, Sodbrennen und Magen-Darm-Krämpfen	Angelikawurzel, Kamillenblüten, Kümmelfrüchte, Mariendistelfrüchte, Melissenblätter, Pfefferminzblätter, Schleifenblumenkraut, Schöllkraut, Süßholzwurzel	Iberogast Classic 20–20–20 Tr.

Praxisbewährt

Beim Leitsymptom Sodbrennen: Behandlungskonzept vergleichbar dem bei dyspeptischen Beschwerden wie auch bei der Refluxösophagitis; dazu gehören die *Rollkur* mit Kamillenextrakt (s. o.) sowie unmittelbar vor dem Essen die Einnahme (2–3 EL) von Haferschleim (mit warmem Wasser zu Brei verrührt) als Schleimhautprotektivum.

— Im Vergleich zu den Protonenpumpen-Inhibitoren sind Phyto-Präparat auf Grund ihrer multimodalen Wirkungsweise wie z. B. *Carmenthin* oder *Iberogast* besser verträglich und entwickeln nach Absetzen keinen Rebound-Effekt. Zudem können sie ohne Gefahr von Wechselwirkungen längerfristig sowie bedarfsweise eingesetzt werden.

— Nach Besserung der gastrointestinalen Symptomatik können zur Minderung der Reizüberflutung – neben den genannten Allgemeinmaßnahmen – psychotrop wirkende Arzneidrogen eingesetzt werden.

15

Süßholzwurzel enthaltende Tees sollten auch bei Gastritis und Ulkuskrankheit nur zeitlich begrenzt eingesetzt werden (Kontrolle des Kaliumwerts): Nach ca. 6-wöchiger Therapie eine ca. 1-wöchige Behandlungspause einlegen, danach die Therapie ggf. fortsetzen. Süßholzwurzel kann bei Helicobacter pylori auf Grund seiner antibakteriellen und antiphlogistischen Wirkungen unterstützend eingesetzt werden.

15.1.4 Übelkeit, Erbrechen, krampfartige Schmerzen

Übelkeit, Erbrechen, krampfartige Schmerzen sind Symptome, die einzeln oder gemeinsam auftreten können. Insbesondere bei Schmerzen wie auch bei anhaltender Symptomatik ist eine sorgfältige Diagnostik zwingend (Ursache!). In Abhängigkeit der Pathogenese können Arzneidrogen als alleinige Therapie oder adjuvant eingesetzt werden (◘ Tab. 15.4).

◘ Tab. 15.4 Phytotherapie bei Übelkeit, Erbrechen, krampfartigen Schmerzen

Symptomatik	Arzneidrogen	Präparatebeispiel
Übelkeit mit Schwindel und Brechneigung (Kinetose)	Ingwerwurzelstock	*Zintona* vor Reisebeginn: 2 Kps.; bei Bedarf: alle 4 Std. 2 Kps.
Schwangerschaftsbedingte Übelkeit	Pfefferminzblätter (Öl)	*Menthae piperitae aetheroleum* bedarfsweise 2–3 Tr. auf Brot- oder Zuckerstück
Übelkeit, Brechreiz, Magen-Darm-Krämpfe; bei durch Chemotherapie induzierter Übelkeit	Kamillenblüten, Kümmelfrüchte, Melissenblätter, Pfefferminzblätter, Schleifenblumenkraut, Süßholzwurzel	*Iberogast Advance* 20–20–20 Tr.
Übelkeit, Erbrechen, „Magenverstimmung" mit krampfartigen Schmerzen	Kamillenblüten	*Kamillin Konzentrat Robugen* 20–20–20–(20) Tr. in warmes Wasser (schluckweise Trinken)
Krampfartige Schmerzen mit durchfälligen Stühlen	Uzarawurzel	*Uzara* 2–2–2–2 Drg. initial; 1–1–1–1 Drg. bei Besserung

Differenzialtherapeutisch sind die im Abschnitt Dyspeptische Beschwerden (s. o.) und ► Kap. 16 „Erkrankungen der Gallenwege und der Leber einschließlich Fettstoffwechselstörungen" genannten Arzneidrogen zu berücksichtigen.

Situativ sind Allgemeinmaßnahmen wie z. B. Nahrungskarenz, feuchtwarme Bauchwickel sowie Glucose-Elektrolyt-Lösungen empfehlenswert, um einer Exsikkose vorzubeugen (**Cave**: Kleinkinder und ältere Menschen).

Praxisbewährt

Bei den genannten Symptomen: frühzeitige Therapie. Zumeist können die Kamillenblüten als Basistherapie eingesetzt werden und je nach individueller Symptomatik zusätzlich die indizierte Arzneidroge.

15.1.5 Akute Diarrhö, Dysbiose

Bei akuter Diarrhö ist zunächst Nahrungskarenz mit ausreichender Flüssigkeitszufuhr bei gleichzeitiger Elektrolytsubstitution wesentlich. Eine anhaltende Symptomatik macht eine adäquate Diagnostik notwendig (chronisch entzündliche Darmerkrankungen, Malignom). Je nach Ursache kann die Phytotherapie bei chronischen Verläufen mit gesicherter Diagnose auch add-on gemäß Symptomatik eingesetzt werden (◘ Tab. 15.5).

◘ Tab. 15.5 Phytotherapie bei akuter Diarrhö, Dysbiose

Symptomatik	Arzneidrogen	Präparatebeispiel
Akut durchfälliger Stuhl mit Übelkeit und Unwohlsein, auch durch Antibiotika verursacht, Reisediarrhö	Escherichia coli Nissle	*Mutaflor* 1–0–(1) Kps. (einschleichend dosieren)
Akut durchfälliger Stuhl mit krampfartigen Bauchschmerzen	Uzarawurzel	*Uzara* 2–2–2–2 Drg. initial; 1–1–1–1 Drg. bei Besserung
(Anhaltender) Durchfall mit Krämpfen und Blähungen	Kaffeekohle, Kamillenblüten, Myrrhe	*Myrrhinil-Intest* 4–4–4 Tabl.

15

Bei einer akuten Durchfallerkrankung bewährt sich als Adsorbens Kaffeekohle (z. B. *Carbo Königsfeld*) oder Heilerde (z. B. *Luvos*). Eine Dysbiose als Zeichen einer pathologischen Darmflora (Mikrobiom) führt zu einer Störung des darmassoziierten Immunsystems und kann unterschiedlichste Erkrankungen triggern. Eine Behandlung der intestinalen Mikrobiota wird komplementärmedizinisch als Darmsanierung bezeichnet und führt erfahrungsgemäß zu einer deutlichen Besserung nicht nur der Darmsymptomatik, sondern auch der damit zusammenhängenden Erkrankungen. Eine Stuhldiagnostik in einem Labor mit Expertise in mikroökologischer Diagnostik kann die zielführende Sanierung präzisieren.

Praxisbewährt

Bei einer antibiotikaassoziierten Diarrhö wie auch generell nach einer Antibiose ist eine probiotische Behandlung sinnvoll, um die Physiologie der Darmflora wiederherzustellen. Geeignete Probiotika sind Escherichia coli Nissle (*Mutaflor*, 1–0–[1] Kps.), Saccharomyces boulardii (*Perenterol forte* 250 mg, 1–0–[1] Kps.) oder Lactobacillus rhamnosus GG (*InfectoDiarrstop LGG*, 1–0–1 Btl. Pulver in Wasser einrühren). Dabei erweisen sich niedrigere Dosierungen (als in der Packungsbeilage angegeben) als besser verträglich.

Neben diesen nicht zur Phytotherapie zählenden Probiotika eignen sich zur Nachbehandlung nach einer Antibiose Arzneidrogen, die als hauptsächliche Wirkstoffe sogenannte Bitterstoffe enthalten, wie z. B. *Amara-Pascoe,* 20–20–20 Tr. vor den Mahlzeiten.

Praxistipp

Probiotika werden auch zur Behandlung allergischer Erkrankungen eingesetzt. Sie lassen sich mit einer unspezifischen Immuntherapie vergleichen und zeigen hyposensibilisierende Effekte bei Pollenallergie und Nahrungsmittelallergie sowie bei Neurodermitis (▶ Abschn. 7.1.4 und 21.1.4).

Eine probiotische Therapie bewährt sich auch bei chronisch entzündlichen Darmerkrankungen und Divertikulitis (▶ Abschn. 15.1.6) sowie bei Reizdarm-Syndrom (▶ Abschn. 15.1.7).

Praxisbewährt

Kauen von getrockneten Heidelbeerfrüchten (4- bis 5-mal tgl. 5 Stück) und Einnahme von Karottensuppe. Apfelpektine (geriebener Apfel) sind besonders für Kinder geeignet: Pektin kann als Prebiotikum bezeichnet werden, da es das Wachstum von Bifidobakterien (Laktobazillen) fördert. Zusammen mit Kamillenblüten ist Pektin enthalten in *Diarrhoesan* (anfangs stündl. 2 EL für Erwachsene) und kann auch Säuglingen gegeben werden (stündl. 1 TL).

15.1.6 Chronisch entzündliche Darmerkrankungen, Divertikulitis, Proktitis

Nach ärztlicher Diagnosestellung und unter Verlaufskontrolle sollte die Phytotherapie adjuvant eingesetzt werden. Mit guter Patientenführung kann je nach Befund die chemisch-synthetische Medikation modifiziert und ggf. eine Kortikoidtherapie reduziert werden. Je nach Symptomatik empfiehlt sich eine individuell abgestimmte freie Kombination von Arzneidrogen mit verschiedenen Wirkprinzipien (◘ Tab. 15.6).

— Die in diesem Abschnitt genannten Arzneidrogen können je nach Symptomatik auch bei Proktitis, abklingender Divertikulitis und Divertikulose eingesetzt werden; dabei haben sich als medikamentöse Basistherapie Probiotika wie z. B. *Mutaflor* oder *Symbioflor 2* (auf Basis von Escherichia-coli-Zellen) bewährt. Je nach Reagibilität ist eine einschleichende Dosierung notwendig, um Symptome wie Blähungen, häufiger Stuhlgang oder Bauchbeschwerden anfänglich zu vermeiden.

— Auch für *Myrrhinil-Intest* konnte in Studien gezeigt werden, dass die Phytokombination zur Remissionserhaltung bei Colitis ulcerosa vergleichbar wirksam ist wie eine Standarttherapie.

— Bei Stuhlinkontinenz, auch im Zusammenhang mit Blähungen („feuchte Winde"), bewähren sich Flohsamenschalen (z. B. *Pascomucil*) – eine auch durch Studien gesicherte Erfahrung.

15

◘ **Tab. 15.6**   Phytotherapie bei chronisch entzündlichen Darmerkrankungen, Divertikulitis, Proktitis

Symptomatik	Arzneidrogen	Präparatebeispiel
… mit depressiver Symptomatik	Johanniskraut	*Laif 900* 1–0–0 Tabl.
… mit Unruhe- und Spannungszuständen, auch mit Schlafstörungen	Baldrianwurzel, Hopfenzapfen	*Sedacur forte* 2–(2)–2 Tabl.
Bei rezidivierenden Entzündungsphasen; auch als Begleittherapie bei immunsuppressiver Medikation	Kaffeekohle, Kamillenblüten, Myrrhe	*Myrrhinil-Intest* 4–4–4 Tabl.
Krampfartige Bauchschmerzen bei anhaltend durchfälligen Stühlen	Uzarawurzel	*Uzara* 2–2–2–2 Drg. initial; 1–1–1–1 Drg. bei Besserung
Häufig wechselnde Stuhlkonsistenz bei immer wiederkehrenden Phasen wechselhafter Stühle mit Durchfällen, Stuhlinkontinenz	Flohsamenschalen und indische Flohsamen	*Agiocur Granulat* 1–1–1 TL
Als Basistherapie zur Stabilisierung von Stuhlkonsistenz und -frequenz bei Sondenernährung	Escherichia coli Nissle	*Mutaflor* 1–0–(1) Kps. (einschleichend dosieren)

Praxisbewährt

Ergänzung diätetischer Maßnahmen durch Einnahme von Apfelpektin (z. B. als fein geriebener Apfel), Karottenpektin (auch Karottensuppe), getrockneten Heidelbeerfrüchten (4- bis 5-mal tgl. 5 Stück, lange einspeicheln und dann erst schlucken) und Kaffeekohle (z. B. *Carbo Königsfeld*, 1- bis 4-mal tgl. 1 Messlöffel) bei individueller Dosierung. Diese Maßnahmen empfehlen sich auch bei Divertikulose und abklingender Divertikulitis.

15.1.7 Reizdarm-Syndrom, Divertikulose

Das Reizdarm-Syndrom (Ausschlussdiagnose) ist ein Krankheitsbild mit zunehmender Häufigkeit und zeigt sich in der Praxis häufig assoziiert mit einer Nahrungsmittelallergie bzw. -intoleranz. Die Symptome dieser funktionellen gastrointestinalen Störung verursachen Symptome mit einem erheblichen Leidensdruck Je nach vorherrschendem Beschwerdebild können Arzneidrogen mit unterschiedlichem Wirkprinzip eingesetzt werden (◘ Tab. 15.7), wobei unterstützend auch Probiotika sinnvoll sind (► Abschn. 15.1.5 „Akute Diarrhö").

Als nichtmedikamentöse Maßnahmen haben sich zusätzlich zur ausgewogenen Ernährung Entspannungstechniken (z. B. Yoga) und feuchtwarme Auflagen auf den Unterbauch bewährt (Kneipp-Wickel), medikamentös bewährt sich z. B. *Carmenthin*, was durch kontrollierte Studien mit unterschiedlichem Design gesichert ist.

Da bei einem Reiz-Darm-Syndrom die Stuhlkonsistenz meist sehr wechselhaft ist, sollten nur bei anhaltender Diarrhö bzw. Obstipation auf diese Leitsymptome hin Arzneidrogen ausgewählt werden (► Abschn. 15.1.5 „Akute Diarrhö" bzw. ► Abschn. 15.1.8 „Obstipation"). Diese jeweils dort genannten Arzneidrogen werden in der ◘ Tab. 15.7 nicht mehr aufgelistet.

◘ Tab. 15.7 Phytotherapie bei Reizdarm-Syndrom, Divertikulose

Symptomatik	Arzneidrogen	Präparatebeispiel
Vegetative Überreizung mit Unruhezuständen	Baldrianwurzel, Melissenblätter	*Euvegal* 320/160 mg 1–0–1 Tabl.
Insbesondere mit krampfartigen epigastrischen Schmerzen	Kümmelöl, Pfefferminzöl	*Carmenthin* 1–1–0 Kps. (vor d. Essen)
Völlegefühl, Aufstoßen, Übelkeit, geblähtem Abdomen, Flatulenz, Spasmen	Angelikawurzel, Kamillenblüten, Kümmelfrüchte, Mariendistelfrüchte, Melissenblätter, Pfefferminzblätter, Schleifenblumenkraut, Schöllkraut, Süßholzwurzel	*Iberogast Flüssigkeit* 20–20–20 Tr.
Häufig wechselnde Stuhlkonsistenz	Flohsamenschalen und indische Flohsamen	*Agiocur Granulat* 1–1–1 TL

15

☐ Tab. 15.8 Phytotherapie bei Obstipation

Symptomatik	Arzneidrogen	Präparatebeispiel
Anhaltende Obstipation	Flohsamenschalen	*Pascomucil* 1–1–1 TL mit viel Flüssigkeit
Akute Obstipation	Sennesfrüchte	Midro Abführ Tabletten abends 1–4 Tabl.
Hartnäckige Obstipation	Aloe	Kräuterlax 15 mg Kräuter-dragees abends 1–2 Tabl.

15.1.8 Obstipation

Phytotherapie bei Obstipation: ☐ Tab. 15.8.

Praxistipp

Empfehlen Sie Ihrem Patienten morgens nüchtern ein halb volles Glas lauwarmes stilles Wasser zu trinken. Eine unterstützende, die Darmflora regulierende Therapie ist eine notwendige Basismaßnahme.

15.2 Wirkstoffe

- **Ätherische Öle** ► Abschn. 15.2.1
  - Kümmel
  - Pfefferminze
- **Anthranoide** ► Abschn. 15.2.2
  - Aloe
  - Faulbaum
  - Rhabarber
  - Sennes, Senna
- **Bitterstoffe** ► Abschn. 15.2.3
- **Aromatische Bitterstoffe** (Bitterstoffe und ätherische Öle) ► Abschn. 15.2.4
  - Angelikawurzel, Engelwurz
  - Benediktenkraut, Kardobenedikte

- Kalmus
- Pomeranze
- Schafgarbe
- Wermut
- **Reine Bitterstoffe** ▶ Abschn. 15.2.5
  - Gelber Enzian
  - Tausendgüldenkraut
- **Gerbstoffe** ▶ Abschn. 15.2.6
  - Heidelbeere
- **Glykoside** ▶ Abschn. 15.2.7
  - Uzara
- **Schleimstoffe/Polysaccharide** ▶ Abschn. 15.2.8
  - Flohsamen
  - Leinsamen

Weitere Arzneipflanzen bei Magen-Darm-Erkrankungen
- Artischocke ▶ Kap. 16 „Erkrankungen der Gallenwege und der Leber einschl. Fettstoffwechselstörungen"
- Baldrian ▶ Kap. 2 „Psychische und neurovegetative Erkrankungen"
- Eiche ▶ Kap. 14 „Venöse Gefäßerkrankungen"
- Fenchel ▶ Kap. 8 „Erkrankungen der unteren Atemwege"
- Gänsefingerkraut ▶ Kap. 19 „Erkrankungen der weiblichen Geschlechtsorgane"
- Hopfen Kap. ▶ 3 „Psychische und neurovegetative Erkrankungen"
- Ingwer ▶ Kap. 4 „Neurologische Erkrankungen"
- Johanniskraut Kap. ▶ 3 „Psychische und neurovegetative Erkrankungen"
- Kamille ▶ Kap. 6 „Erkrankungen im Mund- und Rachenraum sowie der Zähne"
- Mariendistel ▶ Kap. 16 „Erkrankungen der Gallenwege und der Leber einschl. Fettstoffwechselstörungen"
- Melisse Kap. ▶ 3 „Psychische und neurovegetative Erkrankungen"
- Passionsblume Kap. ▶ 3 „Psychische und neurovegetative Erkrankungen"
- Schöllkraut ▶ Kap. 16 „Erkrankungen der Gallenwege und der Leber einschl. Fettstoffwechselstörungen"
- Sonnenhut ▶ Kap. 10 „Rezidivierender Infekte – Infektanfälligkeit"
- Süßholz ▶ Kap. 8 „Erkrankungen der unteren Atemwege"
- Tormentillwurzel ▶ Kap. 6 „Erkrankungen im Mund- und Rachenraum sowie der Zähne"

15

15.2.1 Ätherische Öle

Viele Ätherisch-Öl-Drogen, die eine verdauungsfördernde Wirkung haben, werden als Gewürze verwendet: Oregano, Majoran, Rosmarin, Basilikum, Thymian, Pfefferminze, Anis, Fenchel, Kümmel, Dill, Gelbwurz, Gewürznelken, Ingwer, Kardamom, Kümmel, Wacholderbeeren und Zimt. Gerade in der mediterranen Küche werden diese verdauungsfördernden Gewürze mit schwefelhaltigen, antibiotisch wirksamen Pflanzen (Zwiebel, Knoblauch), mit Bitterstoffen (Oliven) und hochwertigem Öl (kaltgepresstes Olivenöl) kombiniert, sodass bereits die Bestandteile der täglichen Ernährung zur Gesunderhaltung des Verdauungstrakts beitragen.

❯ Kümmel wirkt stärker karminativ als Fenchel, Fenchel stärker als Anis.

Kümmel (*Carum carvi*)

■ **Verwendeter Pflanzenteil**
Früchte (*Carvi fructus*), ätherisches Öl (*Carvi aetheroleum*)

■ **Inhaltsstoffe**
Ätherisches Öl (mit 50–65 % Carcon, ferner Limonen), Flavonoide, Phenolcarbonsäuren, Cumarinderivate, fettes Öl, Eiweiß und Kohlenhydrate

■ **Wirkung**
Spasmolytisch auf die glatte Muskulatur des Magen-Darm-Trakts, dadurch karminativ; selektiv wachstumshemmend auf bestimmte Darmbakterien und damit Hemmung der Gasbildung; Anregung der Magensaftsekretion, appetitanregend

■ **Anwendungsgebiete**
Dyspeptische Beschwerden wie leichte, krampfartige Beschwerden im Magen-Darm-Bereich, Völlegefühl und Blähungen

■ **Neben-/Wechselwirkungen**
Bei Überdosierung des reinen Öls zentrale Erregung, Schwindel, Bewusstseinsstörung

■ **Gegenanzeigen**
–

Praxistipp

Das Kümmelöl kann auch bei abdominellen Spasmen in die Bauchhaut eingerieben werden.

— Vor der Teezubereitung sind die Früchte zu quetschen.

Fertigarzneimittel
Kombinationspräparate
— Pfefferminze

Pfefferminze (*Mentha piperita var. piperita*)

Mentha piperita ist ein Artbastard der in Europa heimischen Bachminze und der Grünen Minze.

■ **Verwendeter Pflanzenteil**
Blätter (*Menthae piperitae folium*) und das durch Wasserdampf gewonnene ätherische Öl (Pfefferminzöl, *Menthae piperitae aetheroleum* ▶ Kap. 8)

■ **Inhaltsstoffe**
— Ätherisches Öl (Hauptkomponente ist Menthol [45 %], ferner Mentholester u. a.), außerdem Lamiaceen-Gerbstoffe, Flavonoide, Phenolcarbonsäuren
— Inhaltsstoffgehalt kann stark variieren

■ **Wirkung**
Ätherisches Öl: spasmolytisch an glatter Muskulatur, außerdem choleretisch und karminativ, antibakteriell, antiemetisch (anästhesierend), desinfizierend und schmerzlindernd über Stimulation von definierten Kälterezeptoren

■ **Anwendungsgebiete**
Krampfartige Beschwerden im Magen-Darm-Bereich sowie der Gallenblase und -wege

■ **Neben-/Wechselwirkungen**
Achtung: Nicht während homöopathischer Behandlung anwenden. Antacida und die Pfefferminz-Präparate im zeitlichen Abstand von mindestens einer Stunde einnehmen.

15

■ **Gegenanzeigen**

Gallensteinleiden, Verschluss der Gallenwege, Gallenblasenentzündungen, schwere Leberschäden

---

Praxistipp

Tinktur (1:10), mehrmals tgl. 1 TL Tinktur verdünnt in Wasser einnehmen. Die Kombination mit anderen Pflanzen ist sinnvoll.

– Einnahme von Präparaten mit Pfefferminzöl: Da es durch die vom Pfefferminzöl induzierte Erschlaffung des unteren Ösphagussphinkters zu einem Aufstoßen des Pfefferminzöls kommen kann, bieten sich magensaftresistente Präparate an.
– Pfefferminzöl lindert auch die durch Chemotherapie ausgelöste Übelkeit, Brechreiz und Erbrechen (vgl. Kap. ▶ 22 „Onkologische Erkrankungen"). Studiengesichert ist die Anwendung vor und nach einer Chemotherapie.
– 1 flacher EL Droge mit 1 großen Tasse kochendem Wasser übergießen, zugedeckt 10 Min. ziehen lassen, abseihen. Mehrmals tgl. trinken. Nicht zum Dauergebrauch verwenden, z. B. als Haustee.

Fertigarzneimittel
Monopräparate
– Digestopret Kapseln, 1-1-1 vor d. Essen

Kombinationspräparate
– Pfefferminzöl + Kümmelöl
  – *Carmenthin Kapseln*, 1–1–0 vor d. Essen
– Pfefferminzblätter + Kamillenblüten + Kümmelfrüchte
  – *Pascoventral Tropfen*, 30–30–30 Tr. in Wasser
– Pfefferminzblätter + Kamillenblüten + Kümmelfrüchte + Melissenblätter + Schleifenblumenkraut + Süßholzwurzel
  – *Iberogast Advance*, 20–20–20 Tr. in Wasser
– Pfefferminzblätter + Angelikawurzel + Kamillenblüten + Kümmelfrüchte + Mariendistelfrüchte + Melissenblätter + Schleifenblumenkraut + Schöllkraut + Süßholzwurzel
  – *Iberogast Classic*, 20–20–20 Tr. in Wasser

15.2.2 Anthranoide

Anthranoiddrogen (Hydroxyanthron-, Hydroxyanthrachinon und Hydroxy-dianthronglykoside) stimulieren die Mukosa- und Submukosarezeptoren im Darm. Dadurch sinkt die Passagezeit des Darminhalts und Kalziumionen werden verstärkt in den Darm abgegeben; ihnen folgen Wasser und Natriumionen. Daneben hemmen Anthranoiddrogen die Natrium-Kalium-ATPase in der Darmwand, wodurch die Natrium- und Wasserresorption sinkt, es kommt also ein osmotischer Effekt hinzu. Anthranoide sind an Zucker gebunden und werden durch Darmbakterien zur wirksamen Komponente (Anthrone) reduziert.

❯ Aloe wirkt stärker als Faulbaumrinde, Faulbaumrinde stärker als Senna, Senna stärker als Rhabarber. Alle Drogen sind nicht zum Dauergebrauch geeignet.

❯ Stärke der Nebenwirkungen: Aloe > Senna > Faulbaum > Rhabarber.

Curaçao-Aloe (*Aloe barbadensis, syn. A. vera*) und Kap-Aloe (*Aloe capensis = Aloe ferox*)

■ **Verwendeter Pflanzenteil**

Eingedickter Saft aus Blättern (*Aloe*), gereinigter Aloe-Trockenextrakt (*Extractum aloe siccum normatum*)

■ **Aloe-vera-Gel**

Je nach Verwendungszweck variieren die Kultivierungsbedingungen von *Aloe barbadensis* Miller (syn.: *Aloe vera*). Pflanzen zur Laxans-Gewinnung stehen in praller Sonne ohne Bewässerung. Zur vermehrten Bildung des Aloe-Gels für kosmetische Zwecke werden die Pflanzen hingegen teilweise beschattet, in der trockenen Jahreszeit gewässert und reichlich gedüngt. Zur Gewinnung des Gels wird das dicke Blatt mit einem scharfen Messer geschält bis das „Filet" – eine glasige, fast farblose, viskose Masse – zum Auspressen übrigbleibt.

■ **Inhaltsstoffe**

Aloe-vera-Gel enthält neben Wasser (mehr als 90 %) als wertbestimmende Inhaltsstoffe Glucomannan-Polysaccharide, Glykoproteine und Magnesiumlaktat. Anthrachinone sollen bei sauberer Präparierung des

15

Aloe-Blatts nicht enthalten sein. Das bräunliche, übelriechende, bitter schmeckende und stark abführende Anthrachinon-haltige Sekret befindet sich nur in der leicht abtrennbaren Epidermis des Aloe-Blatts, darunter kommt das glänzende Gel zum Vorschein. Durch Erhitzen wird das frische Gel keimfrei gemacht und der enzymatische Abbau unterbunden, da sonst Wirksamkeitsverluste drohen.

■ **Wirkung**

Die Wirkung entzündungsfördernder Substanzen wie Prostaglandine und Histamin sowie des gefäßerweiternden Bradykinins wird durch das Gel inhibiert.

■ **Anwendungsgebiete**

Aufgrund der feuchtigkeitsbindenden, hautglättenden, adstringierenden und entzündungshemmenden Wirkung wird Aloe-vera-Gel seit 1950 in After-Sun- und Aftershave-Präparaten eingesetzt. In der Volksmedizin Mittelamerikas kommt es äußerlich bei (Brand)wunden, Sonnenbrand und für kosmetische Zwecke zum Einsatz.

Seit einiger Zeit wird Aloe-vera-Gel für eine Vielzahl von Indikationen angepriesen: So soll es den Blutzuckerspiegel und erhöhte Blutfettwerte senken, das Immunsystem stimulieren sowie entzündungshemmend wirken bei Arthritis, Hauterkrankungen oder Magen-Darm-Erkrankungen. Für diese Anwendungsgebiete gibt es keine oder nur wenige Belege.

Präparate der Kosmetik enthalten 5–10 % Aloe-vera-Extrakt bezogen auf das rückverdünnte Einfachkonzentrat, Spezialprodukte bis zu 20 %.

■ **Inhaltsstoffe**

Anthranoide (Hauptkomponente Barbaloin = Gemisch aus Aloin A und B), 5-Hydroxyaloin (in Kap-Aloe), 7-Hydroxy-Aloine (in Curaçao-Aloe), ferner Aloe-Harz. In Kap-Aloe außerdem Aloinoside und Bitterstoffglykoside.

■ **Wirkung**

— Laxierend, da antiabsorptiv und hydragog, Peristaltik-anregend, außerdem antiulzerogen und choleretisch
— Abortiv!

■ **Anwendungsgebiete**

Obstipation

■ **Neben-/Wechselwirkungen**

In Einzelfällen krampfartige Magen-Darm-Beschwerden. Bei chronischem Abusus Elektrolytverluste, v. a. Kaliummangel. Eine während der Behandlung auftretende Rotfärbung des Urins ist harmlos.

Wechselwirkungen: Bei Missbrauch Wirkungsverstärkung von Herzglykosiden, Wechselwirkung mit Antiarrhytmika. Die Wirkung kann durch Mineralsalze verstärkt werden.

■ **Gegenanzeigen**

– Gravidität, Menstruation, Unterleibsentzündungen, da es zu starker Blutfüllung der Gefäße im Unterleib kommt, Gefahr des Aborts!

– Stillzeit, Ileus, akut entzündliche Darmerkrankungen, Morbus Crohn, Colitis ulcerosa, Kinder unter 12 Jahren

---

Praxistipp

Keine Teeanwendung. Individuelle Dosierung (geringste erforderliche Dosierung). Anwendung nicht länger als 2 Wochen!

Fertigarzneimittel
Monopräparate
– *Kräuterlax 15 mg Kräuterdragees*, abends 1–2

Faulbaum (*Rhamnus frangula = Frangula alnus*)

■ **Verwendeter Pflanzenteil**

Rinde (*Frangulae cortex*)

■ **Inhaltsstoffe**

Anthranoide vom O-Glykosidtyp (Glucofrangulin A und B), Franguline A und B; Cyclopeptidalkaloide, Gerbstoffe, Naphthalenderivate

■ **Wirkung**

– Abführend, dickdarmwirksam

– Antiabsorptiv, hydragog, Wirksamkeit nach 8 Std.

– Emetisch (frische Droge)

■ **Anwendungsgebiete**

Obstipation

■ **Neben-/Wechselwirkungen**

In Einzelfällen krampfartige Magen-Darm-Beschwerden. Bei chronischem Abusus: Elektrolytverluste, v. a. Kaliumverluste. Bei unsachgemäßem Gebrauch (frische Droge) starkes Erbrechen mit Krämpfen. Bei Missbrauch Wirkungsverstärkung von Herzglykosiden, Wechselwirkung mit Antiarrhythmika

■ **Gegenanzeigen**

Darmverschluss, akutentzündliche Darmerkrankungen (M. Crohn, Colitis ulcerosa, Appendizitis), abdominale Schmerzen unbekannter Ursache, Kinder unter 12 Jahren, Schwangerschaft, Stillzeit

> **Praxistipp**
>
> Anwendung auf maximal 2 Wochen begrenzt. Gewöhnungseffekt! Geringste erforderliche Dosierung einsetzen.

Fertigarzneimittel
— In Teemischungen

Rhabarber (*Rheum palmatum, R. officinale*)

■ **Verwendeter Pflanzenteil**

Wurzel (*Rhei radix*)

■ **Inhaltsstoffe**

Anthranoide (v. a. Rheinanthronglukosid, ferner Chrysophanol-, Emodin- und weitere Rheinglykoside), Gerbstoffe (Gallotaninne), Flavonoide, Pektine

■ **Wirkung**
— Laxierend, da antiabsorptiv und hydragog in hoher Dosierung (Einzeldosierung ab 1,0 g)
— Antidiarrhöisch (Einzeldosierung 0,1–0,3 g) aufgrund der enthaltenen Gerbstoffe und Pektine
— Abführende Wirkung tritt 6–10 Std. nach Einnahme ein

■ **Anwendungsgebiete**

Obstipation

■ **Neben-/Wechselwirkungen**

In Einzelfällen krampfartige Magen-Darm-Beschwerden. Bei chronischem Abusus Elektrolytverluste, v. a. Kaliummangel. Wechselwirkungen: Bei Missbrauch Wirkungsverstärkung von Herzglykosiden, Wechselwirkung mit Antiarrhytmika.

■ **Gegenanzeigen**

Darmverschluss, akutentzündliche Darmerkrankungen (M. Crohn, Colitis ulcerosa, Appendizitis), abdominale Schmerzen unbekannter Ursache, Kinder unter 12 Jahren, Schwangerschaft, Stillzeit

---

Praxistipp

Nur zur kurzfristigen Anwendung!

Fertigarzneimittel
— In Teemischungen

Sennes, Senna, *Cassia senna* (*C. angustifolia*)

■ **Verwendeter Pflanzenteil**

Blätter (Sennesblätter, *Sennae folium*), Früchte (*Sennae fructus*)

■ **Inhaltsstoffe**

Anthranoide (Dianthronglykoside: Sennoside A und B u. a.), Flavonoide, Bitterstoffe, Gerbstoffe, Harze

■ **Wirkung**
— Laxierend (dickdarmwirksam), antiabsortiv, hydragog, peristaltikanregend, Wirkungseintritt nach 8–10 Std.;
— Anregung der Durchblutung im kleinen Becken (Cave: Schwangerschaft, Menstruation)

15

■ **Anwendungsgebiete**

Obstipation (zur kurzfristigen Anwendung)

■ **Neben-/Wechselwirkungen**

In Einzelfällen krampfartige Magen-Darm-Beschwerden. Bei chronischem Abusus: Elektrolytverluste (v. a. Kalium). Bei unsachgemäßem Gebrauch (frische Droge) starkes Erbrechen mit Krämpfen. Bei Missbrauch Wirkungs-verstärkung mit Herzglykosiden, Wechselwirkung mit Antiarrhythmika.

■ **Gegenanzeigen**

Darmverschluss, akutentzündliche Darmerkrankungen (M. Crohn, Colitis ulcerosa, Appendizitis), abdominale Schmerzen unbekannter Ursache, Kinder unter 12 Jahren, Schwangerschaft, Stillzeit

❯ Teezubereitung als Kaltmazerat (Harze!). Anwendung auf maximal 1 Woche begrenzt.

Fertigarzneimittel
Monopräparate
━ *Midro Abführ Tabletten*, abends 1–4 Tabl.

Kombinationspräparate
━ Sennesfrüchte + Flohsamen + Flohsamenschalen
    – *Agiolax Granulat*, abends 1(2) TL mit viel Flüssigkeit

15.2.3 **Bitterstoffe**

Bitterstoffe spielen seit der Antike eine herausragende Rolle zur Förderung der Verdauung. Sie werden generell zur Behandlung von dyspeptischen Beschwerden, Appetitlosigkeit, Völlegefühl aufgrund von Hyposekretion oder bei Anazidität eingesetzt. Bitterstoffe regen die Speichel- und Magensaft-sekretion einerseits über den N. vagus durch Erregung der Bitterrezeptoren der Zunge an, andererseits humoral im Magen selbst. Sie steigern die Motili-tät, wirken allgemein verdauungsfördernd (Senkung des pH-Werts im Magen, Verbesserung der Proteolyse, Anregung der Gallen- und Pankreas-sekretion) und schließlich karminativ.

Über die Anregung der Verdauung wirken Bittermittel generell tonisierend, was bei Erschöpfungszuständen und in der Geriatrie genutzt wird (Gelber Enzian).

Bittermittel sollten nicht bei Ulkus verwendet werden; die Überdosierung kann zu Übelkeit und Erbrechen führen. Sie sollten ca. ½ Std. vor den Mahlzeiten eingesetzt werden, da die Wirkung erst mit einer gewissen Zeitverzögerung eintritt.

> ❯ Zu den Amara mucilaginosa, die Bitterstoffe und Schleimstoffe enthalten, gehört das in ▶ Kap. 8 „Erkrankungen der unteren Atemwege" beschriebene Isländische Moos.

15.2.4 Aromatische Bitterstoffe (Bitterstoffe und ätherische Öle)

Durch die natürliche Beimengung der ätherischen Öle schmecken die Drogen deutlich angenehmer. Es ist von einer synergistischen Wirkung der beiden Komponenten auszugehen.

Angelikawurzel, Engelwurz (*Angelica archangelica*)

- **Verwendeter Pflanzenteil**

Wurzel *(Angelicae radix)*

- **Inhaltsstoffe**

Ätherisches Öl (v. a. Pinen, Phellandren, Geruchsträger: makrozyklische Lactone), Cumarine, Furanocumarine (Xanthoxin, Angelicin u. a.), Phenolcarbonsäuren, Fettsäuren, Gerbstoffe, Saccharose

- **Wirkung**

Spasmolytisch an glatter Muskulatur des Magen-Darm-Trakts, Förderung der Magensaftsekretion, cholagog, leicht karminativ

- **Anwendungsgebiete**
- Appetitlosigkeit
- Dyspeptische Beschwerden wie leichte Magen-Darm-Krämpfe, Völlegefühl, Blähungen

15

■ **Neben-/Wechselwirkungen**
Furanocumarine machen die Haut lichtempfindlicher und können bei UV-Strahlung zu Hautentzündungen führen. Während der Anwendung auf längere Sonnenbäder oder intensive UV-Bestrahlung verzichten. Vorsicht bei gleichzeitiger Einnahme weiterer photosensibilisierender Substanzen (z. B. Johanniskraut).

■ **Gegenanzeigen**
–

Fertigarzneimittel
Kombinationspräparate
— Angelikawurzel + Benediktenkraut + Gänsefingerkraut + Kamillenblüten + Süßholzwurzel +
— Wermutkraut
  – *Gasteo*, 30–30–30 Tr. in Wasser

Benediktenkraut, Kardobenedikte (*Cnicus benedictus*)

■ **Verwendeter Pflanzenteil**
Kraut (*Cnici benedicti herba*)

■ **Inhaltsstoffe**
Sesquiterpenlacton-Bitterstoffe (Cnicin, Artemisiifolin), Lignanlactone (Arctigenin); ätherisches Öl, Flavonoide, Phytosterine. Bitterwert: mindestens 800, Wirkung geringer als bei Enzian oder Tausendgüldenkraut, gute Kombinationsdroge

■ **Wirkung**
— Förderung der Speichel- und Magensaftsekretion
— Bakteriostatisch auf *Staphylococcus aureus* und *S. faecalis*

■ **Anwendungsgebiete**
— Appetitlosigkeit
— Dyspeptische Beschwerden

■ **Neben-/Wechselwirkungen**
Allergische Reaktionen möglich

■ **Gegenanzeigen**

Allergie gegenüber Benediktenkraut u. a. Korbblütler (Arnika, Kamille, Schafgarbe)

Fertigarzneimittel

Kombinationspräparate
— Angelikawurzel

Kalmus (*Acorus calamus*)

■ **Verwendeter Pflanzenteil**

Wurzelstock (*Calami rhizoma*)

■ **Inhaltsstoffe**

— Ätherisches Öl (cis-Isoasaron = β-Asaron), Monoterpene sowie die flüchtigen Bitterstoffe (Acoron und Isoacoron), Gerbstoffe (Acorin), Cholin, Fettsäuren

— Charakteristische Geruchskomponente: Z,Z-4,7-Decadienal

■ **Wirkung**

Appetitanregend; spasmolytisch, durchblutungsfördernd, adstringierend, reizlindernd, sekretionsfördernd, tonisierend

■ **Anwendungsgebiete**

Appetitlosigkeit, Gastritis, Koliken, nervöser Reizmagen

■ **Neben-/Wechselwirkungen**

—

■ **Gegenanzeigen**

—

Praxistipp

Besonders empfehlenswert bei Appetitlosigkeit Heranwachsender (Anorexia nervosa) und Appetitlosigkeit bei kachektischen Erkrankungen.

15

> Indischer Kalmus darf aufgrund kanzerogener Risiken nicht verwendet werden.

Fertigarzneimittel
Kombinationspräparate
— In Teemischungen
— Enzianwurzel

Pomeranze, Bitterorange (*Citrus aurantium*)
■ **Verwendeter Pflanzenteil**
Äußere Schale (*Aurantii pericarpium*)

■ **Inhaltsstoffe**
— Ätherisches Öl, Bitterstoffe, bitterschmeckende Flavonoide, Furanocumarine
— Bitterwert 600–1500

■ **Wirkung**
— Appetitanregend, Steigerung der Magensaftsekretion, leicht spasmolytisch
— Im Vergleich zu anderen Bitterstoffdrogen eher schwache Wirkung

■ **Anwendungsgebiete**
— Appetitlosigkeit
— Dyspeptische Beschwerden

■ **Neben-/Wechselwirkungen**
Photosensibilisierung, v. a. bei hellhäutigen Personen, ist möglich.

■ **Gegenanzeigen**
—

■ **Praxistipp**
Gutes Geschmackkorrigens in Tee-Kombinationen. Gut geeignet für Kinder!

❯ Von längerem Gebrauch ist abzuraten! Für cis-Isoasaron sind mutagene und kanzerogene Wirkungen beschrieben (Tierversuch). Es sollten deshalb Drogen mit niedrigem Gehalt an cis-Isoasaron (< 5 %) verwendet werden.

Fertigarzneimittel
Kombinationspräparate
- In Teemischungen
- Pomeranzenschalen + Chinarinde + Enzianwurzel
  - *Amara Pascoe Tropfen*, 15–15–15 Tr. v. d. Mahlzeiten

Schafgarbe (*Achillea millefolium*)
- **Verwendeter Pflanzenteil**

Kraut (*Millefolii herba*)

- **Inhaltsstoffe**

Ätherisches Öl mit Monoterpenen wie 1,8-Cineol oder Sabinen und Sesquiterpene wie Achillicin (ein Proazulen) sowie Sesquiterpenlacton-Bitterstoffe. Flavonoide; Gerbstoffe, Cumarine, Phenolcarbonsäuren, Alkaloide (Achillein) und Polyine. Es gibt große Schwankungen im Hinblick auf den Azulengehalt: gute Drogen 25 %, schlechte Drogen azulenfrei. Bitterwert: 3000

- **Wirkung**

Antiphlogistisch (alkohol. Zubereitungen), spasmolytisch, sekretionsanregend, appetitanregend, choleretisch, adstringierend, antibakteriell

- **Anwendungsgebiete**
- *Innerlich*: Appetitlosigkeit, dyspeptische Beschwerden wie leichte krampfartige Beschwerden im Magen-Darm-Bereich
- *Sitzbäder*: Pelvipathia spastica

- **Neben-/Wechselwirkungen**

Allergie gegen Schafgarbe (Schafgarbendermatitis)

- **Gegenanzeigen**

Überempfindlichkeit gegen Schafgarbe oder andere Korbblütler

15

Praxistipp

- Als Teeaufguss (1 gestr. EL Droge auf ¼ l Wasser, 15 Min. zugedeckt ziehen lassen) zur Anregung der Sekretion und bei Spasmen der Hohlorgane, mehrmals täglich. Bei Appetitlosigkeit ½ Std. v. d. Mahlzeiten 1 Tasse Tee.
- Für ein Sitzbad 100 g Schafgarbenkraut auf 20 l Wasser.

Fertigarzneimittel
Kombinationspräparate
- In Teemischungen

Wermut (*Artemisia absinthium*)
■ **Verwendeter Pflanzenteil**
Kraut (*Absinthii herba*)

■ **Inhaltsstoffe**
Ätherisches Öl mit Thujon, Sesquiterpenlacton-Bitterstoffe (Artabsin, Anabsin, Absinthin, Anabsinthin), Ascorbinsäure, Gerbstoffe, Flavone. Bitterwert über 15.000. Thujon ist – als reines ätherisches Öl – ein Nervengift.

■ **Wirkung**
- Tonisierend auf Magen und Gallenwege, antiphlogistisch, bakteriostatisch, karminativ, choleretisch, spasmolytisch
- Anregend auf ZNS (größere Mengen)

■ **Anwendungsgebiete**
- Appetitlosigkeit
- Dyspeptische Beschwerden
- Dyskinesien der Gallenwege, krampfartige funktionelle Störungen im Bereich der Gallenwege

■ **Neben-/Wechselwirkungen**
Thujon als wirksamer Bestandteil des Öls wirkt in toxischer Dosierung als Krampfgift. Deshalb sollte das reine ätherische Öl nicht verwendet werden.

■ **Gegenanzeigen**
–

> **Praxistipp**
>
> Auf thujonarme Zubereitungen achten. Maximaldosis 3 Tassen Wermuttee tgl. oder 60 Tr. Wermuttinktur. Wermut allein ist sehr bitter, daher gut in Kombinationen.

Fertigarzneimittel
Kombinationspräparate
− In Teemischungen
− Enzian

15.2.5 Reine Bitterstoffe

Den höchsten Bitterwert aller heimischen Pflanzen (Bitterwert > 10.000) besitzt der gelbe Enzian.

Gelber Enzian (*Gentiana lutea*)
■ **Verwendeter Pflanzenteil**
Wurzel (*Gentianae radix*)

■ **Inhaltsstoffe**
Glykosidische Bitterstoffe (Gentiopikrosid, Amarogentin), Saccharide (Gentianose und die bitter schmeckende Gentiobiose), Pektin, Phytosterine, wenig ätherisches Öl; Bitterwert > 10.000!

■ **Wirkung**
− Anregung der Speichel- und Magensaftproduktion, Appetitanregung, Durchblutung der Schleimhäute, Beschleunigung der Magenentleerung, motilitätssteigernd, Steigerung der Pankreassaftsekretion, choleretisch
− Reflektorisch sekretionsfördernd, Steigerung der Bronchialsekretmenge
− Indirekt antipyretisch, tonisierend und roborierend, immunmodulierend (darmassoziiertes Immunsystem)
− Die beschriebenen Wirkungen von Bitterstoffdrogen wie z. B. Enzianwurzel auf das darmassoziierte Immunsystem sind die Rationale für ihre Anwendung bei Atemwegsinfekten, vgl. ► Kap. 7

15

■ **Anwendungsgebiete**
— Verdauungsbeschwerden wie Appetitlosigkeit, Völlegefühl und Blähungen
— Akute Sinusitis (▶ Kap. 7): Die Enzian enthaltende Pflanzenkombination Sinupret (BNO-1016-Spezialextrakt) wird in der Leitlinie der Deutschen Gesellschaft für HNO-Heilkunde für die Behandlung der Rhinosinusitis empfohlen

■ **Neben-/Wechselwirkungen**
Bei besonders disponierten Personen gelegentlich Kopfschmerzen

■ **Gegenanzeigen**
Magen- und Zwölffingerdarmgeschwüre

Fertigarzneimittel
Kombinationspräparate
— Enzianwurzel + Chinarinde + Pomeranzenschalen + Zimtrinde
  – *Amara Pascoe Tropfen*, 15–15–15 v. d. Mahlzeiten

Tausendgüldenkraut (*Centaurium erythraea*)
■ **Verwendeter Pflanzenteil**
Kraut (*Centaurii herba*)

■ **Inhaltsstoffe**
Bitterstoffe (ähnlich dem Gelben Enzian) mit Secoiridoidglykosiden: Gentiopikrosid, Swertiamarin, Centapikrin (Bitterwert über 2000), ferner Xanthonderivate, Phytosterine, Phenolcarbonsäuren

■ **Wirkung**
Die Bitterstoffe stimulieren direkt und reflektorisch die Magensaftproduktion wie auch alle Drüsen und Organe, die an der Verdauung beteiligt sind, dadurch Verdauungsförderung und Appetitanregung, allgemein tonisierend. Diese Effekte belegen zugleich ihre Wirkung auf das darmassoziierte Immunsystem, wie auch beim Gelben Enzian beschrieben.
  Darüber hinaus sind antiphlogistische sowie spasmoanalgetische und bakterizide Wirkungen belegt, weshalb die Droge Bestandteil von Harnwegstherapeutika ist.

- **Anwendungsgebiete**
- ━ Appetitlosigkeit
- ━ Dyspeptische Beschwerden
- ━ Harnblasenentzündung

- **Neben-/Wechselwirkungen**
- ━

- **Gegenanzeigen**
- ━

> ❯ Für Teezubereitung ist die Kombination mit anderen Bitterstoffdrogen sinnvoll. Bei mehrfachem Aufkochen des Tees reduziert sich der bittere Geschmack, da Bitterstoffe hitzeempfindlich sind. Auf Qualität der Handelspräparate achten!

Fertigarzneimittel
Kombinationspräparate
━ In Teemischungen

Bei Erkrankungen der ableitenden Harnwege (▶ Kap. 17)

15.2.6 Gerbstoffe

Zur Struktur der Gerbstoffe ▶ Kap. 6 „Erkrankungen in Mund- und Rachenraum sowie der Zähne". Medizinisch haben sie eine ausgesprochen adstringierende und antidiarrhöische Wirkung. Hauptanwendungsbereiche von Gerbstoffen sind Haut und Schleimhäute (Mund-, Rachen, Darm, Anus).

Heidelbeere (*Vaccinium myrtillus*)
- **Verwendeter Pflanzenteil**
Früchte (*Myrtilli fructus*)

- **Inhaltsstoffe**
Catechingerbstoffe und Proanthocyanidine, Flavonoide, Invertzucker, Pektine, Fruchtsäuren, Iridoide

■ **Wirkung**
- Adstringierend, antidiarrhöisch
- Antiseptisch, antiemetisch
- Frische Beeren dagegen laxierend

■ **Anwendungsgebiete**
- Unspezifische akute Durchfallerkrankungen
- Lokale Therapie leichter Entzündungen der Mund- und Rachen-schleimhaut

■ **Neben-/Wechselwirkungen**
-

■ **Gegenanzeigen**
-

Praxistipp

Halten die Durchfälle an, unbedingt Ursache abklären! Mehrmals tgl. ge-trocknete Beeren kauen.

- Für Teezubereitung 1 gehäuften EL zerquetschte Beeren mit ¼ l kaltem Wasser ansetzen. 15 Min. sieden, noch heiß abseihen (Dekokt), mehrmals tgl. 1 Tasse. Gut für Kinder geeignet!

Fertigarzneimittel
- In Teemischungen

15.2.7 Glykoside

Glykoside (griech. *glykys* = süß), bezeichnet die Gruppe pflanzlicher Stoffe, die aus einer Zuckerart und einer anderen organischen Verbindung (dem Aglykon, gebunden an die halbacetalische Hydroxylgruppe) bestehen. Die Glykoside werden nach der chemischen Zugehörigkeit der Aglykone in folgende Gruppen eingeteilt: cyanogene bzw. Blausäureglykoside (z. B. bittere Mandel); Anthracenglykoside (► Abschn. 15.2.2, Aloe, Rhabarber, Senna); Anthocyane (rotblauviolette Farbstoffe, z. B. in Heidelbeeren, Holunderbeeren); Digitalisglykoside (Fingerhut); Lauch- und Senfölglykoside (Senf, Kapuzinerkresse, Meerrettich), Indoxylglykoside; Phenolglykoside (Arbutin – Bärentraube, Salicin – Weidenrinde)

Uzara (*Xysmalobium undulatum*)
Die Uzarawurzel stammt aus Südafrika.

■ **Verwendeter Pflanzenteil**
Wurzel (*Uzarae radix*)

■ **Inhaltsstoffe**
Steroidglykoside (Uzarin und Xysmalorin), Glykoside mit Cardenolidgerüst (dem Digitoxigenin nahestehend), Gerbstoffe, Flavonoide

■ **Wirkung**
Motilitätshemmung am Dünndarm, in hoher Dosierung digitalisartige Wirkungen am Herzen; spasmolytisch, antiemetisch, wird mit der Wirksamkeit von Opium verglichen, jedoch keine Gewöhnung

■ **Anwendungsgebiete**
Unspezifische akute Durchfallerkrankungen

■ **Neben-/Wechselwirkungen**
–

■ **Gegenanzeigen**
Gleichzeitige Therapie mit herzwirksamen Glykosiden

Praxistipp

Halten die Durchfälle einige Tage an, unbedingt Ursache abklären! Initialdosis bei Fortsetzung der Therapie auf die Hälfte reduzieren.

15

Fertigarzneimittel
Monopräparate
- *Uzara Dragees*, 2(1)–2(1)–2(1)–2(1)
- *Uzara Saft*, 10(5)–10(5)–10(5)–10(5) ml
- *Uzara Tropfen*, 30(15)–30(15)–30(15)–30(15)

15.2.8 Schleimstoffe/Polysaccharide

Schleimstoffdrogen enthalten einen besonders hohen Anteil an Polysacchariden, die in Wasser stark aufquellen und eine viskose Flüssigkeit liefern. Sie wirken vorrangig lokal, indem sie über die gereizte oder entzündete Schleimhaut einen feinen Schutzfilm legen. Sie werden daher eingesetzt, um gereizte Schleimhäute zu „beruhigen", z. B. bei Entzündungen der Schleimhäute im Atemtrakt oder aber im Verdauungstrakt. Nebenwirkungen wurden bislang bei Schleimstoffdrogen nicht beobachtet.

Bei Obstipation werden Schleimdrogen als Quellmittel eingesetzt. Durch eine Erhöhung des Stuhlvolumens wird der Defäkationsreflex ausgelöst. Quellmittel sind kontraindiziert bei Ileus und Stenosen im Magen-Darm-Bereich.

Flohsamen (*Plantago afra* = *P. psyllium*), Indischer Flohsamen (*Plantago ovata* = *P. ispaghula*)

■ **Verwendeter Pflanzenteil**

Flohsamen (*Psyllii semen*), Indische Flohsamen (*Plantaginis ovatae semen*), Indische Flohsamenschalen (*Plantaginis ovatae seminis tegumentum*)

■ **Inhaltsstoffe**
- In der Epidermis der Samenschale: Schleimstoffe
- In den Samen: fettes Öl, Proteine, Iridoidglykoside

■ **Wirkung**

Regulierung der Darmperistaltik, Samen und v. a. Samenschalen quellen schnell auf, allerdings tritt der Schleim nicht, wie beim Leinsamen, aus. Antiphlogistisch, reizlindernd, lipidsenkend (Senkung des Cholesterinspiegels durch Entfernen des Cholesterins aus dem enterohepatischen Kreislauf um 5–15 %), leichte Senkung des Blutzuckerspiegels. Bei entzündlichen Darmkrankheiten Adsorption von Toxinen, Schleimhautschutz, bei Obstipation Konsistenzsteigerung des Stuhls.

■ **Anwendungsgebiete**
▬ Habituelle Obstipation
▬ Colon irritabile

■ **Neben-/Wechselwirkungen**
▬ Selten allergische Reaktionen
▬ Resorption gleichzeitig eingenommener Arzneimittel kann verzögert werden

■ **Gegenanzeigen**
Darmverschluss, Strikturen der Speiseröhre, gleichzeitige Therapie mit Cumarinen, schwer einstellbarer Diabetes mellitus, Kinder unter 12 Jahre

---

Praxistipp

Auf eine ausreichende Flüssigkeitszufuhr ist unbedingt zu achten (Leinsamen)! 1 TL Droge vorquellen, nach ½ Std. einnehmen, 2 Gläser Wasser nachtrinken, keine Milch trinken. Flohsamen führen im Gegensatz zu anderen Ballaststoffen (Weizenkleie, Haferkleie) zu keiner Gewichtszunahme und erzeugen keine Blähungen. Flohsamenschalen haben eine 40-fach größere Wasserbindungskapazität als ganze Flohsamen. Dadurch verbessert sich die Stuhlkonsistenz, die wiederum die Frequenz des Stuhlgangs beeinflusst. Deshalb können Flohsamenschalen auch bei Stuhlinkontinenz eingesetzt werden, eine inzwischen auch studiengesicherte Praxiserfahrung.

❯ In einer weiteren kontrollierten Studie zeigte sich, dass sich der Levodopa-Plasmaspiegel stabilisiert, wenn Parkinson-Patienten auf Grund von Obstipation Flohsamenschalen einnehmen.

❯ Auf Grund der möglichen Beeinflussung des Blutzuckerspiegels ist die Insulindosis anzupassen.

15

Fertigarzneimittel

Monopräparate
- *Flosine Balance*, 1–(1)–1 TL mit viel Flüssigkeit
- *Pascomucil Pulver*, 1–(1)–1 TL mit viel Flüssigkeit

Kombinationspräparate
- Flohsamen + Flohsamenschalen
  - *Agiocur Granulat*, (1 TL)–0–2 ML, bei Neigung zu Durchfällen 1–1–1 ML mit viel Flüssigkeit

❯ Flohsamenschalen sind nur zur unterstützenden Quellmittel-Behandlung bei Morbus Crohn, Kurzdarmsyndrom und HIV-assoziierten Diarrhöen zu Lasten der GKV verordnungsfähig.

Leinsamen (*Linum usitatissimum*)

■ **Verwendeter Pflanzenteil**
Samen (*Lini semen*)

■ **Inhaltsstoffe**
Schleimstoffe, fettes Öl (50–70 % Linol- und Linolensäureester), Ballaststoffe (Zellulose), Eiweiß, Mineralstoffe, Spurenelemente, cyanogene Glykoside (keine toxischen Mengen), Lignanglykoside

■ **Wirkung**
Peristaltikanregend, laxierend, schleimhautprotektiv, Lipide und Blutzucker senkend

■ **Anwendungsgebiete**
- *Innerlich*: habituelle Obstipation, durch Abführmittel geschädigtes Colon, Colon irritabile, Divertikulitis, als Schleimzubereitung bei Gastritis und Enteritis; unterstützend bei Diabetes mellitus Typ 2 und erhöhten Lipidwerten
- *Äußerlich:* als Kataplasma bei lokalen Entzündungen

■ **Neben-/Wechselwirkungen**

Bei Beachtung der Dosierungsanleitung keine

■ **Gegenanzeigen**

Darmverschluss

Praxistipp

Auf eine ausreichende Flüssigkeitszufuhr ist unbedingt zu achten (1 Teil Leinsamen:10 Teile Wasser). Ungeschroteter Leinsamen wirkt vorrangig über die in der Schale befindlichen Schleime, bei gebrochenem Leinsamen dient die Einnahme auch der Zufuhr von ungesättigten Fettsäuren. Dosierung: 2- bis 3-mal tgl. 1 EL Leinsamen mit 1 Glas Wasser einnehmen.

Fertigarzneimittel
Monopräparate
— Nicht bekannt

15

Erkrankungen der Gallenwege und der Leber einschließlich Fettstoffwechselstörungen

Inhaltsverzeichnis

© Springer-Verlag GmbH Deutschland, ein Teil von Springer Nature 2024
M. Wiesenauer, *PhytoPraxis*, https://doi.org/10.1007/978-3-662-68226-5_16

Eine Medikation mit pflanzlichen Arzneimitteln ist bei diesem Indikationsgebiet gerade für die Hausarztmedikation unverzichtbar, da funktionelle und organische Erkrankungen effektiv damit behandelt werden können. Die Phytotherapie wird indikationsabhängig als Mono- oder Add-on-Therapie eingesetzt. Sie kann bei Fettstoffwechselerkrankungen im Zusammenspiel mit Ernährung und Bewegung zu einer moderaten Senkung erhöhter Blutfettwerte beitragen.

16.1 Phytotherapie

— **Gallenblase- und Gallenwegserkrankungen** ▶ Abschn. 16.1.1
— **Erkrankungen der Leber und des Fettstoffwechsels** ▶ Abschn. 16.1.2

16.1.1 Gallenblase- und Gallenwegserkrankungen

Während schwere Infektionen und Verschluss der Gallenwege keine Indikation für die Phytotherapie darstellen, können Dyskinesien wie auch Entzündungen und das in der Praxis häufige Postcholezystektomie-Syndrom gut behandelt werden (◘ Tab. 16.1).

Die Arzneidrogen vereinigen die beiden Wirkprinzipien *choleretisch* („Galleproduktion anregend") und *cholezystokinetisch* („Galleentleerung anregend"). Obgleich diese Wirkungen je nach Arzneidroge in unterschiedlicher Stärke pharmakologisch nachgewiesen sind, spielt dieser Aspekt für die Praxis nur eine untergeordnete Rolle. Deshalb werden unter dem Begriff „Cholagoga" Arzneidrogen subsumiert, die zudem spasmolytische, antiphlogistische wie antibakterielle Eigenschaften haben. Daraus resultiert ihre Anwendung bei Oberbauchbeschwerden und -schmerzen, die auch in den Rücken oder die rechte Schulter ausstrahlen können.

Diätetische Maßnahmen wie kohlehydrat- und fettreduzierte Kost, häufige und kleinere Mahlzeiten sowie die Einschränkung des Alkoholkonsums sind notwendig. Auf das Stichwort „green plant diet" wird im Sinne der Kneipp-Diätetik hingewiesen.

Praxisbewährt

Bei akuten spastischen bzw. kolikartigen Schmerzzuständen frühzeitige Anwendung feuchtwarmer Auflagen auf dem rechten Oberbauch.

16

◘ **Tab. 16.1** Phytotherapie bei Erkrankungen der Gallenblase und -wege

Symptomatik	Arzneidrogen	Präparatebeispiel
Krampfartige rechtsseitige Oberbauch-schmerzen, Übelkeit, Brechneigung	Mariendistelfrüchte	*Silimarit* 1–1–1 Kps.
Krampfartige Oberbauchschmerzen mit Übelkeit, Brechreiz, Völlegefühl	Kümmelöl, Pfeffer-minzöl	*Carmenthin* 1–1–0 vor d. Essen
Übelkeit, Aufstoßen, Brechreiz, rechts-seitige Oberbauchbeschwerden (Postcholezystektomie-Syndrom), auch zur Steinprophylaxe	Curcumawurzelstock	*Curcu-Truw* 1–0–1 Kps.
Völlegefühl, Blähungen, Aufstoßen, Oberbauchbeschwerden, auch mit krankhaft erhöhten Fettstoffwechsel-werten	Artischockenblätter	*Hepar SL forte* 2–2–2 Kps. initial; 1–1–1 Kps. bei Besserung
Schlechte Fettverdauung mit Auf-stoßen, Übelkeit, Neigung zur krampfartigen Oberbauchschmerzen	Kamillenblüten, Kümmelfrüchte, Pfefferminzblätter	*Pascoventral* 30–30–30 Tr.
Aufstoßen, Übelkeit, Brechneigung, Stuhlunregelmäßigkeit bei Pankreasmitbeteiligung	Kamillenblüten, Kümmelfrüchte, Melissenblätter, Pfefferminzblätter, Schleifenblumen-kraut, Süßholzwurzel	*Iberogast Advance* 20–20–20 Tr.

16.1.2 Erkrankungen der Leber und des Fettstoffwechsels

Die dabei indizierten Arzneidrogen wirken sowohl auf den Leber- als auch auf den Fettstoffwechsel, sodass sie zusammen besprochen werden.

Die Phytotherapie ist angezeigt bei Leberparenchymveränderungen, In-fektionen und Zirrhose (adjuvant!) und bessert oft klinisch auch die Begleit-erkrankungen. Die Wirkung hepatotroper Arzneidrogen lässt sich auch laborchemisch belegen. Aus praktischen Gründen wird die u. a. auch lipo-lytisch (KHK-Prophylaxe) wirkende Knoblauchzwiebel in diesem Kapitel aufgeführt (◘ Tab. 16.2).

◻ Tab. 16.2   Phytotherapie bei Erkrankungen der Leber und des Fettstoffwechsels

Symptomatik	Arzneidrogen	Präparatebeispiel
Durch Erkrankungen der Leber (Entzündung, Degeneration) bedingte Beschwerden, auch toxisch-nutritiv bedingt	Mariendistelfrüchte	*Silimarit* 1–1–1 Kps.
Übelkeit, Aufstoßen, Blähungen, Speisenunverträglichkeit bei krankhaft verändertem Fettstoffwechsel	Artischockenblätter	*Hepar SL 640 mg* 1–(1)–1 Tabl.
Appetitlosigkeit, Druckgefühl im Oberbauch, auch toxisch-nutritiv bedingt; bei krankhaft verändertem Fettstoffwechsel	Soja-Lecithin	*Essentiale* 2–2–2 Kps. initial; 1–1–1 Kps. bei Besserung
Fettstoffwechselstörung bei Neigung zu Plaquebildung	Knoblauchzwiebel	*Kwai forte 300 mg* 1–0–(1) Tabl.

Praxisbewährt

Bei Fettstoffwechselstörungen Kombination von diätetischen Maßnahmen einschließlich Bewegung und der indizierten Arzneidroge. Eine mit Augenmaß betriebene laborchemische Kontrolle trägt zugleich zur Motivation des Patienten bei. Die Haferkleie (nicht Weizenkleie!) als Diätetikum ist eine leicht cholesterinsenkende Arzneidroge, vergleichbar den Pektinen.

— Bewährt ist die Add-on-Therapie chemisch-synthetischer Cholesterinsenker plus pflanzlichem Arzneimittel; häufig lässt sich damit eine Dosisreduktion der nebenwirkungsträchtigen Statine erzielen.

— Artischocken wie auch die Mariendistel sind Pflanzen, die den Fettstoffwechsel positiv beeinflussen. Dies ist nicht nur experimentell belegt, sondern auch klinisch validiert. Insofern können die Präparate auch als pflanzliche Lipidsenker (Cholesterin, Triglyzeride) eingesetzt werden.

— Standardisiertes Öl aus der chinesischen Schwarznessel (Perillaöl) enthält einen hohen Anteil an mehrfach ungesättigten Omega-3-Fettsäuren und besitzt eine positive Wirkung bei Fettstoffwechselstörungen; derzeit nur als NEM verfügbar.

16

- Perillaöl bewährt sich bei diabetogener Stoffwechsellage, wenn der (übergewichtige) Patient zugleich eine Gewichtsreduktion durchführt und auf täglich ausreichende Bewegung achtet (Gehen, Schwimmen, Radfahren)!
- Die empirische Beobachtung einer regulierenden Wirkung von Brennnesselblättern (3-mal tägl. 500 mg) bei Diabetes mellitus Typ 2 ist zwischenzeitlich durch eine klinische Studie verifiziert worden (▶ Kap. 17, „Wirkstoffe").
- Flohsamen und Leinsamen wirken auf den Lipidstoffwechsel; speziell der Leinsamen reguliert den Glucosestoffwechsel und kann bei Prädiabetes und Diabetes mellitus Typ 2 eingesetzt werden; dazu liegen auch klinische Daten vor (▶ Abschn. 15.2.8).
- Sowohl zur Gewichtsreduktion wie auch bei Fettstoffwechselstörung empfiehlt sich eine basisch orientierte Ernährungsweise.
- Die hepatoprotektive Wirkung der Mariendistelfrüchte als Begleittherapie bei chemisch-synthetischen Substanzen wie z. B. in der Onkologie ist belegt und sollte inzwischen Standard sein.
- Zur Langzeitbehandlung der Hepatitis C wird die Mariendistelfrüchte ebenfalls eingesetzt; die tägliche Dosis liegt bei 420 mg Silymarin (z. B. *Silimarit* 1–1–1 Kps.); nach einer 2- bis 3-monatigen Behandlung sollte eine ca. 2-wöchige Therapiepause eingelegt werden, womit sich erfahrungsgemäß die Effizienz der Behandlung noch steigern lässt.
- Generell bei Leberfunktionsstörungen empfiehlt die Erfahrungsheilkunde die Anwendung von feuchtwarmem Leberwickel oder die Auflage eines warmen Heublumensacks, insbesondere nach einer (warmen) Mahlzeit.

16.2 **Wirkstoffe**

- **Ätherische Öle/Farbstoffe** ▶ Abschn. 16.2.1
  - Curcuma
- **Alkaloide** ▶ Abschn. 16.2.2
  - Boldo
  - Erdrauch
  - Schöllkraut
- **Alliin** ▶ Abschn. 16.2.3
  - Knoblauch
- **Cynarin** ▶ Abschn. 16.2.4
  - Artischocke

- **Lecithin** ▶ Abschn. 16.2.5
  - Sojabohne
- **Scharfstoffe** ▶ Abschn. 16.2.6
  - Galgant
- **Silymarin** ▶ Abschn. 16.2.7
  - Mariendistel
- **Wirkstoffkomplex** ▶ Abschn. 16.2.8
  - Haronga
  - Löwenzahn

Weitere Arzneipflanzen bei Erkrankungen der Gallenwege und der Leber einschließlich Fettstoffwechselstörungen
- Kümmel ▶ Kap. 15 „Magen-Darm-Erkrankungen"
- Pfefferminzöl ▶ Kap. 8 „Erkrankungen der unteren Atemwege"
- Süßholz ▶ Kap. 8 „Erkrankungen der unteren Atemwege"

16.2.1 Ätherische Öle/Farbstoffe

Ätherische Öle stellen leicht flüchtige Stoffe dar, sie sind für den charakteristischen Geruch der verschiedensten Heilpflanzen verantwortlich. Ätherische Öle haben verschiedene Wirkungen, ihnen gemeinsam ist eine hohe Schleimhautgängigkeit. Viele ätherische Öle werden in der Küche verwandt, da sie verdauungsfördernd wirken. Die namensgebende Färbung der Gelbwurzel ist bedingt durch die Curcuminoide.

Curcuma, Gelbwurzel (*Curcuma longa*)
- **Verwendeter Pflanzenteil**

Wurzelstock (*Curcumae longae rhizoma*)

- **Inhaltsstoffe**

Ätherisches Öl, Curcuminoide (gelbe Farbstoffe, v. a. Curcumin, Mono- und Didesmethoxycurcumin), immunologisch aktive Polysaccharide, reichlich verkleisterte Stärke. Die javanische Gelbwurz (*Curcuma xanthorrhiza*), auch als Temoe Lawak bezeichnet, hat ein ähnliches Inhaltsstoff-Spektrum. Im Gegensatz zur Gelbwurzel (*C. longa*) ist die Stärke unverkleistert.

16

■ **Wirkung**

Ätherisches Öl und Curcumin wirken choleretisch und cholekinetisch. Das ätherische Öl regt die Magensekretion und Magen-Darm-Motorik an. Außerdem karminativ, antiseptisch, antiphlogistisch, antibakteriell (gram-negative Keime), hepatoprotektiv, antiviral, antioxidativ; tumorhemmend (experimentell)

■ **Anwendungsgebiete**

Dyspeptische Beschwerden

■ **Neben-/Wechselwirkungen**

Bei Überdosierung oder längerer Anwendung Reizwirkungen auf die Magenschleimhaut

■ **Gegenanzeigen**

Verschluss der Gallenwege; Vorsicht bei Gallensteinen

Praxistipp

Die javanische Gelbwurz (*Curcuma xanthorrhiza*) hat ein vergleichbares Anwendungsgebiet.

— Curcumin, einer der Inhaltsstoffe der Gelbwurzel, wird zunehmend auch zur Add-on-Therapie bei onkologischen Patienten eingesetzt, ein Ansatz, der auch experimentell belegt ist. Dadurch soll das Tumorwachstum gehemmt werden.

— Es gibt Erfahrungen, wonach Curcumin bei chronisch-entzündlichen Darmerkrankungen auch im Kindesalter add-on die Erkrankungsaktivität positiv beeinflusst. Dabei werden Tagesdosen von bis 2-mal 2 g Curcumin toleriert, ohne dass es zu relevanten Nebenwirkungen kommt.

— Praxisrelevant ist auch das Ergebnis einer kontrollierten Studie, wonach Curcumin offensichtlich antidepressive Eigenschaften besitzt: Demnach bessern sich ab einer etwa 4-wöchigen Curcumin-Behandlung die mit einer Depression assoziierten Symptome. Erklärt wird dies mit der Beeinflussung monoaminerger Vorgänge.

Fertigarzneimittel
Monopräparate aus C. xanthorrhiza
— Nicht bekannt

Monopräparate aus C. longa
— *Curcu-Truw Kapseln* (ED 81 mg), 1–0–1

16.2.2 Alkaloide

Alkaloide sind komplizierte, stickstoffhaltige Basen aus pflanzlichem Gewebe, die zumeist an organische Säuren gebunden sind, Salze bilden und sich in Wasser lösen. Im Pflanzenreich, v. a. unter den Rausch- und Giftdrogen, sind Alkaloide weitverbreitet, sie weisen spezifische pharmakologische bis hochtoxische Wirkungen auf, insbesondere auf das ZNS.

Boldo (*Peumus boldus*)

▪ **Verwendeter Pflanzenteil**
Blätter (*Boldi folium*)

▪ **Inhaltsstoffe**
Aporphin-Alkaloide (u. a. Boldin), Flavonoide, ätherisches Öl (u. a. p-Cymen, Cineol, Ascaridol), Triterpene

▪ **Wirkung**
Spasmolytisch, choleretisch, Steigerung der Magensaftsekretion, antiphlogistisch, cholekinetisch, antioxidativ

▪ **Anwendungsgebiete**
— Leichte krampfartige Magen-Darm-Störungen;
— Verdauungsbeschwerden, besonders bei funktionellen Störungen des ableitenden Gallensystems

▪ **Neben-/Wechselwirkungen**
—

16

■ **Gegenanzeigen**

— Verschluss der Gallenwege, schwere Lebererkrankungen, Schwangerschaft

— Vorsicht bei Gallensteinleiden

Praxistipp

Kombination sinnvoll.
Cave: Kein reines ätherisches Öl oder Destillate aus Boldo-Blättern verwenden wegen der neurotoxischen Wirkung des Ascaridols.

Fertigarzneimittel
Kombinationspräparate
— In Teemischungen

Erdrauch (*Fumaria officinalis*)
■ **Verwendeter Pflanzenteil**
Kraut (*Fumariae herba*)

■ **Inhaltsstoffe**
Benzylisochinolinalkaloide (v. a. Protopin), Flavonglykoside, Phenolcarbonsäuren, Äpfelsäure, Äpfelsäure- und Hydroxyzimtsäureester

■ **Wirkung**
Spasmolytisch auf glatte Muskulatur Gallenwege und Magen-Darm-Trakt, cholekinetisch; entspricht Papaverin-Wirkung, antiphlogistisch

■ **Anwendungsgebiete**
Krampfartige Beschwerden im Bereich der Gallenblase und der Gallenwege sowie des Magen-Darm-Trakts

■ **Neben-/Wechselwirkungen**
—

■ **Gegenanzeigen**
—

Praxistipp

Weniger für die hochakute Situation geeignet als vielmehr bei rezidivierenden, leichteren Spasmen.

Fertigarzneimittel
Monopräparate
— Nicht bekannt

Schöllkraut (*Chelidonium majus*)

■ **Verwendeter Pflanzenteil**
Kraut (*Chelidonii herba*)

■ **Inhaltsstoffe**
Im Milchsaft ca. 20 Alkaloide (Benzylisochinolinderivate), u. a. Chelidonin, Chelerythrin und Sanguinarin (Benzophenanthridine), Berberin, Coptisin (Protoberberine) sowie geringe Mengen an Aporphinalkaloiden.
Im Kraut ist das Hauptalkaloid Coptisin, in der Wurzel u. a. Chelidonin. Im Kraut finden sich auch Flavonoide und proteolytische Enzyme (Milchsaft).

■ **Wirkung**
Leicht spasmolytisch, antiphlogistisch, cholekinetisch und choleretisch, leicht analgetisch, zentral sedierend

■ **Anwendungsgebiete**
Krampfartige Beschwerden im Bereich der Gallenwege und des Magen-Darm-Trakts

■ **Neben-/Wechselwirkungen**
—

■ **Gegenanzeigen**
— Keine Anwendung bei bestehenden Lebererkrankungen, Schwangerschaft, Stillzeit
— Vorsicht bei Gallensteinleiden

16

> **Fertigarzneimittel**
> **Kombinationspräparate**
> ▬ Angelikawurzel

16.2.3 Alliin

Aus dem geruchsfreien, wasserlöslichen Alliin (eine schwefelhaltige Aminosäure) des Knoblauchs bildet sich unter Wirkung des Enzyms Alliinase das lipophile Allicin. Allicin wird schließlich zu den verschiedensten Allylsulfiden und den geruchsintensiven Ajoenen (E- und Z-Ajoen) umgewandelt. Der gleiche Prozess findet im Organismus statt.

Knoblauch (*Allium sativum*)

■ **Verwendeter Pflanzenteil**

Zwiebeln (*Allii sativi bulbus*)

■ **Inhaltsstoffe**

Alliin, ätherisches Öl (Lauchöl, enthält u. a. Diallylsulfid, -di-, -tri und -tetrasulfid), γ-Glutamylpeptide, Adenosin, Steroid- und Triterpensaponine, Lektine, Polysaccharide (besonders Fructane) und Selen.

Die einzelnen Inhaltsstoffe sind in unterschiedlichem Maße in Pulver, Öl, Mazerat, Extrakt und Presssaft enthalten.

■ **Wirkung**

▬ Lipidsenkend, vor allem Senkung des LDL-Cholesterins, Verbesserung der peripheren Mikrozirkulation, gefäßerweiternd über einen Einfluss auf die Kalium- und Kalziumkanäle in der Gefäßwand, Verlängerung der Gerinnungszeit durch Hemmung der Thrombozytenaggregation und Steigerung der Fibrinolyse, antibakteriell und antimykotisch, mild blutdrucksenkend

▬ Verdauungsfördernd, antidyspeptisch, carminativ, galletreibend

▬ Antioxidativ (Selengehalt!), mild antihypertensiv

❯ Allicin ist noch in einer Verdünnung von 1:100.000 gegen grampositive und gramnegative Bakterien wirksam.

■ **Anwendungsgebiete**
— Prävention und Sekundärprävention atherosklerotischer Gefäßveränderungen
— Adjuvant bei Erhöhung der Blutfettwerte

■ **Neben-/Wechselwirkungen**
— Selten Magen-Darm-Reaktionen, Ausscheidung durch Haut und Atemluft; Blutungsverlängerung unter gleichzeitiger Einnahme von Thrombozytenaggregationshemmern und Antikoagulanzien – daher besondere Vorsicht vor geplanten Operationen
— Selten Orthostase-Symptome, Allergien, Kopfschmerzen

■ **Gegenanzeigen**
Allergie gegen Knoblauchextrakte

Praxistipp

Im Hinblick auf die experimentell bekannte Blutdrucksenkung ist eine probatorische Therapie sinnvoll. Die Behandlungsdauer sollte wenigstens drei Monate betragen.

❯ Zu Knoblauch liegt ein Cochrane-Review vor (2012).

Fertigarzneimittel
Monopräparate
— *Kwai forte Tabl.* (ED 300 mg), 1–1–(1)

16.2.4 Cynarin

Cynarin, ein Derivat der Kaffee- und der Chinasäure, entsteht aus dem nativen Inhaltsstoff 1,3-O-Dicaffeoylchinasäure beim Trocknungsprozess und bei der wässrigen Extraktion der Artischockenblätter durch Umesterung.

16

Artischocke (*Cynara cardunculus ssp. flavescens = C. scolymus*)

■ **Verwendeter Pflanzenteil**

Blätter (*Cynarae folium*)

■ **Inhaltsstoffe**

Caffeoylchinasäurederivate (u. a. Cynarin = Artefakt); Bitterstoffe, z. B. Cynaropikrin (Sesquiterpenlacton); Flavonoide (z. B. Scolymosid, Cynarosid)

■ **Wirkung**

— Cholekinetisch, choleretisch durch Bitterstoffe und Cynarin, welches zudem antihepatotoxisch bzw. hepatoprotektiv und antioxidativ wirkt

— Anregend auf die exokrine Pankreasfunktion; lipid-, triglyzeridsenkend, Hemmung der Cholesterinbiosynthese: Bei Cynarindosierung über 50 mg blutfettsenkend, bei Dosierung von 60 mg Cynarin/Tag deutliche Senkung von Blutfettwerten und Blutcholesterin

— Antiphlogistisch, spasmolytisch

■ **Anwendungsgebiete**

Dyspeptische Beschwerden, v. a., wenn sie auf Störungen des Leber-Galle-Systems zurückzuführen sind

■ **Neben-/Wechselwirkungen**

—

■ **Gegenanzeigen**

Allergie gegen Artischocken und andere Korbblütler. Verschluss der Gallenwege. Vorsicht bei Gallensteinleiden!

Praxistipp

Zur Senkung erhöhter Blutfette sind standardisierte, hoch dosierte Extrakt-Präparate mit hohem Gehalt an Caffeoylchinasäurederivaten sinnvoll.

❯ Zur Artischocke liegt ein Cochrane-Review vor (2009).

Fertigarzneimittel
Monopräparate
- *Ardeycholan Kapseln* (ED 400 mg), 1–1–1
- *Cholagogum Nattermann Artischocke Kapseln* (ED 400 mg), 1–1–1
- *Hepar SL 640 mg Kapseln* (ED 640 mg), 1–(1)–1
- *Heparstad 400 mg Kapseln* (ED 400 mg), 1–1–1
- *Natu-hepa 600 mg Dragees* (ED 600 mg), 1–(1)–1

16.2.5 Lecithin

Lecithine, auch als Phosphatidylcholine bezeichnet, sind strukturell Ester des Glycerins mit 2 Fettsäuren und Phosphorylcholin. Lecithine sind wichtige Bausteine pflanzlicher und tierischer Zellmembranen. Aus Pflanzenmaterial gewonnenes Lecithin wird als Rohlecithin bezeichnet und u. a. als Emulgator in der Lebensmittelindustrie eingesetzt, es enthält weitere Membranlipide und Eiweißanteile (Allergiepotenzial).

Sojabohne *(Glycine max)*
- **Verwendeter Pflanzenteil**

Aus den eiweißreichen Samen (*Sojae semen*) wird Sojaöl gewonnen, wobei bei der Raffination des Öls als Nebenprodukt Sojalecithin – ein Phospholipidgemisch (*Lecithinum ex Soja*) – gewonnen wird.

- **Inhaltsstoffe**

Phospholipidgemisch (enthält u. a. Phosphatidylcholine = Lecithine mit unterschiedlicher Fettsäurezusammensetzung, Hauptkomponente ist das 1,2-Dilineolphosphatidylcholin [DLCP] mit in C1-und C2-Position gebundener Linolsäure) ferner ungesättigte Fettsäuren wie Ölsäure, Linolensäure und Linolsäure, Vitamin E.

In der Sojabohne finden sich Isoflavone, die als Phytoestrogene und Radikalfänger Verwendung finden.

- **Wirkung**

Lipidsenkend, hepatoprotektiv

16

■ **Anwendungsgebiete**
— Zur Unterstützung diätetischer Maßnahmen bei leichteren Formen von Fettstoffwechselstörungen, insbesondere Hypercholesterinämien
— Verbesserung des subjektiven Beschwerdebilds bei Appetitlosigkeit, Druckgefühl im rechten Oberbauch bei toxisch-nutritiven Leberschäden und chronischer Hepatitis

■ **Neben-/Wechselwirkungen**
Selten gastrointestinale Beschwerden in Form von Magenbeschwerden oder Diarrhö

■ **Gegenanzeigen**
–

> **Praxistipp**
>
> Die Kombination mit anderen Drogen ist nicht sinnvoll. Tagesdosis: 1,5–2,7 g Phospholipide.

Fertigarzneimittel
Monopräparate
— *Essentiale Kapsel* 300 mg,1(2)–1(2)–1(2)

16.2.6 Scharfstoffe

Zu den Scharfstoffdrogen werden neben Pfeffer und Paprika auch noch der Ingwer, die Gelbwurz und senfölhaltige Pflanzen (weißer und schwarzer Senf), Pflanzen mit Schwefelverbindungen wie Lauchgewächse der *Liliaceae* (Zwiebel, Knoblauch) gezählt. Äußerlich werden Scharfstoffe (Cayennepfeffer, volksheilkundlich auch Senf und Meerrettich) zur Schmerzbehandlung rheumatischer Erkrankungen, bei Muskelverspannungen und Nervenschmerzen eingesetzt. Sie führen nach einer anfänglichen Stimulation zu einer Desensibilisierung der relevanten Nervenfasern. Innerlich werden Scharfstoffe als Stomachika und Karminativa eingesetzt, da sie über die Anregung der Speichelsekretion auch die Magensaftsekretion und die Peristaltik des Darmes verbessern.

Galgant (*Alpinia officinarum*)

■ **Verwendeter Pflanzenteil**
Wurzelstock (*Galangae rhizoma*)

■ **Inhaltsstoffe**
Ätherisches Öl, Scharfstoffe (Diarylheptanoide), Flavonoide, Gingerole

■ **Wirkung**
Spasmolytisch, antiphlogistisch, antibakteriell

■ **Anwendungsgebiete**
— Appetitlosigkeit;
— Dyspeptische Beschwerden

■ **Neben-/Wechselwirkungen**
–

■ **Gegenanzeigen**
–

Praxistipp

Tagesdosis 2–4 g Droge, 2–4 g Tinktur

Fertigarzneimittel
Kombinationspräparate
— In Teemischungen

16.2.7 Silymarin

Silymarin ist ein Naturstoffgemisch v. a. der drei Flavanolderivate Silibinin, Silychristin, Silydianin.

16

Mariendistel (*Silybum marianum*)

■ **Verwendeter Pflanzenteil**

Früchte (*Cardui mariae fructus*)

■ **Inhaltsstoffe**

Silymarin, fettes Öl, Flavonoide, Phytosterine, Tocopherole

■ **Wirkung**

— Antihepatotoxisch, regenerationsfördernd

— Silymarin als Naturstoffgemisch hat eine eigene Monographie. Dieses Gemisch wirkt antihepatotoxisch, leberprotektiv, regenerationsfördernd auf Hepatozyten, menbranstabilisierend auf Hepatozyten, cholezystokinetisch, antioxidativ, immunmodulierend.

■ **Anwendungsgebiete**

— *Droge*: dyspeptische Beschwerden

— *Zubereitungen*: toxische Leberschäden, zur unterstützenden Behandlung bei chronisch-entzündlichen Lebererkrankungen und Leberzirrhose

■ **Neben-/Wechselwirkungen**

— *Zubereitungen*: vereinzelt leicht laxierend

■ **Gegenanzeigen**

Schwangerschaft, Stillzeit, Kinder unter 12 Jahren

Praxistipp

Therapeutisch bekannt und sinnvoll ist die Anwendung von Präparaten mit Mariendistelfrüchten bei den Indikationen Ekzem und Alterspruritus sowie bei depressiven Verstimmungszuständen. Die Mariendistel gehört zu den gut untersuchten Arzneipflanzen, deren Evidenz auch durch Studien gesichert ist.

❯ Zur Mariendistel liegt ein Cochrane-Review vor (2007).

Fertigarzneimittel

Monopräparate (ED bezogen auf Silymarin)
- *Ardeyhepan Filmtabletten* (ED 105 mg), 1(2)–0–1(2)
- *Hepar Pasc Filmtabletten* (ED 83 mg), 1–1–1–(1)
- *Legalon 156 mg Kapseln* (ED 156 mg), 1–0–1
- *Silimarit Kapseln* (ED 140 mg), 1–0–1
- *Silymarcur Tabletten* (ED 105 mg), 1(2)–0–1(2)

Kombinationspräparate
- Angelikawurzel + Kamillenblüten + Kümmelfrüchte + Mariendistel-früchte + Melissenblätter + Pfefferminzblätter + Schleifenblumenkraut + Schöllkraut + Süßholzwurzel
  - *Iberogast Classic*, 20–20–20 Tr.

16.2.8 Wirkstoffkomplex

Die beiden im Folgenden genannten Arzneipflanzen enthalten mehrere Wirkstoffe, die synergistisch für die arzneiliche Wirkung verantwortlich sind.

Bei der Harongarinde bzw. den Harongablättern handelt es sich um eine Wirkstoffkombination u. a. aus Farbstoffen (Flavonoiden), Hypericin (wie im Johanniskraut) und so genannten Anthracenderivaten. Durch diese Kombination wird – was ansonsten lediglich durch die pflanzlichen Enzyme geschieht – der Pankreas angeregt.

Der Löwenzahn enthält in Kraut und Wurzel eine Kombination aus Bitterstoffen, Farbstoffen und pflanzlichen Säuren, die zu einer Anregung von Leber- und Nierentätigkeit führt.

Haronga (*Haronga madagascariensis = Harungana m.*)

Die Pflanze ist im tropischen Afrika und auf Madagaskar heimisch.

■ **Verwendeter Pflanzenteil**

Rinde, Blätter (*Harunganae madagascariensis cortex/-folium*)

■ **Inhaltsstoffe**

Flavonoide, anthranoid- und hypericinhaltige Stoffe (Haronga gehört wie das Johanniskraut zu den Johanniskrautgewächsen), Leukoanthocyane, Phytosterine

■ **Wirkung**
Steigerung der Magensaft- und exokrinen Pankreassekretion, choleretisch, cholekinetisch, karminativ

■ **Anwendungegebiete**
— Dyspeptische Beschwerden, Blähungen, Völlegefühl
— Leichte exokrine Pankreasinsuffizienz

■ **Neben-/Wechselwirkungen**
Photosensibilisierung, insbesondere bei hellhäutigen Personen möglich

■ **Gegenanzeigen**
Akute Pankreatitis, akute Schübe einer chronisch rezidivierenden Pankreatitis, schwere Leberfunktionsstörung, Gallensteinleiden, Verschluss der Gallenwege, Gallenblasenempyem, Ileus; Schwangerschaft, Stillzeit, Kinder unter 12 Jahren

Fertigarzneimittel
Monopräparate
— Im Handel sind derzeit Haronga-enthaltende Arzneimittel der homöopathischen Therapierichtung.

Löwenzahn (*Taraxacum officinalis*)
■ **Verwendeter Pflanzenteil**
Wurzel mit Kraut (*Taraxaci herba cum radice*)

■ **Inhaltsstoffe**
Sesquiterpen-Bitterstoffe (Eudesmolide und Germacronolide), Triterpene, Phytosterine, Flavonoide, Phenolcarbonsäuren, Inulin, Kaliumsalze

■ **Wirkung**
Choleretisch, aquaretisch, appetitanregend, Steigerung der Magensaftsekretion, antiphlogistisch, spasmolytisch, stoffwechselanregend

■ **Anwendungsgebiete**
— Störungen im Bereich des Galleabflusses
— Beschwerden im Bereich von Magen und Darm wie Völlegefühl, Blähungen und Verdauungsbeschwerden
— Zur Anregung der Diurese

■ **Neben-/Wechselwirkungen**

Magenbeschwerden möglich, selten Kontaktallergien nach dem Kontakt mit dem Milchsaft

■ **Gegenanzeigen**

Verschluss der Gallenwege, Gallenblasenempyem, Ileus

Praxistipp

Löwenzahn wegen seiner diuretischen Eigenschaften nicht am Abend anwenden.

Fertigarzneimittel
Kombinationspräparate
— In Teemischungen

Erkrankungen der ableitenden Harnwege

Inhaltsverzeichnis

© Springer-Verlag GmbH Deutschland, ein Teil von Springer Nature 2024
M. Wiesenauer, *PhytoPraxis*, https://doi.org/10.1007/978-3-662-68226-5_17

Bei der Behandlung von Harnwegsinfekten hat die Phytotherapie ihren Platz in der „Durchspülungstherapie" (Aquarese) und teilweise auch in der Antibiose bzw. Desinfektion der Harnwege. Pflanzliche Arzneimittel bewähren sich bei dysurischen Beschwerden und bei Reizblase (überaktive Blase). Unterstützend können Arzneidrogen zur Prävention und Sekundärprävention von Harnsteinen eingesetzt werden.

17.1 Phytotherapie

- **Akuter Harnwegsinfekt und Rezidivprophylaxe** ▶ Abschn. 17.1.1
- **Dysurische Beschwerden und Reizblase** ▶ Abschn. 17.1.2
- **Steinprophylaxe** ▶ Abschn. 17.1.3

Die diuresefördernden Phytopharmaka werden auch als Aquaretika bezeichnet. Der Begriff Aquarese umschreibt die harntreibende Wirkung aufgrund einer gesteigerten Nierendurchblutung, Erhöhung der glomerulären Filtrationsrate, Hemmung der Wasserrückresorption im Sammelrohr bei nur geringer Veränderung des Elektrolythaushaltes. Beispiele für Aquaretika sind Birkenblätter, Goldrutenkraut, Brennnesselkraut, Liebstöckelwurzel oder Schachtelhalmkraut.

Laut S3-Leitlinie werden bei unkomplizierten Harnwegsinfekten (HWI) insbesondere Bärentraubenblätter verwendet sowie die Scharfstoffdrogen Kapuzinerkresse und Meerrettich, die jedoch recht hoch dosiert werden müssen, um eine ausreichende Wirkung zu entfalten. Ein weiterer Aspekt für die Phytotherapie liegt in der Senkung der Rezidivrate von akuten HWI.

❯ Die Verabreichung von Harntees ist im Sinne einer Durchspülungstherapie ausgesprochen sinnvoll, weil mit dem pharmakologisch aktiven Wirkstoffgemisch gleichzeitig Flüssigkeit angeboten wird. Dies gilt sowohl für den akuten Infekt wie auch für ein Steinleiden. Harntees sind jedoch nicht zum Dauergebrauch geeignet, d. h. die Anwendung sollte nicht länger als 10–14 Tage dauern („Anhang", „Teemischungen").

Eine Add-on-Phytotherapie ist sinnvoll bei antibiotikabedürftigen Harnwegsinfekten sowie zur aquaretischen Begleittherapie unter Zytostatikabehandlung (▶ Kap. 22 „Onkologische Erkrankungen").

17

> Kontraindiziert ist eine Durchspülungstherapie bei Ödemen infolge einer Herz- und Niereninsuffizienz!

17.1.1 Akuter Harnwegsinfekt und Rezidivprophylaxe

Die Phytotherapie beim akuten Harnwegsinfekt richtet sich nach dem Allgemeinbefinden und dem Urinbefund. Bei einer notwendigen Antibiose ist eine adjuvante Phytotherapie umso wichtiger, als erfahrungsgemäß Intensität und Dauer des HWI sowie Krankheits- und Medikamenten-bedingte Folgeerscheinungen minimiert werden können. Daraus resultiert auch der Ansatz einer phytotherapeutischen Rezidivprophylaxe (◘ Tab. 17.1).

◘ **Tab. 17.1** Phytotherapie bei akutem Harnwegsinfekt und zur Rezidivprophylaxe[a]

Symptomatik	Arzneidrogen	Präparatebeispiel
Häufiges Wasserlassen mit Brennschmerz, allgemeines Krankheitsgefühl	Bärentraubenblätter	*Cystinol akut* 2–2–2 Drg. (längstens 1 Woche)
Immer wiederkehrende Entzündungen mit Brennen beim Wasserlassen, auch akut auftretende Beschwerden bei Neigung zu Harnwegsinfekten zur Durchspülung	Liebstöckelwurzel, Rosmarinblätter, Tausendgüldenkraut	*Canephron uno* 1–1–1 Tabl.
Zur (adjuvanten) Basistherapie bei akutem Harnwegsinfekt; zeitlich begrenzt zur Rezidivpropylaxe	Kapuzinerkressenkraut, Meerrettichwurzel	*Angocin Anti-Infekt N* 4–4–4 Tabl.; 2–2–2 Tbl. zur Rezidivprophylaxe über 3 Wochen (n. d. Essen!)

[a]**Hinweis**: Die Akuttherapie eines Harnwegsinfekts kann durch Flüssigkeitszufuhr mittels Blasen- und Nierentee („Anhang", „Teemischungen") sinnvoll unterstützt werden. Zur längerfristigen Rezidivprophylaxe sind solche arzneilich wirksamen Tees nicht geeignet

Praxisbewährt

Bei akutem Harnwegsinfekt zusätzlich zur Phytotherapie:
- 3- bis 4-mal tägl. temperaturansteigende Fußbäder mit einem Zusatz von Senfmehl (1 EL auf 1 l Wasser), vgl. auch ▶ Kap. 19 unter „Menstruationsstörungen",
- ausreichende Flüssigkeitszufuhr generell,
- unterstützend Cranberrysaft (ca. 200 ml) bzw. D-Mannose (3-mal 2 Gr.) in Wasser verdünnt über den Tag verteilt trinken,
- „Warmhalten" des Urogenitalbereichs sowie der Nierenlager.

Zur Rezidivprophylaxe bewährt sich

- Auf warme Füße achten; unterstützend abends ein temperaturansteigendes Fußbad.
- Genügende Menge an Flüssigkeitszufuhr, am besten als stilles Wasser, nicht jedoch als Blasen- und Nierentee.
- Cranberry bzw. D-Mannose bewähren sich als Add-on.

❯ Zu Cranberry liegt ein Cochrane-Review vor (2008).

Praxisbewährt

Einsatz der oben genannten Präparate zur Infektprophylaxe nach einer Zystoskopie, auch im Zusammenhang mit einer urologischen Tumortherapie.

17.1.2 Dysurische Beschwerden und Reizblase

Eine langjährige Praxiserfahrung möchten die Autoren weitergeben: Bei dieser Indikation ist gezieltes Nachfragen nach Art und Menge der täglichen Flüssigkeitszufuhr notwendig. Nicht selten verursachen monatelanges Trinken großer Mengen von Nieren- und Blasentees dysurische Beschwerden

(Patient darauf hinweisen). Neben Beckenbodentraining ist als Allgemeinmaßnahme lokale Wärme wichtig. Eine längerfristige Phytotherapie ist sinnvoll und Studien gesichert.

Praxisbewährt

Therapiekonzept, das sowohl urologisch wirksame Arzneidrogen als auch auf die persönliche Patientensituation wirkende Arzneidrogen frei kombiniert (◘ Tab. 17.2).

— Als Allgemeinmaßnahme ist dem Patienten (insbesondere betont Modeorientierten) zu vermitteln, dass Wärme mit die beste Vorbeugung darstellt, wie auch unter Rezidivprophylaxe beschrieben (s. o.).
— Dazu gehört auch das tägliche Blasentraining: bei sich einstellendem Harndrang nicht sofort zur Toilette gehen!

◘ Tab. 17.2 Phytotherapie bei dysurischen Beschwerden und Reizblase

Symptomatik	Arzneidrogen	Präparatebeispiel
Gehäuftes Wasserlassen mit geringer Harnmenge, unspezifische Blasenbeschwerden, imperativer Harndrang	Echtes Goldrutenkraut	*Cystinol long* 1–1–1 Kps.
Beschwerden beim Wasserlassen und anamnestisch bekannten Harnwegsinfekten	Liebstöckelwurzel, Rosmarinblätter, Tausendgüldenkraut	*Canephron uno* 1–1–1 Tabl.
Gehäuftes Wasserlassen mit Schmerzen, schmerzhafter Harndrang mit wenig Urinabgang	Kürbissamen	*Nomon mono* 1–1–1 Kps.
Blasenbeschwerden im Klimakterium	Traubensilberkerzewurzelstock	*Klimadynon* 1–0–1 Tabl.
Blasenbeschwerden mit deutlich vegetativer Beeinflussung („Nervosität")	Baldrianwurzel, Hopfenzapfen, Melissenblätter	*Sedacur forte* 2–2–2 Tabl. initial; 1–1–1 Tbl. bei Besserung
Blasenbeschwerden mit neurogener Komponente	Baldrianwurzel, Johanniskraut, Passionsblumenkraut	*Neurapas balance* 2–2–2 Tabl.

— Ebenfalls bewährt ist ein konsequentes Beckenbodentraining, auch wenn sich die dysurischen Beschwerden infolge einer Operation – Hysterektomie oder Prostatektomie –manifestierten.

— Aus ärztlicher Sicht: Möglichst keine Verordnung von Antibiotika als „probatorische Therapie", wenn die Beschwerden einer Reizblase auf ein Übergehen in einen unkomplizierten akuten Harnwegsinfekt hinweisen; hier empfiehlt sich die in ◘ Tab. 17.1 beschriebene Vorgehensweise. Vergleichbares gilt für die asymptomatische Zystitis, wonach ein pathologischer Urinbefund allein eine Antibiose nicht rechtfertigt.

▪ **Dysurische Beschwerden bei Prostatopathie**

► Kap. 18

▪ **Enuresis nocturna**

► Kap. 23

17.1.3 Steinprophylaxe

Zur Litholyse ist die Phytotherapie nicht geeignet, jedoch kann bei sehr kleinen Steinen und insbesondere bei Griesbildung von einem Therapieerfolg ausgegangen werden. Eine phytotherapeutische Nachbehandlung nach Litholyse ist sinnvoll. Eine ausreichende Flüssigkeitszufuhr ist notwendig, da bei den indizierten Arzneidrogen das aquaretische Wirkprinzip im Mittelpunkt steht (◘ Tab. 17.3).

◘ **Tab. 17.3** Phytotherapie zur Steinprophylaxe[a]

Symptomatik	Arzneidrogen	Präparatebeispiel
Anamnestisch bekanntes Steinleiden, Z. n. Lithotripsie; Griesbildung	Echtes Goldrutenkraut, Hauhechelwurzel, Orthosiphonblätter	*Aqualibra* 2–2–2 Tabl.
Rezidivierende Gries- und Steinbildung mit Neigung zu Entzündung	Liebstöckelwurzel, Rosmarinblätter, Tausendgüldenkraut	*Canephron uno* 1–1–1 Tabl.

[a]Hinweis: Die Flüssigkeitszufuhr mit Blasen- und Nierentee ist sinnvoll, jedoch nicht zur Langzeittherapie geeignet

17

Praxisbewährt

Bei sehr kleinen Steinen – unabhängig der Zusammensetzung – und bei Griesbildung folgendes Vorgehen:
- Spasmo-Analgesie mit einem pflanzlichen Arzneimittel,
- Durchspülungstherapie mit einem Nieren- und Blasentee,
- Anwendung (◘ Tab. 17.3) aquaretisch wirkender Arzneidrogen.

Der Patient ist darauf hinzuweisen, dass er in ein engmaschiges Sieb urinieren soll, um den Abgang beobachten zu können.

17.2 Wirkstoffe

- **Ätherische Öle** ▶ Abschn. 17.2.1
  - Liebstöckel
  - Wacholder
- **Ätherisches Öl und Flavone** ▶ Abschn. 17.2.2
  - Orthosiphon
- **Alkaloide** ▶ Abschn. 17.2.3
  - Glockenbilsenkraut
- **Flavonoide** ▶ Abschn. 17.2.4
- **Flavonoide und ätherisches Öl** ▶ Abschn. 17.2.5
  - Hauhechel
- **Flavonoide, Saponine und ätherisches Öl** ▶ Abschn. 17.2.6
  - Birke
  - Echte Goldrute
- **Glykoside** ▶ Abschn. 17.2.7
  - Bärentraube
- **Kieselsäure und Flavonoide** ▶ Abschn. 17.2.8
  - Schachtelhalm
- **Mineralstoffe** ▶ Abschn. 17.2.9
  - Brennnessel

Weitere Arzneipflanzen bei Erkrankungen der ableitenden Harnwege
- Baldrian ▶ Kap. 3 „Psychische und neurovegetative Erkrankungen"
- Hopfen ▶ Kap. 3 „Psychische und neurovegetative Erkrankungen"
- Johanniskraut ▶ Kap. 3 „Psychische und neurovegetative Erkrankungen"
- Kapuzinerkresse ▶ Kap. 7 „Hals-Nasen-Ohren-Erkrankungen"
- Kürbis ▶ Kap. 18 „Erkrankungen der männlichen Geschlechtorgane"
- Meerrettich ▶ Kap. 7 „Hals-Nasen-Ohren-Erkrankungen"
- Melisse ▶ Kap. 3 „Psychische und neurovegetative Erkrankungen"
- Sägepalme ▶ Kap. 18 „Erkrankungen der männlichen Geschlechtsorgane"
- Traubensilberkerze ▶ Kap. 19 „Erkrankungen der weiblichen Geschlechtsorgane"

17.2.1 Ätherische Öle

Ätherische Öle stellen leicht flüchtige Stoffe dar, ihr Wirkungsspektrum ist unterschiedlich, allen gemeinsam ist eine hochgradige Schleimhautgängigkeit. Insbesondere bei dem ätherischen Öl des Wacholders wird die desinfizierende Wirkung ausgenutzt, die allerdings mit einer Reizung des Nierenparenchyms einhergeht. Demgegenüber wirkt der Liebstöckel v. a. durchspülend.

Liebstöckel (*Levisticum officinale*)
- **Verwendeter Pflanzenteil**
Liebstöckelwurzel (*Levistici radix*)

- **Inhaltsstoffe**
Ätherisches Öl (Geruchsträger: Alkylphtalide wie z. B. Butylphtalid oder cis- und *trans*-Ligustolid) außerdem Hydroxycumarinderivate, Furanocumarine, Phenolcarbonsäuren, Falcarinol (ein Polyin)

- **Wirkung**
Spasmolytisch, diuretisch (aquaretisch)

- **Anwendungsgebiete**
- Zur Durchspülung bei entzündlichen Erkrankungen der ableitenden Harnwege
- Durchspülungstherapie zur Vorbeugung von Nierengrieß

17

■ **Neben-/Wechselwirkungen**

Wegen der photosensibilisierenden Eigenschaften sollten während einer längeren Anwendung intensive UV-Bestrahlung und intensives Sonnenbaden vermieden werden.

■ **Gegenanzeigen**

Entzündliche Nierenerkrankungen, Ödeme infolge eingeschränkter Herz- oder Nierenfunktion

Fertigarzneimittel
Kombinationspräparate
— Liebstöckelwurzel + Rosmarinblätter + Tausendgüldenkraut
  – *Canephron uno Tabletten*, 1–1–1 (ab 12. Lebensjahr)
  – *Canephron N Tropfen*, 5 ml–5 ml–5 ml (ab 12. Lebensjahr)

Wacholder (*Juniperus communis*)

■ **Verwendeter Pflanzenteil**

Beerenzapfen (*Juniperi fructus*)

■ **Inhaltsstoffe**

Ätherisches Öl, v. a. Monoterpene (α-Pinen, β-Pinen, Terpinen-4-ol, α-Terpineol, Borneol, Geraniol u. a.), Flavonoide, Biflavone, Catechingerbstoffe, Invertzucker, Leucoanthocyane und Diterpensäuren

■ **Wirkung**

Diuretisch (aquaretisch), spasmolytisch an der glatten Muskulatur, motilitätsfördernd, sekretionsfördernd. Die harntreibende Wirkung wird mit einer Reizung des Nierenparenchyms erklärt.

■ **Anwendungsgebiete**

Dysurische Beschwerden

■ **Neben-/Wechselwirkungen**

Bei Überdosierung oder langdauernder Anwendung Tubulischäden durch das ätherische Öl möglich; Nierenreizungen

■ **Gegenanzeigen**

Entzündliche Nierenerkrankungen, Schwangerschaft

> **Praxistipp**
>
> Maximale Tagesdosis: 2–10 g getrocknete Wacholderbeeren, 20–100 mg ätherisches Öl. Die Dauer der Anwendung ist auf 6 Wochen zu beschränken.

- **Fertigarzneimittel**
  Monopräparate
  — *Roleca Wacholder, 100 mg Kapseln*, 1–0–0 z. d. Mahlzeiten

17.2.2 Ätherisches Öl und Flavone

Orthosiphon, Katzenbart (*Orthosiphon aristatus*)

- **Verwendeter Pflanzenteil**

Blätter (*Orthosiphonis folium*, Indischer/Javanischer Blasen-Nieren-Tee, Koemis Koetjing)

- **Inhaltsstoffe**

Wenig ätherisches Öl, lipophile Flavone (v. a. Eupatoretin, Sinensetin, Scutellareintetramethylether), Lamiaceen-Gerbstoffe (Rosmarinsäure und Dicaffeeoyltartrat), Diterpene und Kaliumsalze

- **Wirkung**

Diuretisch (aquaretisch), spasmolytisch

- **Anwendungsgebiete**

Zur Durchspülung bei bakteriellen und entzündlichen Erkrankungen der ableitenden Harnwege und bei Nierengrieß

- **Neben-/Wechselwirkungen**

—

- **Gegenanzeigen**

Ödeme infolge eingeschränkter Herz- und Nierenfunktion

17

> **Praxistipp**
>
> Tagesdosis 6–12 g

Fertigarzneimittel
Monopräparate
- *Ardeynephron Kapseln* (ED 180 mg), 2–2–2–2
- *Carito mono Kapseln* (ED 250 mg), 2–2–2

Kombinationspräparate
- Orthosiphonblätter + Goldrutenkraut + Hauhechelwurzel
  - Aqualibra Filmtabletten,1(2)–1(2)–1(2)

17.2.3 Alkaloide

Zu Struktur und Wirkung der Alkaloide ▶ Kap. 12 „Herzerkrankungen"

Glockenbilsenkraut *(Scopolia carniolica)*
■ **Verwendeter Pflanzenteil**
Wurzel (*Scopoliae radix*), im Handel befinden sich nur Zubereitungen aus der Wurzel

■ **Inhaltsstoffe**
Tropan-Alkaloide (u. a. (–)-Hyoscyamin und Scopolamin), Cumarinderivate

■ **Wirkung**
Parasympathikolytisch, anticholinerg, spasmolytisch, positiv chronotrop, positiv dromotrop

■ **Anwendungsgebiete**
- Spasmen des Magen-Darm-Trakts, der Gallenwege bei Erwachsenen und Schulkindern
- Spasmen der ableitenden Harnwege bei Erwachsenen und Schulkindern

■ **Neben-/Wechselwirkungen**
- Mundtrockenheit, Abnahme der Schweißsekretion, Akkommodationsstörungen, Hautrötung, Wärmestau, Tachykardie, Miktionsbeschwerden, Auslösung eines Glaukomanfalls
- Verstärkung der anticholinergen Wirkung bei gleichzeitiger Gabe von trizyklischen Antidepressiva, Amantadin, Chinidin

- **Gegenanzeigen**

Tachykardien, Prostataadenom mit Restharnbildung, Engwinkelglaukom, mechanische Stenosen im Bereich des Magen-Darm-Trakts, Megakolon

Fertigarzneimittel
- Nicht bekannt

17.2.4 Flavonoide

Viele Flavonoide sind gelbe oder gelbliche Farbstoffe (lat. *flavus* = gelb). Flavonoide wirken antihämorrhagisch und antisklerotisch, antiphlogistisch und antiödematös, haben einen Herzbezug, ebenso wie einen Leber/Gallebezug (antihepatotoxisch, choleretisch), diuretisch (Goldrute, Birke) außerdem diaphoretisch (Linde, Mädesüß, Holunder) und antiallergisch (Citrusflavone). Der Angriffspunkt der Flavonoide sind dabei Kapillaren, eine pathologisch erhöhte Kapillardurchlässigkeit und verminderte Kapillarresistenz. Bei Harnwegserkrankungen wird die diuretische Wirkung ausgenutzt.

17.2.5 Flavonoide, ätherisches Öl

Dornige Hauhechel (*Ononis spinosa*)

- **Verwendeter Pflanzenteil**

Wurzel (*Ononidis radix*)

- **Inhaltsstoffe**

Isoflavonoide (Ononin und Trifolirhizin), Flavonoide, wenig ätherisches Öl, Phytosterine, ferner α-Onocerin (ein Triterpen)

- **Wirkung**

Diuretisch (aquaretisch)

- **Anwendungsgebiete**
- Zur Durchspülung bei entzündlichen Erkrankungen der ableitenden Harnwege
- Als Durchspülung zur Vorbeugung und Behandlung von Nierengrieß

17

■ Neben-/Wechselwirkungen

–

■ **Gegenanzeigen**
Ödeme infolge eingeschränkter Herz- oder Nierenfunktion

Praxistipp

Auf ausreichende Flüssigkeitszufuhr von 2 l/Tag achten.

Fertigarzneimittel
Monopräparate
▬ Nicht bekannt

Kombinationspräparate
▬ Hauhechelwurzel + Goldrutenkraut + Orthosiphonblätter
  – Aqualibra Filmtabletten, 2–2–2

17.2.6 Flavonoide, Saponine und ätherisches Öl

Wenn auch Birkenblätter und Goldrutenkraut über Inhaltsstoffe aus ähnlichen pharmakologischen Wirkstoffgruppen verfügen, handelt es sich bei der Anwendung von Birkenblättern maßgeblich um eine reine Durchspülungstherapie, wohingegen beim Goldrutenkraut („Heidnisch Wundkraut") eine antiphlogistische, schwach spasmolytische und antibakterielle Wirkung dazukommen.

Birke (*Betula pubescens, B. pendula*)
■ **Verwendeter Pflanzenteil**
Blätter (*Betulae folium*)

■ **Inhaltsstoffe**
Flavonoide (v. a. Hyperosid), Saponine, Gerbstoffe, hämolytisch wirksame Triterpenester vom Dammarantyp, geringe Mengen an Ascorbinsäure, Kaliumsalzen und ätherischem Öl

■ **Wirkung**

Diuretisch (aquaretisch)

■ **Anwendungsgebiete**
— Zur Durchspülung bei bakteriellen und entzündlichen Erkrankungen der ableitenden Harnwege und bei Nierengrieß
— Zur unterstützenden Behandlung rheumatischer Beschwerden

■ **Neben-/Wechselwirkungen**
Sehr selten können Magen-Darm-Beschwerden (Übelkeit, Erbrechen, Durchfall) oder allergische Reaktionen (Hautausschlag, Schwellung, Juckreiz) auftreten.

■ **Gegenanzeigen**
Ödeme infolge eingeschränkter Herz- oder Nierentätigkeit

❯ Keine Nierenreizung im Gegensatz zu ätherisch-ölhaltigen Drogen, deshalb auch bei rezidivierenden Erkrankungen sinnvoll.

Fertigarzneimittel
— Nicht bekannt

Echte Goldrute (*Solidago virgaurea*)
■ **Verwendeter Pflanzenteil**
Kraut (*Solidaginis virgaureae herba*)

■ **Inhaltsstoffe**
Flavonoide mit Rutosid (= Rutin) als Hauptkomponente, Triterpen-Saponine (u. a. Polygalasäure als Aglykon), ätherisches Öl, Phenylglykoside (Leiocarposid und Virgaureosid A), ferner Phenolcarbonsäuren, Catechingerbstoffe und Karotine

■ **Wirkung**
Diuretisch (aquaretisch), antiphlogistisch, schwach spasmolytisch, antibakteriell

17

- **Anwendungsgebiete**
- ▬ Zur Durchspülung bei entzündlichen Erkrankungen der ableitenden Harnwege, Harnsteinen und Nierengrieß
- ▬ Zur vorbeugenden Behandlung bei Harnsteinen und Nierengrieß, auch nach Harnsteinzertrümmerung

- **Neben-/Wechselwirkungen**
- –

- **Gegenanzeigen**
- –

Praxistipp

Zur Behandlung der Reizblase mit echtem Goldrutenkraut gibt es umfangreiches klinisches Erkenntnismaterial.

Fertigarzneimittel
Monopräparate
- ▬ *Cystinol long Kapseln* (ED 424,8 mg), 1–1–1–(1)
- ▬ *Solidacur 600 mg Tabletten* (ED 600 mg), 1–(1)–1

Kombinationspräparate
- ▬ Bärentraube

17.2.7 Glykoside

Bärentraube (*Arctostaphylos uvaursi*)

- **Verwendeter Pflanzenteil**
Blätter (*Uvae ursi folium*)

- **Inhaltsstoffe**
Hydrochinonglykoside (v. a. Arbutin, Methylarbutin), Flavonoide (v. a. Hyperosid), Gerbstoffe (Gallotannin- und Catechintyp), Monotropein (ein Iridoidglykosid), Phenolcarbonsäuren, Triterpene (Ursolsäure)

■ **Wirkung**

Wirksam ist ein Abbauprodukt des Arbutins, das Hydrochinon, welches im Magen gebildet wird. Das Arbutin wirkt in alkalischem Harn desinfizierend und antibakteriell. Allerdings muss es in einer täglichen Menge von mindestens 400–700 mg Arbutin zugeführt werden. Maximum der antibakteriellen Wirkung 3–4 Std. nach Einnahme.

■ **Anwendungsgebiete**

Entzündliche Erkrankungen der ableitenden Harnwege

■ **Neben-/Wechselwirkungen**

— Aufgrund des hohen Gerbstoffanteils (20 %) und des sich lösenden Wachsüberzugs kann es bei der Teeanwendung (Aufguss) zu Übelkeit und Erbrechen kommen.

— *Wechselwirkungen*: Abgeschwächte Wirksamkeit bei gleichzeitiger Einnahme von Arzneimitteln, die zu einer Säuerung des Harnes führen.

■ **Gegenanzeigen**

Gravidität, Stillzeit, Kinder unter 12 Jahren, magenempfindliche Patienten

---

Praxistipp

Bärentraubenblätter sind arbutinhaltig, sie wirken desinfizierend, nicht jedoch diuretisch. Damit sich der eigentliche Wirkstoff in den Harnwegen bilden kann, sollte der Harn alkalisch sein (pH 8,0), daher ist auf eine Alkalisierung zu achten. Die Bärentraubenblätter enthalten einen harzartigen Wachsüberzug, der zusätzlich zu den enthaltenen Gerbstoffen magenreizend wirkt und daher bei magenempfindlichen Patienten zu Beschwerden führt. Verabreichung als Fluidextrakt, bei einer reinen Teeanwendung sollten die Bärentraubenblätter im Kaltauszug mazerieren (Teeaufguss kalt ansetzen und etwa 12 Std. ziehen lassen), bei einer Zubereitung als Infus (Aufguss) sollte der Bärentraubenblätter-Anteil nicht über 30 % liegen. Denkbar ist eine Kombination mit Leinsamen zum Schleimhautschutz.

— Alkalisierung des Harns durch Natriumbikarbonat ist sinnvoll. Anwendung max. 7 Tage und höchstens 5 × jährlich. Hohe Dosierung erforderlich: 4 × tgl. 1 Tasse mit je 3 g Droge.

— Eine ähnliche Kombination von Arbutin und Gerbstoffen finden sich auch in Birnbaumblättern (hoher Arbutin-, geringer Gerbstoffgehalt) und Preiselbeerblättern (hoher Gerbstoff-, geringer Arbutingehalt) ähnlich Cranberry. Sie werden zur Behandlung von Harnwegsinfekten erfolgreich eingesetzt (z. B. *Cranberola*). Die Wirkung beruht auf einer Adhäsionshemmung von E.-coli-Fimbrien am Urothel durch das Tannin.

Fertigarzneimittel

Monopräparate

- *Arctuvan Bärentraubenblätter* Filmtabletten (ED 105 mg Arbutin), 2–(2)–(2)–2
- *Cystinol akut* Dragees (ED 70 mg Arbutin), 2–2–2
- *Uvalysat Flüssigkeit*, 2-3–2-3–2-3–2-3 ml

Kombinationspräparate

- Bärentraubenblätter + Echtes Goldrutenkraut
  - *Cystinol N Lösung*, 10–10–10 ml

17.2.8 Kieselsäure und Flavonoide

Im Gegensatz zu den vorgenannten Heilpflanzen wird der Schachtelhalm bei einer Durchspülungstherapie eingesetzt, um aufgrund des hohen Kieselsäureanteils neben der aquaretischen Wirkung das Gewebe von Nieren und Blase zu festigen (Postulat).

Schachtelhalm (*Equisetum arvense*)

■ **Verwendeter Pflanzenteil**

Kraut (*Equiseti herba*)

■ **Inhaltsstoffe**

Flavonoide, Kaffeesäurederivate, ca. 10 % mineralische Bestandteile, davon entfallen 2/3 auf Kieselsäure bzw. Silikate, von denen ca. 10 % wasserlöslich sind, ferner Kalium- und Aluminiumchlorid. Die geringe hämolytische Aktivität lässt sich wahrscheinlich auf Fettsäuren und Sterine zurückführen.

■ **Wirkung**

Schwach harntreibend (aquaretisch), bindegewebefestigend (Kieselsäure), hautstoffwechselanregend

■ **Anwendungsgebiete**
— *Innerlich*: posttraumatisches und statisches Ödem
— *Innerlich* zur Durchspülungstherapie bei bakteriellen und entzündlichen Erkrankungen der ableitenden Harnwege und bei Nierengrieß
— *Äußerlich:* unterstützende Behandlung schlecht heilender Wunden

■ **Neben-/Wechselwirkungen**
—

■ **Gegenanzeigen**
— *Innerlich*: Ödeme infolge eingeschränkter Herz- und Nierentätigkeit

---

Praxistipp

Teeanwendung; *innerlich* Tagesdosis 6 g Droge, *äußerlich* für Umschläge 10 g Droge auf 1 l Wasser.

— Schachtelhalm ist stark kieselsäurehaltig. Die Kieselsäure löst sich erst langsam. Deshalb für Tee (innerlich) 1 TL zerkleinerte Droge mit 1 Tasse kochendem Wasser überbrühen, ca. 5 Min. auf kleiner Flamme kochen und anschließend abseihen. Mehrmals tgl. 1 Tasse. Da sich die Kieselsäure auch nicht verflüchtigt (wie die ätherischen Öle), kann man auch eine größere Menge Schachtelhalmtee auf einmal zubereiten.

Fertigarzneimittel
— Nicht bekannt

17.2.9 **Mineralstoffe**

Brennnessel (*Urtica dioica, U. urens*)

■ **Verwendeter Pflanzenteil**
Kraut, Blätter (*Urticae herbal-folium*), wohingegen bei Prostataerkrankungen die Wurzel (*Urticae radix*), verwendet wird (Kap. 17)

■ **Inhaltsstoffe**

Flavonoide, Phenolcarbonsäuren (u. a. Caffeoyläpfelsäure), aliphatische organische Säuren, Mineralsalze, v. a. Calcium- und Kaliumsalze, Kieselsäure (z. T. wasserlöslich), Chlorophylle, Vitamine (v. a. Vitamin C im frischen Kraut); in Brennhaaren: Histamin, Serotonin

■ **Wirkung**

Diuretisch (aquaretisch), Förderung Harnsäureausscheidung (Kaliumsalze), antiphlogistisch (Hemmung Cyclooxygenase, Lipoxygenase); äußerlich durchblutungsfördernd, deshalb auch in Haarwässern enthalten

■ **Anwendungsgebiete**

— *Innerlich + äußerlich*: zur unterstützenden Behandlung rheumatischer Beschwerden
— *Innerlich*: zur Durchspülung bei entzündlichen Erkrankungen der ableitenden Harnwege; als Durchspülung zur Vorbeugung und Behandlung von Nierengrieß

■ **Neben-/Wechselwirkungen**

–

■ **Gegenanzeigen**

Ödeme infolge eingeschränkter Herz- oder Nierenfunktion

Fertigarzneimittel
Bei rheumatischen Erkrankungen ► Kap. 20
Monopräparate
— *Natu-lind 600 mg* (ED 600 mg), 1–0–1
— *Rheuma-Hek forte Tabletten* (ED 600 mg), 1–0–1

Kombinationspräparate
— In Teemischungen

Erkrankungen der männlichen Geschlechtsorgane

Inhaltsverzeichnis

© Springer-Verlag GmbH Deutschland, ein Teil von Springer Nature 2024
M. Wiesenauer, *PhytoPraxis*, https://doi.org/10.1007/978-3-662-68226-5_18

18

Trailer

Die Phytotherapie ist indiziert bei benigner Prostatahyperplasie (BPH) bis Stadium II (nach Alken); neuerdings wird auch von einem benignen Prostatasyndrom (BPS) gesprochen. Entzündliche Erkrankungen der männlichen Geschlechtsorgane (Prostatitis, Epididymitis, Orchitis) lassen sich je nach Keimspektrum bzw. Verlauf adjuvant phytotherapeutisch zu behandeln; dies betrifft insbesondere das Prostatitis-Syndrom sowie generell die Nachbehandlung, um der Entwicklung einer „silent inflammation" („stille Entzündung") vorzubeugen.

Bei Tumorerkrankungen der männlichen Geschlechtsorgane ist in der Nachsorge eine Add-on-Phytotherapie sinnvoll (▶ Kap. 23).

18.1 Phytotherapie

— **Benigne Prostatahyperplasie (BPH)** ▶ Abschn. 18.1.1
— **Entzündliche Erkrankungen der männlichen Geschlechtsorgane** ▶ Abschn. 18.1.2
— **Potenzstörungen** ▶ Abschn. 18.1.3

18.1.1 Benigne Prostatahyperplasie (BPH)

Patienten zeigen Symptome des unteren Harntrakts, die unter dem Begriff „Lower Urinary Tract Symptoms" (LUTS) zusammengefasst werden. Diese können entsprechend ihrer Ausprägung und der Empfindsamkeit des Patienten in wechselndem Maß zu einer Beeinträchtigung der Lebensqualität führen. Die Diagnostik muss klären, ob es sich um einen LUTS-Patienten mit Blasenauslassobstruktion auf dem Boden einer benignen Prostataobstruktion handelt.

Die Symptomatik umfasst:
— Irritative Symptome: Nykturie, Pollakisurie, Dysurie, imperativer Harndrang, Restharngefühl, Dranginkontinenz
— Obstruktive Symptome: verzögerter Miktionsbeginn, abgeschwächter Harnstrahl, verlängerte Miktionszeit, schwacher Harnstrahl, Nachträufeln, Restharnbildung
— Auf Basis der Diagnostik und Verlaufsbeobachtung (wichtigste Differenzialdiagnose: Prostatakarzinom) ist die Phytotherapie im Hinblick auf die notwendige Langzeittherapie als Goldstandard der BPH bis

◘ Tab. 18.1 Phytotherapie bei benigner Postatahyperplasie (BPH)

Symptomatik[a]	Arzneidrogen	Präparatebeispiel
BPH	Brennnesselwurzel	*Natu-prosta 600 mg uno* 1–0–0 Tabl. (mit viel Wasser)
BPH	Kürbissamen	*Granu Fink Prosta forte* 500 mg 1–0–1 Kps.
BPH	Phytosterol	*Harzol* 10 mg 2–2–2 Kps.
BPH	Brennnesselwurzel, Sägepalmenfrüchte	*Prostagutt Duo*[b] 160/120 mg 1–0–1 Kps.

[a]Hinweis: Aus klinisch-therapeutischer Sicht hat eine Abgrenzung (Differenzialtherapie) keine Praxisrelevanz
[b]Durch Langzeitstudien gesicherte Datenlage

Stadium II zu bezeichnen, da im Vergleich zu den α-Rezeptorenblockern keine unerwünschten Wirkungen zu erwarten sind, die gesicherte Wirksamkeit aber vergleichbar ist.

Therapeutisch kommen verschiedene Arzneidrogen in Frage, die antiödematös und antiphlogistisch wirken und den Hormonstoffwechsel in der Prostata beeinflussen (◘ Tab. 18.1).

In der Leitlinie der EAU (European Association of Urology) wird der Spezialextrakt aus Sägepalmenfrüchten und Brennnesselwurzel (*Prostagutt Duo* 160/120 mg) auf einem Evidenzlevel mit Finasterid und Tamsulosin genannt. Dies basiert auf der Überlegenheit zu Placebo und Nicht-Unterlegenheit gegenüber den genannten chemisch-synthetischen Stoffen.

❯ Vergleichbar wird in der aktuellen S2e-Leitlinie der DGU (Deutsche Gesellschaft für Urologie) zur Behandlung des Prostatasyndroms argumentiert, wonach eine individuell angepasste Behandlung mit Verweis auf Studien gesicherte pflanzliche Arzneimittel empfohlen wird.

Praxisbewährt

2- bis 3-monatige Einnahme mit anschließendem Wechsel der Arzneidroge. Damit kann der Therapieerfolg einer pflanzlichen BPH-Behandlung erhöht werden.

18

- Eine durch kontrollierte Langzeitstudien gesicherte und in der aktuellen DGU-Leitlinie empfohlene fixe Kombination ist *Prostagutt Duo* 160/120 mg; sie enthält zwei additiv wirkende Arzneidrogen (Brennnesselwurzel und Sägepalmenfrüchte).
- Ein weiterer Vorteil der Phytotherapie besteht in der guten Verträglichkeit, demnach in einer retrospektiven Kohortenstudie mit *Prostagutt Duo* 160/120 mg gezeigt werden konnte, dass es signifikant seltener zu Harninkontinenz oder Harnverhalt im Vergleich zu Tamsolusin kommt und signifikant seltener zu Erektionsstörungen im Vergleich zu Dutasterid.
- Im Hinblick auf die Compliance-Problematik bei Patienten, zumal noch bei einer das männliche Selbstbewusstsein tangierenden Erkrankung, ist nachdrücklich eine Verordnung auf „Grünem Rezept" bzw. „Privatrezept" zu empfehlen. Dadurch wird zugleich die Behandlungsnotwendigkeit aus ärztlicher Sicht für den Patienten besser nachvollziehbar.
- Sprechen Sie Ihren Patienten im weiteren Behandlungsverlauf unbedingt darauf an, ob er noch weitere „Naturheilmittel" einnimmt, die in aller Regel nicht der Apothekenpflicht unterliegen und deshalb von fragwürdiger Qualität und Wirksamkeit sind.

18.1.2 Entzündliche Erkrankungen der männlichen Geschlechtsorgane

Bei akuten bakteriellen Erkrankungen ist eine Add-on-Phytotherapie gerade bei notwendiger Antibiose sinnvoll.

Bei chronischen Verlaufsformen und insbesondere beim Prostatitis-Syndrom ist die längerfristige Phytotherapie wichtig zur Ausheilung (◘ Tab. 18.2).

Praxisbewährt

Die unter BPH (▸ Abschn. 18.1.1) genannten Arzneidrogen sind im Hinblick auf die meist monatelange Therapiedauer – ggf. im Wechsel – zusätzlich einzusetzen. Speziell bei anhaltenden Beschwerden insbesondere beim Prostatitis-Syndrom sind darüber hinaus oft psychotrope Arzneidrogen sinnvoll, zumal sich eine Organfixierung des Patienten entwickeln kann.

◘ **Tab. 18.2** Phytotherapie bei entzündlichen Erkrankungen der männlichen Geschlechtsorgane

Symptomatik	Arzneidrogen	Präparatebeispiel
Akute Beschwerden beim Wasserlassen und Schmerzen im Dammbereich	Brennnesselwurzel, Sägepalmenfrüchte	*Prostagutt Duo* 160/120 mg 1–0–1 Kps.
Drückende und ziehende Schmerzen im Dammbereich mit häufigem Wasserlassen	Eschenrinde, Goldrutenkraut, Zitterpappelrinde und blätter	*Phytodolor Tinktur* 40–40–40–40 Tr
Zur (adjuvanten) Basistherapie bei akut entzündlichen Geschehen; zeitlich begrenzt bei chronischen Verlaufsformen	Kapuzinerkressenkraut, Meerrettichwurzel	*Angocin Anti-Infekt N* 4–4–4 Tabl. initial 2–2–2 Tbl. über 3 Wochen n. d. Mahlzeiten
Bei anhaltenden Beschwerden („Prostatitis-Syndrom")	Liebstöckelwurzel, Rosmarinblätter, Tausendgüldenkraut	*Canephron uno* 1–1–1 Drg.

— Nach einer Prostata-(Teil)ektomie empfiehlt sich eine konsequente phytotherapeutische Nachbehandlung, wie sie unter „Dysurische Beschwerden und Reizblase" beschrieben sind, ▶ Kap. 17 „Erkrankungen der ableitenden Harnwege".

18.1.3 Potenzstörungen

Störungen der männlichen Potenz (Impotentia generandi et coeundi) werden in der Sprechstunde zunehmend thematisiert. Die zur Behandlung möglichen Arzneidrogen sind nicht als pflanzliche Alternative zu chemisch synthetischen „Lifestyledrugs" zu sehen, sondern in ärztlicher Verantwortung einzusetzen. Dazu gehört auch eine adäquate Diagnostik.

Zur adjuvant medikamentösen Therapie von Potenzstörungen werden die beiden Arzneidrogen Ginsengwurzel und Taigawurzel (*Eleutherococcus-Wurzel*) empfohlen. Hierzu liegen Erkenntnisse aus Studien vor (◘ Tab. 18.3).

Ebenfalls zu nennen sind bei dieser Indikation, wenn auch off-label, auf Grund von Praxiserfahrungen Johanniskraut zur Stimmungsaufhellung und Ginkgoblätter zur Verbesserung der Durchblutung sowie Damianablätter

18

◨ Tab. 18.3 Phytotherapie bei Störungen der männlichen Potenz

Symptomatik	Arzneidrogen	Präparatebeispiel
Basisbehandlung	Ginsengwurzel	*Ardey-aktiv* 1–1–1–1 Past.
Basisbehandlung	Taigawurzel	*Eleu Curarina* 30–0–30 Tr.
Zur Stimmungsaufhellung	Johanniskraut	*Laif 900* 1–0–0 Tabl.
Zur Durchblutungssteigerung	Ginkgoblätter (Spezialextrakt)	*Tebonin intens 120* mg 1–0–1–0 Tabl.

(z. B. *Remisens* Tabl.) bei nachlassendem sexuellen Verlangen. Alle genannten Arzneidrogen gehören zu einem längerfristigen Behandlungskonzept, in welchem das einfühlsame Patientengespräch notwendige Grundlage ist.

Praxisbewährt

Basistherapie mit Johanniskraut und Ginkgoblättern und eine alternierende Behandlung mit Ginsengwurzel und Taigawurzel (jeweils 3 Monate lang); vgl. auch ▶ Kap. 19, Abschn. „Unerfüllter Kinderwunsch".

18.2 Wirkstoffe

━ **Phytosterine** ▶ Abschn. 18.2.1
  – Brennnessel
  – Hypoxis
  – Kürbis
  – Roggenpollen
  – Sägepalme

Weitere Arzneipflanzen bei Erkrankungen der männlichen Geschlechtsorgane
━ Ginkgo ▶ Kap. 4 „Neurologische Erkrankungen"
━ Ginseng ▶ Kap. 2 „Erkrankungen des Allgemeinbefindens"
━ Johanniskraut ▶ Kap. 3 „Psychische und neurovegetative Erkrankungen"

- Kapuzinerkresse ▶ Kap. 7 „Hals-Nasen-Ohren-Erkrankungen"
- Meerrettich ▶ Kap. 7 „Hals-Nasen-Ohren-Erkrankungen"
- Taigawurzel ▶ Kap. 2 „Erkrankungen des Allgemeinbefindens"

18.2.1 Phytosterine

Phytosterine, auch als Phytosterole bezeichnet, sind tetrazyklische, lipophile Triterpenderivate mit Sterangrundgerüst aus höheren Pflanzen. Sie werden bei benigner Prostatahyperplasie eingesetzt, teilweise auch bei Reizblase und Enuresis nocturna. Als Wirkmechanismus wird eine Hemmung der Prostaglandinsynthese vermutet, verschiedene Einflüsse auf die Hormonbildung wurden bereits nachgewiesen.

Brennnessel (*Urtica dioica, U. urens*)

■ **Verwendeter Pflanzenteil**

Wurzel (!) (vgl. ▶ Kap. 17), da hier die prostatawirksamen Sterine vorliegen (*Urticae radix*)

■ **Inhaltsstoffe**

β-Sitosterin in freier und glykosidischer Form, *Urtica-dioica*-Agglutinin (UDA, ein für *Urtica* spezifisches Lektin), Polysaccharide, Scopoletin, Lignane und Lignanglukoside, spezielle Ceramide (Säureamide von Fettsäuren mit Polyhydroxyalkylaminen), Fettsäuren, Monoterpendiole, Gerbstoffe

■ **Wirkung**

Erhöhung des Miktionsvolumens und des maximalen Harnflusses, Verringerung der Restharnmenge; antikongestiv, antiinflammatorisch, immunmodulierend, Verminderung des sexualhormonbindenden Globulins

■ **Anwendungsgebiete**

Miktionsbeschwerden bei benignem Prostatasyndrom Stadien I–II nach Alken

■ **Neben-/Wechselwirkungen**

Gelegentlich leichte Magen-Darm-Beschwerden

■ **Gegenanzeigen**

–

18

■ **Fertigarzneimittel**

Monopräparate

— *Natu-prosta 600 mg uno* Fimtabletten (ED 600 mg), 1–0– 0

Kombinationspräparate

— Sägepalme

Hypoxis (*Hypoxis rooperi*)

Das Spargelgewächs aus Südafrika wird dort traditionell bereits seit Langem eingesetzt.

■ **Verwendeter Pflanzenteil**

Hypoxisknollen (*Hypoxidis tuber*, oft auch als *Hypoxidis radix* bezeichnet)

■ **Inhaltsstoffe**

Therapeutisch verwendet wird ein Extrakt mit der β-Sitosterin-Fraktion (Phytosterine β-Sitosteron, β-Sitosteringlucosid, Campesterin, Ergosterin und weitere noch unbekannte Sterine).

■ **Wirkung**

— Antikongestiv, antiphlogistisch, antiexsudativ über Interaktion des Sitosterins mit Prostaglandinen, dadurch Senkung der Prostaglandinsynthese

— Verbesserung des Restharnvolumens und des Harnflusses sowie der subjektiven Beschwerden, zusätzlich cholesterinsenkend im Gesamtstoffwechsel

■ **Anwendungsgebiete**

Miktionsbeschwerden bei benignem Prostatasyndrom Stadien I–II nach Alken

■ **Neben-/Wechselwirkungen**

—

■ **Gegenanzeigen**

—

Praxistipp

Tagesdosierung 50–100 mg Phytosteringemisch. Es wird nur der isolierte Phytosterinextrakt verwendet, berechnet als Phytosterol.

Fertigarzneimittel
Monopräparate
- *Harzol Kapseln* (ED 10 mg), 2–2–2

Kürbis (*Cucurbita pepo* und andere Arten, insbesondere C. *pepo convar. pepo* Varietät *styriaca* = Steirischer Ölkürbis)

■ **Verwendeter Pflanzenteil**

Reife (!) Kerne, Samen (*Cucurbitae peponis semen*)

■ **Inhaltsstoffe**

Sterine in freier und glykosidischer Form, β-, γ-Tocopherol, Mineralstoffe und Spurenelemente (Magnesium und Selen), fettes Öl mit Linolsäure, Aminosäuren (Cucurbitin), Proteine, Saccharose

■ **Wirkung**

Prostatrop (endokrine Wirkmechanismen: Hemmung der 5-α-Reduktase und damit der Testosteronbildung), antiphlogistisch, diuretisch (aquaretisch), antimikrobiell, antioxidativ, detrusorkräftigend

■ **Anwendungsgebiete**

- Miktionsbeschwerden bei Prostataadenom Stadien I–II
- Reizblase

■ **Neben-/Wechselwirkungen**

–

■ **Gegenanzeigen**

–

Praxistipp

Um einen optimalen therapeutischen Effekt zu erzielen, sollten standardisierte Präparate verwendet werden, diätetische Zufuhr ist nicht ausreichend.

18

Fertigarzneimittel
Monopräparate
— *Granu Fink Prosta forte Kapseln* (ED 500 mg Extrakt), 1–0–1
— *Nomon mono Kapseln* (ED 175 mg Extrakt), 1–1–1

Roggenpollen (*Pollinis ex secale cereale*)
■ **Verwendeter Pflanzenteil**
Pollen (*Pollinis siccum extractum*)

■ **Inhaltsstoffe**
Aminosäuren, Phytosterine, Fettsäuren und deren Ester, Kohlenhydrate, Flavonoide, Mineralstoffe, Vitamine (v. a. Vitamin B_2, Vitamin B_6, Folsäure)

■ **Wirkung**
— Antiphlogistisch, antikongestiv, spasmolytisch
— Verbesserung des Detrusor-Auslass-Synergismus

■ **Anwendungsgebiete**
Miktionsbeschwerden bei Prostataadenom Stadien I–II

■ **Neben-/Wechselwirkungen**
Sehr selten leichte Magen-Darm-Beschwerden oder allergische Hautreaktionen

■ **Gegenanzeigen**
Überempfindlichkeit gegen Gräserpollen!

Praxistipp

Es wird ein standardisierter Extrakt verwendet, die empfohlene Tagesdosierung liegt bei 80–120 mg Extrakt. Achtung: Die Wirkung tritt erst nach Monaten ein.

Sägepalme (*Sabal serrulata* = *Serenoa repens*)
■ **Verwendeter Pflanzenteil**
Früchte (*Sabalis serrulatae fructus*)

■ **Inhaltsstoffe**
Fettes Öl, Phytosterine, β-Sitosterin, β-Sitosteringlucoside, Liposterine, freie Fettsäuren, Polysaccharide

■ **Wirkung**
Hemmung der 5-α-Reduktase und antiandrogene Effekte, Hemmung der Aromatase und antiöstrogene Wirkung; antiödematös, antiinflammatorisch, antiproliferativ, antikongestiv

■ **Anwendungsgebiete**
Miktionsbeschwerden bei benigner Prostatahyperplasie Stadien I–II
In der Leitlinie der EAU (European Association of Urology) wird der Spezialextrakt aus Sägepalmenfrüchten und Brennnesselwurzel (*Prostagutt forte* 160/120 mg) auf einem Evidenzlevel mit Finasterid und Tamsulosin genannt.

■ **Neben-/Wechselwirkungen**
Selten Magenbeschwerden

■ **Gegenanzeigen**
—

■ **Praxistipp**
Empfohlene Tagesdosierung 320 mg lipophiler Extrakt. Langzeitanwendung unbedenklich. Die Droge gehört zu den am besten Untersuchten.

18

❯ Zu Sägepalmenfrüchten liegt ein Cochrane-Review vor (2008).

Fertigarzneimittel
Monopräparate
— *Prosta Urgenin uno Kapseln* (ED 320 mg), 1–0–0
— *Prostagutt uno Kapseln* (ED 320 mg), 1–0–0
— *Sabal UNO 320 mg Kapseln* (ED 320 mg), 1–0–0
— *Strogen uno 320 mg Kapseln* (ED 320 mg), 1–0–0

Kombinationspräparate
— Sägepalmefrüchte + Brennesselwurzel
  – *Prostagutt duo* 80 mg/60 mg Flüssigkeit, 40–40–40
  – *Prostagutt duo* 160 mg/120 mg Kapsel, 1–0–1

Erkrankungen der weiblichen Geschlechtsorgane

Inhaltsverzeichnis

© Springer-Verlag GmbH Deutschland, ein Teil von Springer Nature 2024
M. Wiesenauer, *PhytoPraxis*, https://doi.org/10.1007/978-3-662-68226-5_19

19

Trailer

Bei den genannten Krankheitsbildern kann die Phytotherapie häufig eine Hormontherapie ersetzen, bei entzündlichen Erkrankungen als Add-on-Therapie zur Restitutio ad integrum führen.

Bei Beschwerden und Schmerzen im Zusammenhang mit malignen Erkrankungen ist die Phytotherapie – wenn auch adjuvant – ein unverzichtbarer Therapiebaustein (▶ Kap. 22).

Die bei einem Teil der Indikationen empfohlenen Sitzbäder wirken über kutiviszerale Reflexe und können als Adjuvans zu anderen Maßnahmen verordnet werden.

19.1 Phytotherapie

— **Menstruationsstörungen** (Blutung/Rhythmus) ▶ Abschn. 19.1.1
— **Prämenstruelles Syndrom (PMS) und Dysmenorrhö** ▶ Abschn. 19.1.2
— **Endometriose** ▶ Abschn. 19.1.3
— **Klimakterisches Syndrom** ▶ Abschn. 19.1.4
— **Entzündliche Erkrankungen** ▶ Abschn. 19.1.5
— **Unerfüllter Kinderwunsch** ▶ Abschn. 19.1.6
— **Erkrankungen der Brustdrüse** ▶ Abschn. 19.1.7

19.1.1 Menstruationsstörungen (Blutung/Rhythmus)

Die unterschiedlichen Störungen der Menstruation und des Rhythmus bedürfen einer sorgfältigen gynäkologischen Diagnostik. Die breiten Anwendungsmöglichkeiten der Keuschlamm-(Mönchspfeffer-)früchte sind experimentell und durch klinische Studien belegt (◘ Tab. 19.1).

Praxisbewährt

Bei sekundärer Amenorrhö und Zyklusstörungen: mehrmonatige Therapie mit Keuschlammfrüchten. Nach fachärztlicher Diagnostik bewährt sich Hirtentäschelkraut bei Hypermenorrhö im Sinne eines Hämostyptikums.

Zusätzlich sinnvoll sind bei diesen Indikationen temperaturansteigende Fußbäder am Abend (während 20 Min.: Wassertemperatur von 30 °C auf 37 °C ansteigend) mit einem Zusatz von Senfmehl (1 EL auf 1 l Wasser).

◨ **Tab. 19.1** Phytotherapie bei Menstruationsstörungen

Symptomatik	Arzneidrogen	Präparatebeispiel
Ausbleibende Regelblutung, unregelmäßiger Zyklus, starke Blutung, Schmerzen	Keuschlammfrüchte	*Agnucaston* 1–0–0 Tabl.
Verstärkte und verlängerte Periodenblutung	Hirtentäschelkraut	Kade-Zyklus bei starken Blutungen während der Menstruation 1–1–1 Tabl. (bei den ersten Anzeichen der Monatsblutung)

Das Wirkprinzip ist ein „ableitendes" Naturheilverfahren durch den hyperämisierenden Effekt (Kontraindikationen: Akute Periodenblutung; Menorrhagie; Metrorrhagie). Als „Taktgeber" im Sinne der Ordnungstherapie nach Kneipp: Fünf aufeinanderfolgende Tage durchführen, danach zweitägige Behandlungspause usw., grundsätzlich nicht während der Periodenblutung.

❯ Es gibt inzwischen studienbelegte Hinweise, wonach durch eine längerfristige Anwendung des Traubensilberkerzenextrakts – wenigstens 3 Monate lang – das Volumen eines Uterusmyoms reduziert werden kann.

19.1.2 Prämenstruelles Syndrom (PMS) und Dysmenorrhö

PMS und Dysmenorrhö treten oft auch mit fließendem Übergang auf. Beide Indikationsfelder lassen sich phytotherapeutisch gut behandeln (◨ Tab. 19.2), wobei je nach Stärke der Dysmenorrhö eine zusätzliche chemisch-synthetische Analgesie notwendig werden kann. Sitzbäder mit Arzneidrogen sind ein sinnvolles Adjuvans, da sie spasmoanalgetisch wirken. Die mit einem PMS assoziierten Verstimmungszustände lassen sich studiengesichert mit Keuschlammfrüchteextrakt behandeln; in der Praxis bewährt sich dabei auch die freie Kombination mit einem Johanniskrautextrakt.

19

◘ Tab. 19.2 Phytotherapie bei PMS und Dysmenorrhö

Symptomatik	Arzneidrogen	Präparatebeispiel
Prämenstruelle somatische und psychische Beschwerden, auch in Verbindung mit schmerzhafter Periodenblutung	Keuschlammfrüchte	*Agnucaston* 1–0–0 Tabl.
Anhaltende psychische Verstimmung im Zusammenhang mit prämenstruellen Beschwerden	Johanniskraut	*Laif 900* 1–0–0 Tabl.
Gefühl von starken Spannungs- und Unruhezuständen bei PMS	Baldrianwurzel, Melissenblätter, Passionsblumenkraut	*Valeriana Beruhigungsdragees Hevert* 2–2–2 Drag.
Periodenschmerzen, krampfartige Unterbauchschmerzen	Schafgarbenkraut	*Kade-Zyklus* bei Krämpfen 1–1–1 Tabl. (bei den ersten Anzeichen der Monatsblutung)
Externa		
Bei krampfartigen Periodenschmerzen und verzögert eintretender Blutung	Kamillenblüten	*Kamillin-Extern-Robugen* als Sitzbad, 30 ml auf 1 l Wasser

Vgl. auch ▶ Abschn. 19.1.7 „Erkrankungen der Brustdrüse in diesem Kapitel"

Praxisbewährt

Bei PMS: Anwendung von Keuschlammfrüchten als Basistherapie, die je nach dominierender Symptomatik durch Arzneidrogen mit entsprechender Symptomatik ergänzt werden können. Solches gilt auch für die psychotropen Arzneidrogen.

— Die konsequente Anwendung von wärmeansteigenden Fußbädern wird bei PMS und Dysmenorrhö sinnvoll ergänzt durch Sitzbäder in der prämenstruellen Phase. Einreibungen des Unterbauches mit Melissen- und Lavendelöl und anschließender Wärmeanwendung sind unterstützende Allgemeinmaßnahmen.

19.1.3 Endometriose

Das endometriale Gewebe ist außerhalb der Gebärmutter lokalisiert. Dieses zumeist im Unterbauch versprengte Gewebe zeigt sich klinisch nicht nur in Schmerzzuständen, sondern kann sich in vielfältigen weiteren Symptomen äußern (◘ Tab. 19.3).

Praxisbewährt

Kombination zwischen notwendiger Hormontherapie und Phytotherapie, um Begleitsymptome zu behandeln (z. B. Stimmungslabilität ► Kap. 3; Kopfschmerzen ► Kap. 4 und Gelenkschmerzen ► Kap. 20).

19.1.4 Klimakterisches Syndrom

Nicht nur bei den bekannten Kontraindikationen der Hormonersatztherapie ist die Phytotherapie die erste Wahl. Mit der Traubensilberkerze steht eine der am besten untersuchten Arzneipflanzen überhaupt zur Verfügung. Der aus dem Wurzelstock gewonnene Extrakt wirkt auf den Hormonhaushalt

◘ Tab. 19.3 Phytotherapie bei Endometriose

Symptomatik	Arzneidrogen	Präparatebeispiel
Schmerzen vor und während der Periode, auch PMS und unregelmäßiger Zyklus	Keuschlammfrüchte	*Agnucaston* 1–0–0 Tabl. (über mindestens 3 Zyklen)
Krampfartige Schmerzzustände, Miktionsbeschwerden	Eschenrinde, Goldrutenkraut, Zitterpappelrinde und blätter	*Phytodolor Tinktur* 40–40–40–40 Tr. (frühzeitige Anwendung)

Differenzialtherapeutisch sind die auch in den anderen Abschnitten dieses Kapitels genannten Arzneidrogen zu berücksichtigen, insbesondere in ► Abschn. 19.1.2 „Prämenstruelles Syndrom und Dysmenorrhö" sowie ► Abschn. 19.1.5 „Entzündliche Erkrankungen"

◘ Tab. 19.4 Phytotherapie bei klimakterischem Syndrom

Symptomatik	Arzneidrogen	Präparatebeispiel
Typische Beschwerden des Klimakteriums	Traubensilber-kerzewurzelstock	*Klimadynon* 1–0–1 Tabl.
Ausgeprägte Verstimmungs-zustände, auch im Klimakterium	Johanniskraut	*Neuroplant* 1–0–0 Tabl.
Unruhe- und Spannungszustände, auch im Klimakterium	Baldrianwurzel, Hopfenzapfen, Melissenblätter	*Sedacur forte* 1–1–2(3) Tabl.
Ein- und Durchschlafstörungen	Baldrianwurzel, Hopfenzapfen	Alluna Schlaf 0–0–2 Tabl.

und den Knochenstoffwechsel wie auch auf das Herz-Kreislauf-System, ohne die unerwünschten Wirkungen einer Hormontherapie zu besitzen (◘ Tab. 19.4). Je nach Extraktionsmittel werden unterschiedliche Pflanzeninhaltsstoffe aus der Traubensilberkerze gewonnen, was einen unterschiedlichen Wirkmechanismus erklärbar macht.

Praxisbewährt

— Mehrmonatige Therapie mit der Traubensilberkerze. Der Spezialextrakt wirkt als Modulator des Östrogen-Rezeptors organselektiv (Phyto-SERM) und reduziert auch die mit dem klimakterischen Syndrom verbundenen psychischen Symptome. Bedarfsweise kann die Behandlung durch psychotrope Phytopharmaka ergänzt werden (▶ Kap. 3), wozu Hopfenzapfen gehören, die sedierend wirkende sowie östrogenmimetische Stoffe enthalten. Bei menopausal mit verursachten Beschwerden wie z. B. beim Wasserlassen (▶ Kap. 17) oder an den Gelenken (▶ Kap. 20) kann ebenfalls die Phytotherapie eingesetzt werden.

- Zur Behandlung perimenopausaler Symptome sind weitere Pflanzen bekannt, u. a.
- *Rotklee* und *Soja*, welche als wirksamkeitsbestimmende Inhaltsstoffe Isoflavone, u. a. Biochanin A und Formononetin enthalten, die Östrogenrezptor modulierende Eigenschaften haben.
- *Bockshornklee* enthält Vorstufen von Diosgenin sowie Apigenin und soll sowohl den Zyklus regulieren wie auch Symptome der Menopause lindern. In diesem Kontext erfahren belegte Wirkungen auf den Blutzucker- und Fettstoffwechsel eine zusätzliche Bedeutung. Die Pflanze wird in Form gemahlener oder geschroteter Samen in warmem Wasser eingenommen bei einer empfohlenen Gesamtdosis von 6 g Samen; in Kapselform stehen nur NEM zur Verfügung.
- Die äußerliche Anwendung von Bockshornkleesamen als Brei bei Hautentzündungen und rheumatischen Schmerzen ist naturheilkundlich etabliert (► Kap. 20 und 21).
- *Leinsamen* enthalten u. a. Lignane, die durch enterale Verstoffwechselung oestrogenmimetische Wirkungen zeigen. Die weitere therapeutische Bedeutung liegt in der Peristaltik anregenden und den Magen-Darm-Schleimhaut protektiven Effekten; in der Menopause entwickeln sich häufig Obstipation bzw. Symptome eines Reiz-Magens bzw. -Darms (► Kap. 15).
- Zusammen mit Allgemeinmaßnahmen wie Ernährung und Bewegung erweist sich das phytotherapeutische Konzept als hochwirksam und absolut nebenwirkungsarm.

19.1.5 Entzündliche Erkrankungen

Die Phytotherapie ist bei akut entzündlichen Erkrankungen adjuvant bzw. zur Ausheilung und Senkung der Rezidivrate als alleinige Therapie indiziert (◘ Tab. 19.5). Salpingitis, Kolpitis, Vulvitis und Fluor vaginalis als Symptom müssen gynäkologisch abgeklärt sein, um ein sinnvolles Therapiekonzept durchführen zu können. Neben der internen Therapie besitzt die Phytobalneotherapie unverändert einen hohen Stellenwert, wenngleich die dabei indizierten Arzneidrogen primär auf Grund empirischer und nicht durch Studien abgesicherter Erkenntnisse eingesetzt werden. Das Therapiekonzept ist auch bei Bartholinitis indiziert, vgl. auch ► Kap. 21.

19

□ Tab. 19.5 Phytotherapie bei entzündlichen Genitalerkrankungen

Symptomatik	Arzneidrogen	Präparatebeispiel
Immer wiederkehrende entzündliche Prozesse	Sonnenhutkraut	*Echinacin Liquidum* 2,5–2,5–2,5 ml
Akut entzündlicher Prozess mit Rezidivneigung	Kapuzinerkressenkraut, Meerrettichwurzel	*Angocin Anti-Infekt N* 4–4–4 Tabl. n. d. Mahlzeiten
Infekt- und Entzündungsneigung mit verzögerter Rekonvaleszenz	Taigawurzel	*Eleu Curarina* 30–30–30 Tr.
Externa		
Entzündung, auch mit Missempfindungen (Brennen, Juckreiz) und Schmerzen am äußeren Genitale	Kamillenblüten	*Kamillin Konzentrat* 15 ml auf 1 l Wasser (Sitzbad)
Bei Entzündungen und Beschwerden am äußeren Genitale (z. B. Bartholinitis)	Hamamelisblätter/-zweige	Hametum Wund- und Heilsalbe mehrmals tgl. auftragen

▸ Kap. 10 „Rezidivierende Infekte" – Infektanfälligkeit

Praxistipp

Bei rezidivierenden Entzündungen im gynäkologischen Bereich empfiehlt sich, zumal wenn eine mehrmalige Antibiose durchgeführt wurde, ein längerfristiges Behandlungskonzept zur Sanierung der Darmflora; in der Folge kommt es zu einer klinisch evidenten Senkung der Rezidivrate. Dazu eignet sich z. B. *Mutaflor* 1–0–(1) Kps. (Escherichia coli Nissle); erfahrungsgemäß ist eine mehrwöchige, oft 2- bis 3-monatige Behandlung angezeigt. Bei verstärkten gastrointestinalen Beschwerden wie Blähungen und durchfälligem Stuhl ist eine Dosisreduzierung notwendig, z. B. 1-mal täglich 1 Kapsel (vgl. ▸ Kap. 15). Eine ernährungsbasierte Regulierung des Säure-Basen-Haushalts wird empfohlen.

Praxisbewährt

Sitzbäder mit Frauenmantelkraut (*Alchemillae herba*), Weißen Taubnessel-blüten (*Lamii albi flos*) und Schafgarbenkraut (*Millefolii herba*), jeweils zu gleichen Teilen gemischt: 2 EL der Mischung mit 200 ml kochendem Wasser übergießen, 5 Min. ziehen lassen und dem Sitzbadewasser zufügen (tgl. An-wendung über 2 Wochen, eine zu lange dauernde Anwendung kann zu Haut- und Schleimhautirritationen im Anogenitalbereich führen).

— Um entzündlichen Erkrankungen wie auch rezidivierenden Vaginal-mykosen vorzubeugen, bewähren sich Lokalmaßnahmen: In der Praxis bewährt sind z. B. *delima feminin* Vaginalzäpfchen auf Basis von Granat-apfelsamen- und Traubenkernöl, *Remifemin Feuchtcreme*, Hamamelis enthaltend oder *KadeFlora Milchsäurekur*.

19.1.6 Unerfüllter Kinderwunsch

Die Komplexität möglicher Ursachen bei unerfülltem Kinderwunsch setzt eine sorgfältige Diagnostik bei Frau und Mann voraus. Ein mehrmonatiger phytotherapeutischer Behandlungsversuch ist zu empfehlen (◘ Tab. 19.6).

◘ **Tab. 19.6**   Phytotherapie bei unerfülltem Kinderwunsch

Symptomatik	Arzneidrogen	Präparatebeispiel
Unregelmäßige oder aus-bleibende Regelblutung	Keuschlammfrüchte	*Agnucaston* 1–0–0 Tabl. (über mehrere Zyklen)
Bei psychischer Belastung, selbst auferlegtem Druck des Kinderwunsches	Johanniskraut	*Laif 900* 1–0–0 Tabl.
Bei allgemeinem Unwohlsein mit niederem Blutdruck (zur Tonisierung und Anregung)	Ginkgoblätter (Spezialextrakt)	*Tebonin forte 40 mg* 20–20–20 Tr. (niedrig dosieren)
Bei Müdigkeit und nach-lassender Leistungsfähigkeit, auch im sexuellen Bereich	Ginsengwurzel	*Orgaplasma* 2–0–2 Tabl.
	Damianablätter	*Remisens* 1–1–1 Tabl.

19

> **Praxisbewährt**
>
> Aufnahme der genannten Arzneidrogen in ein multimodales Behandlungs-konzept: Keuschlamm-(Mönchspfeffer-)früchte als Basistherapie für die Frau; Ginsengwurzel und Damianablätter können im vierwöchigen Wechsel eingenommen werden. Ein ausgewogener Lebensstil mit besonderer Be-rücksichtigung von Ernährung und Bewegung sowie Stressvermeidung im Sinne der Kneipp-Ordnungstherapie sind Basismaßnahmen, was auch ein-fühlsame Gespräche beinhaltet, um den psychischen Druck („es muss") wegzunehmen.

19.1.7 Erkrankungen der Brustdrüse

Während zur Nachsorge maligner Brustdrüsenerkrankungen eine Mistel-therapie als Adjuvans sinnvoll ist (▶ Kap. 22), können benigne Mamma-erkrankungen wie Mastodynie und Mastopathie wirksam mit Arzneidrogen therapiert werden.

Die am besten untersuchte Droge sind die Keuschlamm-(Mönchspfeffer-) früchte. Sie gilt als Prototyp für eine innovative Phytotherapie (◘ Tab. 19.7). So konnte in Studien gezeigt werden, dass Mönchspfefferextrakt auch bei Hyperprolaktinämie angewendet werden kann; dabei ist die Wirksamkeit vergleichbar mit der von Bromocriptin, jedoch bei deutlich besserer Verträg-lichkeit.

◘ **Tab. 19.7**   Phytotherapie bei Erkrankungen der Brustdrüse

Symptomatik	Arzneidrogen	Präparatebeispiel
Schmerzen in der Brust, auch prämenstruell, bei Hyperprolaktinämie	Keuschlammfrüchte	*Agnucaston* 1–0–0 Tabl.
Brustdrüsenentzündung	Sonnenhutkraut	*Echinacin Saft Madaus* 5–5–5 ml (als Adjuvans)
Externa		
Wunde, entzündete Brustwarzen	Hamamelis-blätter/-zweige	Hametum Wund- und Heilsalbe mehrmals tgl. einreiben

Während der Stillzeit auftretende Beschwerden und Erkrankungen wie die Mastitis können adjuvant mit der Phytotherapie behandelt werden; eine einfache und bewährte Maßnahme ist ein *Weißkohlblatt* auflegen oder einen *Quarkumschlag* auf die entzündete Brust aufbringen, anschließend dünn *Hamamelis-Salbe* auftragen.

Bei Mastopathie hat sich als unterstützende Maßnahme bewährt: Ein Extrakt aus der Schierlingspflanze (*Conium maculatum*) wird als 5 %-Salbe auf die Brustdrüse aufgetragen: von der Mamille ausgehend in kreisrunden Bewegungen über die Brust und in die Achselhöhle ausstreifend 1-mal täglich anwenden.

Inwiefern pflanzliche Wirkstoffe zur Vergrößerung oder Straffung der Brüste beitragen, ist zumindest aus wissenschaftlicher Sicht nicht geklärt.

Praxisbewährt

Während der Stillzeit: Teemischungen. So genannte Milchbildungstees enthalten u. a. Brennnesselblätter, Fenchelfrüchte, Anisfrüchte und Kümmelfrüchte.

— Zum Abstillen bzw. bei zu großer Milchmenge hat die Volksheilkunde ebenfalls eine Empfehlung: Salbeiblätter, Lindenblüten und Holunderblüten (Zubereitung der Tees „Anhang"), tgl. jeweils 4–5 Tassen des angezeigten Tees.

— Für Beschwerden während der Stillzeit werden auf empirischer Basis zahlreiche Arzneipflanzen zumeist als Tee empfohlen und bevorzugt von Hebammen eingesetzt.

19.2 Wirkstoffe

— **Östrogenrezeptormodulierende Wirkstoffe (SERM)** ▶ Abschn. 19.2.1
  – Traubensilberkerze
  – Rhapontikrhabarber
— **Wirkstoffkomplexe** ▶ Abschn. 19.2.2
  – Gänsefingerkraut
  – Hirtentäschel
  – Keuschlamm
  – Taubnessel

19

Weitere Arzneipflanzen bei Erkrankungen der weiblichen Geschlechtsorgane

- Baldrian ▶ Kap. 3 „Psychische und neurovegetative Erkrankungen"
- Ginkgo ▶ Kap. 4 „Neurologische Erkrankungen"
- Ginseng ▶ Kap. 2 „Erkrankungen des Allgemeinbefindens"
- Hamamelis ▶ Kap. 14 „Venöse Gefäßerkrankungen"
- Hopfen ▶ Kap. 3 „Psychische und neurovegetative Erkrankungen"
- Johanniskraut ▶ Kap. 3 „Psychische und neurovegetative Erkrankungen"
- Kamille ▶ Kap. 6 „Erkrankungen im Mund- und Rachenraum sowie der Zähne"
- Kapuzinerkresse ▶ Kap. 7 „Hals-Nasen-Ohren-Erkrankungen"
- Melisse ▶ Kap. 3 „Psychische und neurovegetative Erkrankungen"
- Schafgarbe ▶ Kap. 15 „Magen-Darm-Erkrankungen"
- Sonnenhut ▶ Kap. 10 „Rezidivierender Infekte" – Infektanfälligkeit
- Taigawurzel ▶ Kap. 2 „Erkrankungen des Allgemeinbefindens"
- Weide ▶ Kap. 20 „Rheumatische Erkrankungen und Schmerzsyndrome"
- Wolfstrapp ▶ Kap. 11 „Schilddrüsenerkrankungen"
- Zitterpappel ▶ Kap. 20 „Rheumatische Erkrankung und Schmerzsyndrome"

19.2.1 Östrogenrezeptormodulierende Wirkstoffe (SERM)

Auf Grund neuerer Untersuchungen wird von einer selektiven Östrogen-Rezeptor-Modulation (SERM) gesprochen; Phyto-SERM haben ähnliche Effekte: Dabei werden erwünschte Wirkungen auf Vegetativum, Knochenstruktur und Herz-Kreislauf-System beobachtet, wobei die von Östrogenen bekannten unerwünschten Wirkungen auf Brustdrüse und Gerinnung fehlen.

Traubensilberkerze (*Cimicifuga racemosa*)

Cimicifuga, auch Frauenwurzel genannt, wurde bereits im 18. Jh. zur Behandlung von gynäkologischen Erkrankungen eingesetzt.

■ **Verwendeter Pflanzenteil**

Wurzelstock (*Cimicifugae racemosae rhizoma*)

■ **Inhaltsstoffe**

Triterpenglykoside (Actein, Cimicifugosid, Deoxyactein), Isoflavone (Formononetin), Harze mit unbekannter chemischer Struktur, Flavonoide, Isoferulasäure, Hydroxyzimtsäureester

■ **Wirkung**

Im Gegensatz zu Östrogenen wirken Phyto-SERM organselektiv (auf Basis des Spezialextraktes BNO 1055).

Das Wirkprinzip scheint Extrakt spezifisch zu sein, was auch vom Extraktionsmittel und damit den Inhaltsstoffen abhängt.

■ **Anwendungsgebiete**

Klimakterisches Syndrom

■ **Neben-/Wechselwirkungen**

Gelegentlich Magenbeschwerden; evtl. Gewichtszunahme

■ **Gegenanzeigen**

━ Keine Anwendung in Schwangerschaft und Stillzeit

Praxistipp

Die Einnahme sollte über einen längeren Zeitraum erfolgen. Der Wirkeintritt erfolgt kontinuierlich und hat sich nach etwa 10–12 Wochen in den meisten Fällen voll entfaltet.

━ Anwendung bei Patientinnen mit Mammakarzinom unter Hormontherapie mit engmaschigen Kontrollen (2- bis 3-monatige Abstände) möglich ▶ Kap. 22.

19

Fertigarzneimittel

Monopräparate

- *Feminon C Kapseln* (ED 6,5 mg), 1–0–0
- *Kadekliman Filmtabletten* (ED 6,5 mg), 0–0–1
- *Klimadynon Filmtabletten* (ED 2,8 mg),[1] 1–0–1
- *Klimadynon uno Filmtabletten* (ED 6,5 mg),[1] 0–0–1
- *Remifemin mono Tabletten* (ED 5,0 mg), 0–0–1

Kombinationspräparate

- Traubensilberkerze+Johanniskraut
  - Remifemin plus Filmtabletten, 1(2)–0–1(2)

Rhapontikrhabarber (*Rheum rhaponticum*)

Rhapontikrhabarber, auch als Sibirischer Rhabarber bezeichnet, ist ein Verwandter des Medizinalrhabarbers (Rheum palmatum), dessen laxierende Wirkung im Wesentlichen durch die Anthrachinon-Derivate bedingt sind, vgl. ▶ Abschn. 15.2.2.

■ **Verwendeter Pflanzenteil**

Wurzel (*Radix*)

■ **Inhaltsstoffe**

Stilbene (Rhapontigenin, Rhaponticin), Gerbstoffe (Gallotannine), Anthranoide

■ **Wirkung**

Die Wirkung der Stilbene wird als östrogenartig bezeichnet, wobei selektiv die β-Östrogenrezeptoren moduliert werden.

■ **Anwendungsgebiete**

Klimakterisches Syndrom

■ **Neben-/Wechselwirkungen**

Gelegentliches Auftreten von Erythem und Pruritus sind beschrieben

---

1   Enthält den Spezialextrakt BNO 1055.

> **Praxistipp**
>
> Die Einnahme sollte möglichst zu selben Tageszeit sowie ca. ½ Std. vor dem Frühstück bzw. wenigstens 1 Std. vor einer Mahlzeit mit reichlich Flüssigkeit eingenommen werden.

■ **Gegenanzeigen**
━ Keine Anwendung bei östrogenabhängigen Tumoren, bei genitalen Blutungen

> **Praxistipp**
>
> Die Einnahme sollte nicht länger als vier Monate andauern.

Fertigarzneimittel
Monopräparate
━ *femiLoges Tabletten* (ED 4 mg), 1–0–0

19.2.2 Wirkstoffkomplexe

Die im Folgenden genannten Arzneipflanzen enthalten mehrere Wirkstoffe, die synergistisch für die arzneiliche Wirkung verantwortlich sind. Dabei handelt es sich um sehr unterschiedliche Wirkstoffe: Das Gänsefingerkraut ist eine leicht spasmolytische Arzneidroge, die Gerbstoffe, Farbstoffe und Inhaltsstoffe mit hormonartiger Wirkung enthält (Phytosterine). Das Hirtentäschelkraut wirkt insbesondere blutstillend, es enthält Farbstoffe, pflanzliche Säuren und biogene Amine. Der Mönchspfeffer, eine außerordentlich wichtige Pflanze in der Behandlung von Erkrankungen der weiblichen Geschlechtsorgane, kann durch einen Wirkstoffkomplex aus Iridoidglykosiden, Bitterstoffen u. a. Inhaltsstoffen regulierend auf den Hormonhaushalt wirken. Die Taubnessel schließlich enthält Iridoide, Gerbstoffe und Schleimstoffe, sie wird v. a. bei Fluor albus eingesetzt.

19

Gänsefingerkraut (*Potentilla anserina*)
- **Verwendeter Pflanzenteil**

Kraut (*Anserinae herba*)

- **Inhaltsstoffe**

Gerbstoffe (Ellagitannine, Gallotannine), Tormentosid, Phytosterine, Flavonoide, Leucocyanidine, Cholin, Phenolcarbonsäuren

- **Wirkung**

Adstringierend, leicht spasmolytisch

- **Anwendungsgebiete**
- Leichte dysmenorrhoische Beschwerden
- Adjuvant bei leichten, unspezifischen akuten Durchfallerkrankungen
- Leichte Entzündungen der Mund- und Rachenschleimhaut

- **Neben-/Wechselwirkungen**
–

- **Gegenanzeigen**
–

Praxistipp

Eine Anwendungsdauer über wenigstens zwei Zyklen ist sinnvoll, da nicht von einer Sofortwirkung ausgegangen werden kann.

Fertigarzneimittel
- In Teemischungen

Hirtentäschel (*Capsella bursapastoris*)
- **Verwendeter Pflanzenteil**

Kraut (*Bursae pastoris herba*)

■ **Inhaltsstoffe**

Flavonoide (u. a. Rutosid und Diosmin), Vanillinsäure. Das Vorkommen der biogenen Amine (Cholin, Acetylcholin und Tyramin) ist umstritten.

■ **Wirkung**

Niedrig dosiert blutdrucksenkend, höher dosiert blutdrucksteigernd, positiv inotrop, positiv chronotrop, Förderung von Uteruskontraktionen, lokal blutstillend

■ **Anwendungsgebiete**

━ *Innerlich*: symptomatische Behandlung leichterer Menorrhagien und Metrorrhagien; zur lokalen Anwendung bei Nasenbluten
━ *Äußerlich:* oberflächliche, blutende Hautverletzungen

■ **Neben-/Wechselwirkungen**

─

■ **Gegenanzeigen**

─

> **Praxistipp**
>
> Empirisch bewährt als Hämostypticum: Einnahme ca. 3–5 Tage vor bzw. bei den ersten Anzeichen der beginnenden Monatsblutung

Fertigarzneimittel
Monopräparate
━ *Kade Zyklus* bei starken Blutungen während der Menstruation Tabl. (ED 400 mg), 1–1–1
━ *Styptysat* 400 mg Tabl. (ED 400 mg), 1–1–1

Keuschlamm, Mönchspfeffer (*Vitex agnus-castus*)
■ **Verwendeter Pflanzenteil**
Früchte (*Agni casti fructus*)

19

■ **Inhaltsstoffe**

Iridoidglykoside (u. a. Agnusid, Aucubin), lipophile Flavonole (Casticin), ätherisches Öl, fettes Öl, Diterpene (Rotundifuran, Clerodadienole), Gerbstoffe

■ **Wirkung**

Ausgleichend auf den Prolaktinspiegel, wahrscheinlich dopaminagonistisches Prinzip; Hemmung der Prolaktinsekretion, Hemmung der Laktation

■ **Anwendungsgebiete**
— Regeltempoanomalien
— Mastodynie
— Prämenstruelles Syndrom

■ **Neben-/Wechselwirkungen**
— Gelegentlich juckende urtikarielle Exantheme
— Wechselseitige Wirkungsabschwächung bei Gabe von Dopamin-Rezeptor-Antagonisten

■ **Gegenanzeigen**
Schwangerschaft, Stillzeit

Praxistipp

Anwendungsdauer bei Regeltempoanomalien, bei PMS und Mastodynie sowie generell bei Hyperprolaktinämie mindestens drei Zyklen.

— Es gibt Erkenntnisse, dass durch Regulation des Zyklusgeschehens eine Schwangerschaft eintreten kann; die Anwendung bei unerfülltem Kinderwunsch ist sinnvoll.

Fertigarzneimittel
Monopräparate
— *Agnolyt Kapseln* (ED 4 mg), 1–0–0
— *Agnolyt MADAUS Tinktur*, 40–0–0 Tr.
— *Agnucaston Filmtabletten* (ED 4 mg), 1–0–0

- *Femicur N Kapseln* (ED 4 mg), 1–0–0
- *Feminon A Kapseln* (ED 4 mg), 1–0–0
- *Gynocastus Lösung*, 10–0–10 Tr.

Kombinationspräparate als homöopathisches Arzneimittel
- *Mastodynon* Tabletten und Tropfen

Taubnessel (*Lamium album*)
- **Verwendeter Pflanzenteil**
Blüten (*Lamii albi flos*)

- **Inhaltsstoffe**
Iridoid- und Secoiridoidglykoside, Triterpensaponine, Gerbstoffe, Flavonoide (u. a. Rutosid), Schleimstoffe, Hemiterpene und Phenylpropanderivate

- **Wirkung**
Adstringierend, antiphlogistisch (Iridoide), sekretionshemmend, adstringierend (Gerbstoffe), juckreizstillend, kapillarpermeabilitätshemmend, mild oberflächenanästhesierend

- **Anwendungsgebiete**
Bei unspezifischem Fluor albus (äußerlich als Sitzbad)

- **Neben-/Wechselwirkungen**
–

- **Gegenanzeigen**
–

Praxistipp

Empirisch bewährt zu Sitzbädern, klinisch kontrollierte Erfahrungen liegen bislang nicht vor.

19

Fertigarzneimittel

Monopräparate

— Als Teeaufguss für Sitzbäder

Kombinationspräparate

— Als Teemischung für Sitzbäder

Rheumatische Erkrankungen, Schmerzsyndrome, stumpfe Verletzungen

Inhaltsverzeichnis

© Springer-Verlag GmbH Deutschland, ein Teil von Springer Nature 2024
M. Wiesenauer, *PhytoPraxis*, https://doi.org/10.1007/978-3-662-68226-5_20

20

Trailer

Während ätherisch-ölhaltige Externa sich bei weichteilrheumatischen Erkrankungen und Schmerzsyndromen zusätzlich zur systemischen Phytotherapie bewähren, stehen für die Behandlung entzündlich und degenerativ rheumatischer Erkrankungen Arzneidrogen verschiedener Wirkstoffgruppen zur Verfügung (◘ Tab. 20.1). Sie wirken analgetisch und antiphlogistisch, das Indikationsgebiet wird mit „zur unterstützenden Behandlung bei rheumatischen Beschwerden" beschrieben und sind zur Behandlung muskuloskelettaler Schmerzen generell indiziert. Bei hochakut entzündlichen und schmerzhaften Prozessen ist eine pflanzliche Monotherapie erfahrungsgemäß nicht ausreichend.

Bei Systemerkrankungen, wie z. B. Kollagenosen, kann die Phytotherapie je nach dominierender Symptomatik ausgewählt und adjuvant eingesetzt werden, ebenso bei Fibromyalgie, den Folgen eines Bandscheibenvorfalls einschließlich radikulärer und vertebragener Schmerzsyndrome wie auch bei der häufig persistierenden Kokzygodynie.

◘ **Tab. 20.1** Phytotherapie bei rheumatischen Erkrankungen, Schmerzsyndromen, stumpfen Verletzungen

Symptomatik	Arzneidrogen	Präparatebeispiel
Schmerzen der Gelenke, Bewegungseinschränkung	Brennnesselblätter	*Rheuma-Hek forte* 1–0–1 Tabl.
Arthrotisch bedingte Schmerzen, Bewegungseinschränkung	Teufelskrallen-wurzel	*Doloteffin* 2–2–2 Tabl.
Entzündungsbedingte Schmerzen, Bewegungseinschränkung der Gelenke und der Wirbelsäule	Bromelain	*Phlogenzym mono* 1–0–(1) Tabl. vor d. Essen
Weichteilrheumatische Schmerzen, auch Fibromyalgie, arthrotische Gelenkschmerzen, Bursitis, Karpaltunnelsyndrom	Eschenrinde, Goldrutenkraut, Zitterpappelrinde und -blätter	*Phytodolor Tinktur* 40–40–40–40 Tr. initial; 20–20–20–(20) Tr. bei Besserung
Starke Schmerzzustände, insbesondere an Sehnen, Bändern, Muskelansätzen, peripheren Nerven, bei reduziertem Allgemeinbefinden und psychischer Verstimmung	Johanniskraut	*Neuroplant 300 mg novo* 1–1–1–0 Tabl.

20.1 Phytotherapie

> Eine unterstützende Therapie bei stumpfen Verletzungen (Distorsion, Kompression, Kontusion) umfasst analgetische, antiphlogistische und inflammatorische Komponenten mit dem Ziel der Primärheilung (◘ Tab. 20.1 und 20.2); bei postoperativen Zuständen wie auch bei Hautverletzungen generell ist die Phytotherapie ebenfalls indiziert (► Kap. 21).

Praxisbewährt

Bei differenzierter Berücksichtigung muskuloskelettaler Schmerzen, die weiterführend in Arthralgien, Myalgien und Ostealgien eingeteilt werden können, lassen sich lokal und systemisch wirkende Arzneidrogen einsetzen. Dabei bewährt sich die Phytotherapie in Kombination mit chemisch-synthetischen Antirheumatika auch in Phasen hoher Schmerz- und Entzündungsintensität. Mittel- bis langfristig können die Antirheumatika (z. B. NSAR) reduziert situativ ausgeschlichen werden.

- Die Nationale Versorgungsleitlinie „nicht spezifischer Kreuzschmerz" empfiehlt die Weidenrinde sowie zur externen Behandlung den Spanischen Pfeffer.
- Die S1-Leitlinie „Knieschmerz bei Arthrosezeichen" nennt Ingwerpulver, Teufelskralle sowie Weidenrinde bei Gonarthrose.
- Eine Kontraindikation für eine pflanzliche Langzeittherapie zur Behandlung von rheumatischen Erkrankungen und Schmerzsyndromen besteht nicht. Insofern ist auch kein Magenschutz wie z. B. Protonenpumpenhemmer notwendig.
- Die externe Phytotherapie (◘ Tab. 20.2) basiert im Wesentlichen auf naturheilkundlichen Erkenntnissen (Heublumensack, ätherisch-ölhaltige „Rheumabäder"); solche Maßnahmen können vom Patienten zusätzlich angewendet werden.
- Bewährt sind warme Auflagen mit Bockshornklee, die auf die schmerzenden Areale aufgelegt werden: ca. 50 g Samen in etwa 250 ml Wasser 10 min lang aufkochen. Danach den Brei auf ein dünnes Tuch auftragen und auf den Schmerzbereich für 1 h auflegen. Die Maßnahmen wirkt analgetisch und muskelrelaxierend.

20

◘ **Tab. 20.2**   Externa bei rheumatischen Erkrankungen, Schmerzsyndromen, stumpfen Verletzungen

Symptomatik	Arzneidrogen	Präparatebeispiel
Starke weichteilrheumatische Schmerzen, auch an Muskel- und Sehnenansätzen, neuropathische Schmerzen	Cayennepfefferfrüchte	*Capsagamma Dolor-Creme* 3 × tgl. auftragen
Muskelschmerzen, Nervenschmerzen (z. B. Ischialgie), Sehnenscheidenentzündung	Latschenkiefernöl, Rosmarinöl	*poly-elan* Salbe 2- bis 3-mal tgl. einreiben
Muskel- und Gelenkschmerzen, schmerzhafte Sehnenansätze und Sehnenscheidenentzündungen	Eukalyptusöl, Pfefferminzöl, Rosmarinöl	*Doloplant Creme* 3- bis 5-mal tgl. einreiben
Schmerzen und Bewegungseinschränkung an Gelenken und Muskeln, auch traumatisch bedingt	Beinwellwurzel	*Kytta Schmerzsalbe* 3 × tgl. einreiben

Weitere Schmerzsyndrome wie Cephalgie, Migräne, Neuralgie werden in ▶ Kap. 4 „Neurologische Erkrankungen" besprochen

❯ Das Gummiharz des Indischen Weihrauchs (*Boswellia serrata*) findet zunehmend therapeutische Beachtung als Antiphlogistikum und Analgetikum bei den klinischen Indikationen rheumatoide Arthritis, chronisch entzündliche Darmerkrankungen sowie in der Onkologie. Speziell mit dem standardisierten Weihrauch-Extrakt der *Heidelberg-Apotheke Bisingen* als Rezepturarzneimittel (300 mg Indischer Weihrauchextrakt, 2–2–2 Tbl.) liegen zahlreiche experimentelle sowie auch klinische Untersuchungen vor.

Ausdrücklich sei auf die Anwendung von einigen Arzneidrogen hingewiesen, die sich bei rheumatischen Erkrankungen in der Praxis bewährt haben: So werden auch Enzym-Präparate (Bromelain) eingesetzt (▶ Kap. 8), da sie analgetische und antiphlogistische Wirkungen haben. Enzyme bewähren sich auch zur postoperativen Behandlung, nach zahnmedizinischen Eingriffen sowie bei Kompressionssyndromen wie z. B. Karpaltunnelsyndrom, sofern nicht eine chirurgische Intervention angezeigt ist.

❯ Für die äußerliche Anwendung ist auf Johanniskrautöl (▶ Kap. 22) hinzuweisen, das eine wundheilende Wirkung hat und insbesondere bei Nerven-
verletzungen und -reizungen eingesetzt wird

Eine Reihe von äußerlich anzuwendenden Präparaten bei rheumatischen Er-
krankungen enthalten Campher (▶ Kap. 13) oder ätherische Öle wie
Eukalyptusöl, Kiefernnadelöl, Pfefferminzöl und Rosmarinöl (Rosmarin,
▶ Kap. 13).

— Die genannten Externa sowie die Cayennepfefferfrüchte können auch bei
Polyneuropathie und Parästhesien eingesetzt werden zusammen mit
einem niedrig dosierten Johanniskraut-Präparat, ca. 450 mg Extrakt
(nicht am Abend anwenden!). Beim Restless-legs-Syndrom empfiehlt sich
probatorisch die Baldrianwurzel als Monopräparat oder in einer fixen
Kombination (▶ Kap. 3).

— Beim Karpaltunnelsyndrom kann studiengesichert auch Leinöl topisch
angewendet werden, was sich in einer verbesserten Leitungsgeschwindig-
keit des N. medianus zeigt, erklärbar durch die inflammatorische Wirkung.

— Bei Schmerzzuständen aufgrund von Verletzungen stellen Arnikablüten
(▶ Kap. 21) und Ringelblumenblüten (▶ Kap. 21) therapeutisch bewährte Arzneidrogen dar; solches trifft auch für die Bursitis zu.

— Die durch Distorsion oder Kontusion bedingte Symptomatik (Schwellung, Schmerz, Bewegungseinschränkung) kann mit den in diesem Kapitel genannten Interna und Externa äußerst effektiv behandelt werden.

— Auf die chondroprotektiven Eigenschaften der Teufelskrallenwurzel ist
hinzuweisen.

20.2 Wirkstoffe

— **Allantoin** ▶ Abschn. 20.2.1
  – Beinwell
— **Bitterstoffe** ▶ Abschn. 20.2.2
  – Teufelskralle
— **Boswelliasäuren** ▶ Abschn. 20.2.3
  – Weihrauch
— **Salizylate und Salizylderivate** ▶ Abschn. 20.2.4
  – Zitterpappel
  – Weide

— **Scharfstoffe** ▶ Abschn. 20.2.5
  – Cayennepfeffer
— **Wirkstoffkomplexe** ▶ Abschn. 20.2.6
  – Heublumen

20

Weitere Arzneipflanzen bei rheumatischen Erkrankungen und Schmerzsyndromen

— Brennnessel ▶ Kap. 17 „Erkrankungen der ableitenden Harnwege"
— Eukalyptusöl ▶ Kap. 8 „Erkrankungen der unteren Atemwege"
— Echte Goldrute ▶ Kap. 17 „Erkrankungen der ableitenden Harnwege"
— Johanniskraut ▶ Kap. 3 „Psychische und neurovegetative Erkrankungen"
— Johanniskrautöl ▶ Kap. 21 „Hauterkrankungen und -verletzungen"
— Pfefferminzöl ▶ Kap. 8 „Erkrankungen der unteren Atemwege"
— Kiefernnadelöl ▶ Kap. 8 „Erkrankungen der unteren Atemwege"
— Rosmarin ▶ Kap. 13 „Blutkreislauf- und arterielle Gefäßerkrankungen"

20.2.1 Allantoin

Allantoin ist ein in der Natur weit verbreiteter Stoff; er kommt sowohl in Pflanzen als auch bei Säugetieren vor (Purinstoffwechsel).

Beinwell (*Symphytum officinalis*)

■ **Verwendeter Pflanzenteil**
Wurzel, blühendes Kraut, Blätter (*Symphyti radix/-herba*)

■ **Inhaltsstoffe**
— Allantoin, Gerbstoffe, Schleimstoffe, Rosmarinsäure, Phenolcarbonsäuren, Triterpensaponine
— Je nach Herkunft und Anbausorte geringe Mengen bis Spuren der hepatotoxischen Pyrrolizidinalkaloide (PA)

■ **Wirkung**
Antiphlogistisch, Förderung der Kallusbildung, der Wundheilung und der Granulation, Verflüssigung des Wundsekrets, wundreinigend (Allantoin), durchblutungsfördernd (Cholin), wundheilend auch durch Schleimund Gerbstoffe

■ **Anwendungsgebiete**
Äußerlich: Prellungen, Zerrungen, Verstauchungen

■ **Neben-/Wechselwirkungen**
—

■ **Gegenanzeigen**
Schwangerschaft, Stillzeit, Kinder unter 2 Jahren

Praxistipp

Die Droge hat sich auch bei Bursitis, Tendovaginitis sowie bei Thrombophlebitis in Form von Salbenumschlägen bewährt.

Fertigarzneimittel
Monopräparate (äußerlich)
— *Kytta-Schmerzsalbe f*, 2- bis 3-mal tgl. einreiben
— *Traumaplant Schmerzcreme*, 2- bis 3-mal tgl. einreiben

20.2.2 Bitterstoffe

Die Wirkstoffe der Teufelskralle, die Iridoide, gehören zu den Bitterstoffen.
Diese regen die Speichel- und Magensaftsekretion einerseits über den
N. vagus durch Erregung der Bitterrezeptoren der Zunge, andererseits humoral im Magen selbst an. Sie steigern die Motilität, wirken allgemein verdauungsfördernd (Senkung des pH-Werts im Magen, Verbesserung der Proteolyse, Anregung der Gallen- und Pankreassekretion) und schließlich karminativ. Über die Anregung der Verdauung wirken Bittermittel generell
tonisierend und so wird auch die Teufelskralle zu den Amara tonica gezählt.
Die Wirkmechanismen, die für den Einsatz bei rheumatischen Erkrankungen
relevant sind, gehen jedoch über die reine Bitterstoffwirkung hinaus. So
konnte experimentell eine Hemmung bestimmter entzündungsauslösender
Prostaglandine belegt werden.

Teufelskralle (*Harpagophytum zeyheri, H. procumbens*)
Die Pflanze ist in Afrika beheimatet und wird dort seit langem traditionell angewandt.

■ **Verwendeter Pflanzenteil**
Sekundäre Speicherwurzel (*Harpagophyti radix*)

■ **Inhaltsstoffe**
Bitterstoffe (Bitterwert: 5000–12.000!): Iridoidglykoside (v. a. Harpagosid, ferner Procumbid); freie Zimtsäure, Flavonoide, wasserlösliche Kohlenhydrate, Phenylethanoidglykoside (Verbascosid)

■ **Wirkung**
Antiphlogistisch, schwach analgetisch, appetitanregend, choleretisch, stimuliert die Magensaftsekretion

■ **Anwendungsgebiete**
▬ Adjuvant bei degenerativen Erkrankungen des Bewegungsapparats
▬ Appetitlosigkeit, dyspeptische Beschwerden

■ **Neben-/Wechselwirkungen**
–

■ **Gegenanzeigen**
Magen- und Zwölffingerdarmgeschwüre, Vorsicht bei Gallensteinen

---

Praxistipp

1 g Droge/Tag bei Appetitlosigkeit, ansonsten 4,5 g Droge/Tag bzw. 2- bis 3-mal tgl. 400 mg Extrakt bis zu 3 Monate

---

Fertigarzneimittel
Monopräparate
▬ *Doloteffin Filmtabletten* (ED 400 mg), 2–(2)–2
▬ *Rivoltan Filmtabletten* (ED 480 mg), 1–0–1
▬ *Sogoon Filmtabletten* (ED 480 mg), 1–0–1

20.2.3 Boswelliasäuren

Boswelliasäuren sind Triterpencarbonsäuren. Die entzündungsmodulierende Wirkung beruht möglicherweise auf einer Beeinflussung des Leukotrienstoffwechsels, indem sie die 5-Lipoxygenase hemmen.

Indischer Weihrauch (*Boswellia serrata*)

- **Verwendeter Pflanzenteil**

Gummiharz (*Olibanum*)

- **Inhaltsstoffe**

50–60 % Harz (besteht zum größten Teil aus Boswelliasäuren, ferner Schleimstoffen), ätherisches Öl mit Monoterpenen (Thujen, Phellandren, Pinen)

- **Wirkung**

Antiphlogistisch, analgetisch, immunsuppressiv, antimikrobiell, Hemmung der Komplement-Aktivierung

- **Anwendungsgebiete (Add-on!)**
- Rheumatoide Arthritis
- Chronisch entzündlichen Darmerkrankungen
- Glioblastom

- **Neben-/Wechselwirkungen**

Selten gastrointestinale Beschwerden, allergische Reaktionen

- **Gegenanzeigen**
- —

Fertigarzneimittel
Monopräparate
- *Weihrauch-Extrakt Heidelberg-Apotheke Bisingen Kapseln* (ED 300 mg), 2–2–2

20

20.2.4 Salizylate und Salizylderivate

Salizylhaltige oder salizylderivathaltige Pflanzen hemmen die Prostaglandin-synthese (zyklische Endoperoxide: Prostaglandine E1, E2). Ebenso wird die pathologisch erhöhte Bildung von Entzündungsmediatoren des Arachidon-säurestoffwechsels teilweise gebremst. Salizylsäure wirkt antipyretisch, anti-phlogistisch, analgetisch und fiebersenkend. Salizylate sind in der Weiden-rinde, Blättern und Rinde der Zitterpappel, daneben auch in der Eschen-rinde enthalten. In ▶ Kap. 9 wird das Mädesüß als salizylathaltige Arzneidroge für Teeanwendungen bei grippalen Erkältungen vorgestellt.

Zitterpappel (*Populus tremula*)
▪ **Verwendeter Pflanzenteil**
Blätter und Rinde (*Populi cortex/-folium*), Pappelknospen (*Populi gemma*)

▪ **Inhaltsstoffe**
Salizylalkoholderivate   (Salicin   =   2-[Hydroxymethyl]-phenyl-β-D-glucopyranose, Populin = 5-Benzoylderivat des Salicins), Phenole, Phenol-säuren (Salicin, Salicortin, Populin), ferner ätherisches Öl, Flavonoide, Äpfel- und Gallussäure, Zink-Lignane; Gesamtsalicingehalt in der Rinde bis zu 10 %

▪ **Wirkung**
Analgetisch, antiödematös, antiphlogistisch, antibakteriell

▪ **Anwendungsgebiete**
▬ Miktionsbeschwerden bei benigner Prostatahyperplasie
▬ Rheumatische Erkrankungen

▪ **Neben-/Wechselwirkungen**
Sehr selten Überempfindlichkeit gegen Salizylate

▪ **Gegenanzeigen**
Salizylat-Überempfindlichkeit

Fertigarzneimittel
Kombinationspräparate
▬ Zitterpappelrinde und -blätter + Goldrutenkraut + Eschenrinde
  – *Phytodolor Tinktur*, 20(40)–20(40)–20(40)–20(40) Tr.

Die Kombination ist ein praxisbewährtes Mittel zur Behandlung der unterschiedlichsten Schmerz-Syndrome; mit Wasser nach der Mahlzeit eingenommen steigert die Verträglichkeit.

Weide (*Salix alba* u. a.)

■ **Verwendeter Pflanzenteil**

Rinde junger Zweige (*Salicis cortex*)

■ **Inhaltsstoffe**

Salicin u. a. Derivate des Salizylalkohols (Salicortin, Fragilin, Populin, Tremulacin); außerdem Flavonoide; Catechin-Gerbstoffe, Kaffeesäurederivate. Salicin und die anderen Salizylate sind Pro-Drugs, die erst in der Leber zu Salizylsäure verstoffwechselt werden.

■ **Wirkung**

Antiphlogistisch, analgetisch, antipyretisch

■ **Anwendungsgebiete**

— Rheumatische Beschwerden;
— Fieberhafte Erkrankungen;
— Kopfschmerzen

■ **Neben-/Wechselwirkungen**

Evtl. leichte Magenschleimhautreizung durch Gerbstoffe; Wirkungsverstärkung von Antikoagulanzien, Corticoiden und blutzuckersenkenden Medikamenten, Wirkungsminderung von Uricosurica. Gelegentlich Überempfindlichkeitsreaktionen, Asthma

■ **Gegenanzeigen**

Asthma bronchiale, spastische Bronchitis, Nieren- oder Leberschäden, Kinder, Schwangerschaft und Stillzeit, Salizylat-Überempfindlichkeit

■ **Praxistipp**

Weidenrindenextrakt-Präparate sind auch hochdosiert (2×480 mg/die) mit reichlich Flüssigkeit eingenommen zur Langzeitbehandlung über 2–3 Monate geeignet, zumal durch das Prodrug-Prinzip ein natürlicher Magenschutz besteht.

Fertigarzneimittel
— Nicht bekannt

20

20.2.5 Scharfstoffe

Zu den Scharfstoffdrogen werden neben Pfeffer und Paprika auch noch der Ingwer, die Gelbwurz und senfölhaltige Pflanzen (weißer und schwarzer Senf), Pflanzen mit Schwefelverbindungen wie Lauchgewächse der Liliaeceae (Zwiebel, Knoblauch) gezählt. Äußerlich werden Scharfstoffe (Cayennepfeffer, volksheilkundlich auch Senf und Meerrettich) zur Schmerzbehandlung rheumatischer Erkrankungen, bei Muskelverspannungen und Nervenschmerzen eingesetzt. Sie führen nach einer anfänglichen Stimulation zu einer Desensibilisierung der relevanten Nervenfasern.

Cayennepfeffer (*Chili, Capsicum acer*), Spanischer Pfeffer, Paprika (*C. annuum*)

- **Verwendeter Pflanzenteil**

Früchte (*Capsici fructus acer*), Spanische Pfefferfrüchte, Paprikafrüchte (*Capsici annui fructus*)

- **Inhaltsstoffe**

Capsaicinoide (v. a. Capsaicin), Carotinoide, Flavonoide, Steroidsaponine, fettes Öl

- **Wirkung**

Lokal hyperämisierend, lokal analgetisch, antiphlogistisch, kortisonähnlich, juckreizstillend

- **Anwendungsgebiete**

Schmerzhafter Muskelhartspann im Schulter-Arm-Bereich sowie im Bereich der Wirbelsäule; Parästhesien

- **Neben-/Wechselwirkungen**

In seltenen Fällen Überempfindlichkeitsreaktionen. Bei längerer Anwendung am gleichen Applikationsort sind eine Schädigung sensibler Nerven und pustulöse Dermatitis bis hin zu Blasen- und Geschwürbildung möglich. Keine zusätzliche Wärmeanwendung einsetzen.

■ **Gegenanzeigen**

Geschädigte Haut, Schleimhäute, Überempfindlichkeit gegen Paprika-Zubereitungen

---

Praxistipp

Der Patient sollte darauf hingewiesen werden, dass sich der Schmerz unmittelbar nach Anwendung zunächst verstärkt, dann aber nachlässt. Diese anfängliche Schmerzverstärkung führt zu einer Hemmung der Schmerzweiterleitung.

Die Präparate wirken hautirritierend. Nach Applikation unbedingt Hände gut abwaschen. Kontakt mit Schleimhäuten und vor allem Augen vermeiden. Keine Anwendung auf offener Haut!
— Ein Behandlungsversuch bei Polyneuropathie empfiehlt sich, wobei die Responder-Rate sehr unterschiedlich ist.

Fertigarzneimittel
Monopräparate
— *ABC Lokale Schmerztherapie Wärme-Pflaster*, auf schmerzende Körperstelle kleben, max. 12 Std. dort belassen
— *rheumamed Salbe*, 4-mal tgl. dünn auftragen und einreiben

20.2.6 **Wirkstoffkomplexe**

Heublumen enthalten verschiedene Inhaltsstoffe – v. a. Cumarine, ätherische Öle und Gerbstoffe –, deren Gehalt jedoch nach Standort und vorherrschenden Blüten und Gräsern schwankt. Die Droge, die ursprünglich ein Nebenprodukt der Heugewinnung darstellt, kann sehr unterschiedlich aussehen.

Heublumen (*Graminis flos*)
Heublumen wurden von Sebastian Kneipp als „Heusack" in die Therapie eingeführt.

20

■ **Verwendeter Pflanzenteil**

Blüten (Spelzen), Früchte und andere oberirdische Teile von Süßgräsern, darunter Gewöhnliches Ruchgras, Wiesen-Schwingel, Lieschgras, Fuchsschwanzgras

■ **Inhaltsstoffe**

Unterschiedlich je nach Standort: Cumaringlykoside und Furanocumarine (Geruchsstoffe), wenig ätherisches Öl, Flavonoide, Gerbstoffe; ubiquitäre Inhaltsstoffe wie Proteine, Stärke, Mineralstoffe und Spurenelemente

■ **Wirkung**

Lokal hyperämisierend, mögliche Beeinflussung innerer Organe über kutiviszerale Reflexe (Head-Zonen), Muskel-relaxierend über die Wärmewirkung

■ **Anwendungsgebiete**

Zur lokalen Wärmetherapie bei degenerativen und extraartikulären Erkrankungen des rheumatischen Formenkreises

■ **Neben-/Wechselwirkungen**

Allergische Hautreaktionen, Heuschnupfen

■ **Gegenanzeigen**

Offene Verletzungen, akute rheumatische Schübe, akute Entzündungen, Heuschnupfen

---

Praxistipp

Der Heublumensack wird als warme Kompresse angewendet: 1- bis 2-mal tägl. ca. 42 °C warmen Heublumensack auf das schmerzende Areal auflegen.

▬ Bei Leberfunktionsstörungen kann der warme Heublumensack auf den Leberbereich nach der Hauptmahlzeit aufgelegt werden.

Fertigarzneimittel
Monopräparate
▬ (Als „Heublumensack" erhältlich)

Hauterkrankungen und -verletzungen, postoperative Versorgung

Inhaltsverzeichnis

© Springer-Verlag GmbH Deutschland, ein Teil von Springer Nature 2024
M. Wiesenauer, *PhytoPraxis*, https://doi.org/10.1007/978-3-662-68226-5_21

Die Phytotherapie ist bei vielen dermatologischen Erkrankungen zur topischen Behandlung indiziert, einige Arzneidrogen finden auch systemische Anwendung. Nicht indiziert ist die Phytotherapie bei schweren infektiösen und malignen Hauterkrankungen. Der intraindividuellen Reaktion auf Naturstoffe (Kreuzallergien) ist Rechnung zu tragen. Differenzialtherapeutisch sind die in den jeweiligen Kapiteln genannten Arzneidrogen zu berücksichtigen. Vergleichbares gilt auch für die postoperative Versorgung, bei der die Phytotherapie die primäre Wundheilung unterstützt.

21

21.1 Phytotherapie

- **Akne vulgaris, Furunkel, Follikulitis** ▶ Abschn. 21.1.1
- **Herpes simplex, Verrucae, Kondylome** ▶ Abschn. 21.1.2
- **Dermatitis, Ekzem** ▶ Abschn. 21.1.3
- **Neurodermitis** ▶ Abschn. 21.1.4
- **Psoriasis vulgaris** ▶ Abschn. 21.1.5
- **Übermäßiges Schwitzen (Hyperhidrosis)** ▶ Abschn. 21.1.6
- **Hautverletzungen und Wunden,** postoperative Versorgung ▶ Abschn. 21.1.7

Die Behandlung folgender exanthemischer Kinderkrankheiten wird im ▶ Kap. 23 „Erkrankungen im Kindesalter" dargestellt:
- Hand-Mund-Fußkrankheit
- Röteln, Ringelröteln
- Scharlach
- Varizellen

21.1.1 Akne vulgaris, Furunkel, Follikulitis

Entzündliche, papulopustulöse Hauterkrankungen können bei der oft notwendigen Langzeittherapie phytotherapeutisch gut behandelt werden; bei rezidivierenden Furunkeln ist eine weiterführende Diagnostik notwendig (z. B. Ausschluss Diabetes mellitus) (◘ Tab. 21.1).

▣ Tab. 21.1 Phytotherapie bei Akne vulgaris, Furunkel, Follikulitis

Symptomatik	Arzneidrogen	Präparatebeispiel
Zyklusabhängige Papeln und Pusteln (Akne vulgaris)	Keuschlammfrüchte	*Agnucaston* 1–0–0 Tabl.
Immer wiederkehrende entzündliche Hautzustände, Papeln und Pusteln	Sonnenhutkraut	*Echinacin Liquidum* 2,5–2,5–2,5 ml (Intervalltherapie!)
Externa		
Furunkelähnliche Effloreszenzen, große Pusteln	Kamillenblüten	*Kamillin Konzentrat Robugen* 1:10 verd., Wattebausch tränken und 2 × tgl. auflegen
Kleinere akneartige Papeln und Pusteln	Hamamelisblätter/-zweige	*Hametum Extrakt* Wattebausch tränken und 2 × tgl. auftupfen
Komedonen, Papeln, Pusteln (Akne-Hautbild), Dermatomykosen	Mahonienrinde	*Rubisan-Creme* 2- bis 3-mal tgl. dünn auftragen

Praxisbewährt

Bei pustulösen Hauterkrankungen Einnahme von Sonnenhutkraut-Extrakt peroral (5 Tage einnehmen, 2-tägige Pause usw.); die gesamte Therapiedauer sollte individuell bestimmt werden.

— Zur Lokaltherapie bei entzündlichen Prozessen, v. a. auch bei Panaritium und Furunkel bewähren sich Auflagen mit Bockshornklee: ca. 5 g Samen in etwa 25 ml Wasser 10 min kochen lassen, danach den Brei auf einen Mull aufbringen und etwa ½ Stunde auf die Entzündung einwirken lassen; nach Entfernen des Breis anschließend z. B. *Ilon Salbe classic* (Lärchenterpentin, Terpentinöl von Strandkiefern, Eukalyptusöl) auftragen.

— Als Basistherapie bei Akne vulgaris, bei rezdivierenden Furunkeln wie generell bei Ekzem bewährt sich eine das darmassoziierte Immunsystem beeinflussende Therapie mit Escherichia coli (z. B. *Mutaflor* 1–0–(1) Kps.);

bei gastrointestinalen Beschwerden (Blähungen, durchfälliger Stuhl) oder Verstärkung der Hautsymptomatik ist eine mehrtägige Pause einzulegen und anschließend mit reduzierter Dosis (1–(1)–0 Kps.) die Therapie fortzusetzen; erfahrungsgemäß ist eine mehrwöchige, oft 2- bis 3-monatige Behandlung notwendig.

— Bei Dermatomykosen bewährt sich nach der antimykotischen Therapie ebenfalls die oben genannte Basistherapie mit z. B. *Mutaflor* sowie zur Lokalbehandlung Kamillenblüten-Extrakt und Mahonienrinden-Salbe (◘ Tab. 21.1); ernährungstherapeutisch sollte auf Zucker und Zuckerhaltige Nahrungsmittel verzichtet werden.

21.1.2 Herpes simplex, Verrucae, Kondylome

Konsequente Phytotherapie kann bei virusbedingten Hauterkrankungen eine schonende Alternative zur chirurgischen Intervention sein (◘ Tab. 21.2). Zu Herpes labialis vgl. ► Kap. 6.

◘ **Tab. 21.2** Phytotherapie bei Herpes simplex, Verrucae, Kondylomen

Symptomatik	Arzneidrogen	Präparatebeispiel
Rezidivierender Herpes simplex, herpetiforme Dermatitis	Sonnenhutkraut	*Echinacin Liquidum*[a] 2,5–2,5–2,5 ml
	Melissenblätter	*Lomaherpan-Creme* mehrfach tgl. auftragen
Weiche (gestielte) Warzen, Feigwarzen	Färberhülsenwurzel, Lebensbaumspitzen, Sonnenhutwurzel	*Esberitox Compact* 1–1–1 Tabl. (Intervalltherapie)
Externa		
Weiche (gestielte) Warzen, Feigwarzen	Lebensbaumspitzen	*Thuja extern* 1 × tgl. lokal auftupfen
Warzen, Feigwarzen	Fußblattwurzel	*Condylox Lösung* 2 × tgl. auftragen (an 3 Tagen)

[a]auch als Externum bewährt

> **Praxisbewährt**
>
> Morphologische Differenzierung: Bei weichen Warzen eignen sich primär die Extrakte aus Lebensbaumspitzen, während solche aus Fußblattwurzel eher bei harten Warzen wirksam sind. Grundsätzlich nicht auf Schleimhäute bringen, umgebende Haut mit Fettsalbe schützen, nach 3- bis 4-tägiger Anwendung Therapiepause einlegen, ggf. eher bei Rötung und Schmerz der Warze.

21.1.3 Dermatitis, Ekzem

Bei Beachtung dermatologischer Therapieprinzipien können akute (Dermatitis) und chronische (Ekzem) Hauterkrankungen phytotherapeutisch behandelt werden. Empfehlungen basieren vielfach nur auf erfahrungsheilkundlichen Erkenntnissen. Die Anwendung nachstehend genannter Arzneidrogen ist durch Studien evaluiert (◘ Tab. 21.3).

> **Praxisbewährt**
>
> Differenzialtherapeutisches Vorgehen unter Beachtung der Morphologie nässend/trocken und des subjektiven Empfindens (z. B. Juckreiz).

- Die äußerliche Therapie lässt sich wie folgt optimieren: Bei nässender Dermatitis sind zunächst Umschläge mit der indizierten Arzneidroge sinnvoll, um danach (z. B. tagsüber oder nachts) eine andere Arzneidroge in Cremeform dünn (!) aufzutragen. Bei trockenem Ekzem und Sebostase bewährt sich ein identisches Vorgehen, wobei die zweite Arzneidroge in Salbenform aufgetragen werden sollte, ohne jedoch die trockene Haut zu sehr zu „verwöhnen" („je weniger fett, desto besser").
- Eine äußerst bewährte Maßnahme ist ein Teeaufguss von Stiefmütterchenkraut (*Violae tricoloris herba*), einige Tage lang 2–3–4 Tassen täglich trinken: Die Arzneidroge wirkt juckreizstillend und antiphlogistisch. Sie ist auch bei Neurodermitis angezeigt und kann auch äußerlich angewendet werden: mit getränktem Mull die entzündlichen Hautstellen abtupfen.

◘ Tab. 21.3 Phytotherapie bei Dermatitis, Ekzem

Symptomatik	Arzneidrogen	Präparatebeispiel
Hautentzündung mit Juckreiz	Stiefmütterchen-kraut	als Tee (Abschn. „▶ Stiefmütterchen (Viola tricolor)")
Externa		
Entzündliche Hautareale mit starkem Juckreiz, auch seborrhoisch	Ballonrebenkraut	*Halicar Creme* mehrmals tgl. einreiben
Nässender, entzündlicher Hautausschlag; Hautentzündung auf Grund übermäßiger Schweißbildung; nässender und juckender Analbereich	Eichenrinde	*Eichenrinden-Extrakt* 20 ml auf 300 ml Wasser für Umschläge
Akute und chronischrezidivierende Hautausschläge, auch mit Neigung zur Superinfektion	Kamillenblüten	*Kamillin Konzentrat* 20 ml auf 1 l Wasser für Umschläge
Nässende, entzündliche Hauterkrankung, auch seborrhoisch	Hamamelisblätter/zweige	*Hametum Extrakt* 1:3 verd. für Umschläge
Trockene, stark schuppende Hautentzündung mit Rhagaden und Fissuren	Mahonienrinde	*Rubisan-Salbe* 2- bis 3-mal tgl. auftragen und einmassieren

21.1.4 Neurodermitis (endogenes Ekzem)

Die Phytotherapie der Neurodermitis (endogenes Ekzem, atopische Dermatitis) (◘ Tab. 21.4) sollte durch sinnvolle Allgemeinmaßnahmen ergänzt werden wie z. B. Klimatherapie (Hochgebirge, Nordsee), ausgewogene Ernährungs- und Lebensweise. Eine übertriebene Hautpflege, zumal mit rückfettenden Externa sowie Ölbädern, ist nach unserer Erfahrung zu vermeiden.

Die im vorangehenden Abschnitt genannten Arzneidrogen sind differenzialtherapeutisch zu berücksichtigen, ebenso die dortigen Hinweise zur Applikation.

◘ Tab. 21.4   Phytotherapie bei Neurodermitis (endogenes Ekzem)

Symptomatik	Arzneidrogen	Präparatebeispiel
Juckreiz und Entzündung der Haut, subakutes und chronisches Stadium	Nachtkerzenöl	(z. Zt. nur als NEM) 1000 mg 2–2–2 Kps. (Kapseln aufschneiden und Inhalt einnehmen), Kinder: 2–0–2 Kps.
Externa		
Starker Juckreiz bei entzündlichen Hautarealen	Ballonreben-kraut	*Halicar-Creme/-Salbe* mehrfach tgl. einreiben
Nässender, entzündlicher Hautausschlag, auch mit Juckreiz	Eichenrinde	*Eichenrinden-Extrakt* 20 ml auf 300 ml Wasser für Umschläge
Nässende Hautentzündung mit Juckreiz, auch super-infiziert	Hamamelis-blätter/zweige	*Hametum Extrakt* 1:3-verd., für Umschläge
Entzündung, Juckreiz, Schuppung, auch bei Liche-nifikation	Hamamelis-blätter/zweige	*Hametum Wund- und Heilsalbe* mehrmals tgl. dünn auftragen
	Mahonienrinde	*Rubisan-Creme* mehrmals tgl. dünn auftragen
	Kamillenblüten	Kamillin-Konzentrat-Robugen 20 ml auf ein Teilbad

Praxisbewährt

Differenzialtherapie: Im akuten Schub mit Juckreiz und/oder Nässen Eichen-rinde und Hamamelisblätter/-zweige zu Umschlägen oder (Teil)bädern im täglichen, ggf. wöchentlichen Wechsel, anschließend Lokaltherapie mit Ballonrebenkraut im Wechsel mit Hamamelisblättern/-zweigen als Creme. Der Patient soll täglich 3–4–5 Tassen Stiefmütterchenkraut-Tee trinken!

▬ Im subakuten/chronischen Stadium (bei Beachtung der Individual-symptomatik): Bäder mit Kamillenblüten (nicht tgl.), anschließend Creme oder Salbe im wöchentlichen Wechsel von Mahonienrinde und Hamamelisblättern/-zweigen.

— Erfahrungsgemäß kann die Wirkung von Borretschsamenöl und Nachtkerzenöl durch die abendliche Gabe von Zink optimiert werden (z. B.
Zinkit 10, abends 1 Tbl. für Kinder, *Zinkit 20*, abends 1 Tbl. für Erwachsene).

— Ein weiterer Behandlungsansatz bei Neurodermitis wie auch bei einer
Pollenallergie ist die längerfristige Immunmodulation des darmassoziierten Immunsystems mit Probiotika (Präparate und Dosierung
▶ Kap. 15, „Akute Diarrhö"); das Wirkprinzip ist im Sinne einer unspezifischen Immuntherapie zu verstehen.

— Bei Pruritus sine materia (Schwangerschaft, im Alter) bewährt sich die
Mariendistel (z. B. *Silimarit* 1–0–1 Kps.), da die beiden Organe Leber
und Haut in einem funktionellen Zusammenhang stehen (▶ Kap. 16).

21.1.5 Psoriasis vulgaris

Während in der Naturheilheilkunde diuretisch und laxierend wirkende
Arzneidrogen zur „Umstimmungstherapie" empfohlen werden, ist bislang
nur die Mahonienrinde hinreichend gut untersucht und die Anwendung bei
leichten bis mittelschweren Verlaufsformen durch Studien abgesichert
(◘ Tab. 21.5).

Allgemeinmaßnahmen, wie im vorangehenden Abschnitt beschrieben,
sollte auch der Psoriasis-Patient durchführen, hier insbesondere regelmäßige
Aufenthalte an der See.

◘ **Tab. 21.5** Phytotherapie bei Psoriasis vulgaris

Symptomatik	Arzneidrogen	Präparatebeispiel
Leichte bis mittelschwere Ausprägung der Psoriasisherde (chronischstationäre Form)	Mahonienrinde	*Rubisan-Creme* oder *Salbe*[a] mehrmals tgl. dünn auftragen

[a]Durch eine 5%ige Beimischung der Salizylsäure kommt es zu einer intensiven
Keratolyse (s. u.) Differenzialtherapeutisch sind die im ▶ Abschn. 21.1.3 „Dermatitis, Ekzem" genannten Arzneidrogen zu berücksichtigen, insbesondere auch bei
exsudativen und eruptiven Stadien

Praxisbewährt

Rezeptur:
- Acidum salicylicum 5,0 g
- Rubisan-Salbe 100,0 g

M.f.ungt. (Misce fiat unguentum)

- Durch die Beimischung der Salizylsäure zur *Rubisan-Salbe* kommt es zu einer intensiven Keratolyse. Die Rezeptur-Salbe eignet sich speziell zur einmal täglichen Anwendung bei starker Schuppenbildung, auch der Kopfhaut (vor dem Haarewaschen einmassieren).

21.1.6 Übermäßiges Schwitzen (Hyperhidrosis)

Übermäßiges Schwitzen ist lediglich ein Symptom, das somatische wie auch emotionale Ursachen haben kann. Die häufig nur reflektorische Anwendung von Salbei berücksichtigt die dabei notwendige Differenzialtherapie nicht, wie sie jedoch eine erfolgversprechende Phytotherapie voraussetzt (◻ Tab. 21.6).

◻ **Tab. 21.6**   Phytotherapie bei übermäßigem Schwitzen (Hyperhidrosis)

Symptomatik	Arzneidrogen	Präparatebeispiel
Schwitzen bei geringster Aufregung, inneres Zittern, starkes Herzklopfen (Schilddrüse)	Wolfstrappkraut	(Als homöopathisches Arzneimittel verfügbar)
Schwitzen bei körperlicher Tätigkeit verbunden mit Kurzatmigkeit, oft abends Beinödeme (NYHA II)	Weißdornblätter mit Blüten	*Crataegutt novo 450 mg* 1–0–1 Tabl.
Klimakterisch bedingtes starkes Schwitzen	Traubensilberkerze-wurzelstock	*Klimadynon* 1–0–1 Filmtabl.
Schwitzen, Schweißausbrüche, auch ohne klinisch erkennbare Ursache	Salbeiblätter	*Salvysat 300 mg* 1–1–1 Tabl.

Praxistipp

Bei Patienten, die auf Grund eines Prostatakarzinoms eine antihormonelle Therapie erhalten, leiden häufig unter starken Schweißausbrüchen. Auch dabei kann ein Salbeiblätter-Extrakt eingesetzt werden.

- Bei starkem Schwitzen an Händen und Füßen sind Teilbäder mit Eichenrinden-Extrakt sinnvoll: 1- bis 2-mal tägl. etwa 5 min lang in (lau) warmem Wasser.
- Ergänzend kann dem Patienten eine psychotrop wirkende Pflanzenkombination verordnet werden (z. B. *Neurapas balance*, 2–2–(2) Tabl.).

21.1.7 Hautverletzungen und Wunden, postoperative Versorgung

Die in der (haus)ärztlichen Praxis zu sehenden Hautverletzungen, Strahlenschäden, Traumen und Wunden einschließlich postoperativer Zustände können mit phytotherapeutischen Maßnahmen im Sinne einer Primärheilung unterstützt werden (◘ Tab. 21.7 und 21.8); vergleichbares gilt für stumpfe Verletzungen ► Kap. 20. Die Phytotherapie konkurriert nicht mit einer notwendigen chirurgischen Intervention. Der Tetanus-Schutz ist grundsätzlich

◘ Tab. 21.7 Phytotherapie bei Hautverletzungen und Wunden, postoperative Versorgung

Symptomatik	Arzneidrogen	Präparatebeispiel
Postoperative Schmerzen, Schwellung des operierten Bereichs mit Hämatom	Eschenrinde, Goldrutenkraut, Zitterpappelrinde und -blätter	*Phytodolor Tinktur* 0–40–40–40 Tr. initial; 20–20–20–(20) Tr. bei Besserung
Anhaltende Schwellung postoperativ, nach zahnmedizinischem Eingriff	Bromelain, Rutosid, Trypsin	*Wobenzym* 3–3–3 Tabl.
Postoperative Verwirrtheit, leidet unter mangelnder Merkfähigkeit, ängstliches Verhalten	Baldrianwurzel	*Euvegal Balance* 500 mg 1–0–1 Tabl.

◘ Tab. 21.8 Phytotherapie bei Hautverletzungen und Wunden[a], postoperative Versorgung (Externa)

Symptomatik	Arzneidrogen	Präparatebeispiel
Narben nach Verbrennungen, auch bei Strahlenschäden, Ulcus-cruris-Ränder zur Heilungsanregung	Johanniskrautöl	*Rotöl Jukunda* mehrfach tgl. leicht einmassieren
Hautverletzung mit Neigung zur Entzündung; auch bei schlecht heilendem, nässendem Ulcus cruris	Hamamelis-blätter/-zweige	*Hametum Extrakt* für Umschläge *Hametum Wund- und Heilsalbe* mehrmals tgl. dünn auftragen
Schlecht heilende Wunden	Ringelblumenblüten	*Calendumed Creme/Salbe* mehrmals tgl. dünn auftragen
Schlecht heilende Wunden mit Infektionsgefahr	Sonnenhutkraut	*Echinacin-Salbe* mehrmals tgl. dünn auftragen
Nässende, auch zur Infektion neigende Hautverletzung	Kamillenblüten	*Kamillosan-Cremel-Salbe* mehrmals tgl. dünn auftragen

[a]Differenzialtherapeutisch sind die im ► Kap. 14, Abschnitt Ulcus cruris varicosum genannten Arzneidrogen zu berücksichtigen

zu überprüfen. Bei schlecht heilenden Wunden, wie z. B. Dekubitus, Ulcus cruris varicosum, ist eine adjuvante Intervalltherapie mit immunmodulierend wirkenden Arzneidrogen empfehlenswert (► Kap. 10).

Praxistipp

Postoperativ kann es zumal bei älteren Menschen zu anhaltender Verwirrtheit und Desorientierung kommen, was als postoperative kognitive Dysfunktion (POCD) bezeichnet wird, auch bekannt als Durchgangssyndrom. In einer placebokontrollierten Doppelblindstudie über 8 Wochen wurde präoperativ Baldrianwurzelextrakt gegeben (2-mal tägl. 530 mg). Postoperativ waren die mentalen Komplikationen in der mit Baldrianextrakt behandelten Patientengruppe signifikant geringer; bemerkenswert dabei ist, dass die Studie bei Patienten mit einer koronaren Bypass-OP durchgeführt wurde (vgl. ◘ Tab. 21.7). Darüber hinaus ist empirisch bekannt, dass Ginkgo-biloba-Spezialextrakt postoperativ bedingte kognitive Beschwerden reduziert.

21

Praxisbewährt

Bei Hautverletzungen und Wunden mit chronischer Entzündungsneigung interne Anwendung von Sonnenhutkraut oder Taigawurzel (▶ Kap. 10).

Erfahrungsgemäß sollte bei einer Sekundärheilung (z. B. Ulcus cruris varicosum) die meist längerfristige Lokaltherapie mit wechselnden Arzneidrogen durchgeführt werden, d. h. das jeweilige Präparat ist nach etwa dreiwöchiger Applikation zu wechseln. Ansonsten zeigt sich immer wieder ein im Laufe der Anwendungsphase rückläufiges Ansprechen des Externums.

❯ Eine systemische Behandlung bei Ulcus cruris mit einem pflanzlichen Venentherapeutikum ist sinnvoll (vgl. auch ▶ Kap. 14).

Einen hohen Stellenwert, wenn auch nur weitgehend naturheilkundlich belegt, muss dem Johanniskrautöl eingeräumt werden zur Behandlung von Narbengewebe und Keloiden, wie sie z. B. nach Bestrahlungen und chirurgischen Eingriffen auftreten können.

Im Übrigen bewähren sich pflanzliche Externa zur Hautpflege wie auch zur Behandlung von Hautläsionen speziell beim onkologischen Patienten, ▶ Kap. 22„Onkologische Erkrankungen".

21.2 Wirkstoffe

━ **Alkaloide** ▶ Abschn. 21.2.1
  – Mahonie
━ **Fettsäuren** ▶ Abschn. 21.2.2
  – Borretsch
  – Nachtkerze
━ **Lignane** ▶ Abschn. 21.2.3
  – Fußblatt
━ **Wirkstoffkomplexe** ▶ Abschn. 21.2.4
  – Arnika
  – Ballonrebe
  – Bittersüßer Nachtschatten
  – Johanniskraut
  – Ringelblume
  – Stiefmütterchen

Weitere Arzneipflanzen bei Hauterkrankungen und -verletzungen
- Hamamelis ► Kap. 14 „Venöse Gefäßerkrankungen"
- Kamille ► Kap. 6 „Erkrankungen im Mund- und Rachenraum sowie der Zähne"
- Keuschlamm ► Kap. 19 „Erkrankungen der weiblichen Geschlechtsorgane"
- Melisse ► Kap. 6 „Erkrankungen in Mund- und Rachenraum sowie der Zähne"
- Salbei ► Kap. 6 „Erkrankungen im Mund- und Rachenraum sowie der Zähne"
- Sonnenhut ► Kap. 10 „Rezidivierende Infekte" – Infektanfälligkeit
- Traubensilberkerze ► Kap. 19 „Erkrankungen der weiblichen Geschlechtsorgane"
- Weißdorn ► Kap. 12 „Herzerkrankungen"
- Wolfstrapp ► Kap. 11 „Schilddrüsenerkrankungen"

21.2.1 Alkaloide

Mahonie (*Mahonia aquifolium*)

■ **Verwendeter Pflanzenteil**
Rinde (*Mahoniae aquifolii cortex*)

■ **Inhaltsstoffe**
Bisbenzylisochinolin-Alkaloide wie Berbamin und Oxycanthin, Protoberberin-Alkaloide (wie Berberin), Aporphin-Alkaloide wie Magnoflorin

■ **Wirkung**
Antiphlogistisch, antiproliferativ, antibakteriell, antiseborrhoisch, regulierend auf Talgdrüsentätigkeit, mitosehemmend, keratolytisch

■ **Anwendungsgebiete**
- Leichte bis mittelschwere Psoriasis
- Ekzemkrankheit
- Seborrhö
- Akne vulgaris

■ **Neben-/Wechselwirkungen**
Zu Beginn leichte Hautrötung oder Brennen möglich; selten allergische Hautreaktionen

■ **Gegenanzeigen**
—

> **Praxistipp**
>
> *Rubisan Salbe* bewährt sich auch bei sehr trockenen, schuppenden, chronisch verlaufenden Ekzemen und bei Neurodermitis. In Cremeform ist *Rubisan* ein bewährtes Aknetherapeutikum sowie ein Antimykotikum.

Fertigarzneimittel
Monopräparate
— *Rubisan Creme*, 2- bis 3-mal tgl. dünn auftragen
— *Rubisan Salbe*, 2- bis 3-mal tgl. großflächig einreiben, auch als Salbenverband

21.2.2 Fettsäuren

Verschiedene Arbeiten weisen darauf hin, dass bei Neurodermitikern eine Störung im Stoffwechsel langkettiger, essenzieller Fettsäuren vorliegt, durch welche γ-Linolensäure nur unzureichend gebildet wird.

Borretsch (*Borago officinalis*)
■ **Verwendeter Pflanzenteil**
Samenöl (*Boraginis oleum*)

■ **Inhaltsstoffe**
Fettes Öl mit langkettigen, essenziellen ungesättigten Fettsäuren (Öl-, Palmitin-, Linolsäure und γ-Linolensäure; der Anteil an γ-Linolensäure beträgt über 20 % [bei Nachtkerzenöl nur ca. 10 %])

- **Wirkung**
- Substitution von Linolen- und γ-Linolensäure, dadurch Einfluss auf den Arachidonsäurestoffwechsel und die Bildung von Prostaglandinen
- Antiinflammatorische und antiphlogistische Wirkung, Reduzierung von Juckreiz, Schuppung, Hautentzündung, Rötung; immunmodulierend

- **Anwendungsgebiete**
Neurodermitis

- **Neben-/Wechselwirkungen**
–

- **Gegenanzeigen**
Schwangerschaft in den ersten drei Monaten; Kinder unter 1 Jahr

---

Fertigarzneimittel
Monopräparate
- Nicht bekannt (nur als Nahrungsergänzungsmittel)

Nachtkerze (*Oenothera biennis*)
- **Verwendeter Pflanzenteil**
Samenöl (*Oenotherae oleum*)

- **Inhaltsstoffe**
Fettes Öl mit Linolsäure und γ-Linolensäure

- **Wirkung**
- Substitution von Linolen- und γ-Linolensäure, dadurch Einfluss auf den Arachidonsäurestoffwechsel und die Bildung von Prostaglandinen
- Antiinflammatorische und antiphlogistische Wirkung, Reduzierung von Juckreiz, Schuppung, Hautentzündung, Rötung; immunmodulierend

- **Anwendungsgebiete**
- *Innerlich und äußerlich*: Neurodermitis
- *Innerlich*: prämenstruelles Syndrom

■ **Neben-/Wechselwirkungen**
Gelegentlich Übelkeit, Verdauungsstörungen, Kopfschmerzen, Hautausschläge. Unter der Behandlung treten u. U. fokale Anfälle bei Patienten auf, die epileptogene Arzneimittel einnehmen (z. B. Phenothiazine).

■ **Gegenanzeigen**
Schwangerschaft in den ersten drei Monaten; Kinder unter 1 Jahr

21

Fertigarzneimittel
Monopräparate
— Nicht bekannt (nur als Nahrungsergänzungsmittel)

21.2.3 Lignane

Zu den Lignanen gehören Inhaltsstoffe von Podophyllum, sie werden partialsynthetisch zur Zytostase verwendet.

Fußblatt, Maiapfel (*Podophyllum peltatum*)
Fußblatt ist eine im atlantischen Nordamerika heimische Pflanze, die traditionell als drastisch abführendes, emetisches, antikanzerogenes und cholagoges Phytotherapeutikum eingesetzt wurde. Die innerliche Anwendung ist heute obsolet. Das Harz aus Podophyllum wird zur Entfernung spitzer Kondylome eingesetzt.

■ **Verwendeter Pflanzenteil**
Wurzelstock (*Podophylli peltati rhizoma*), Podophyllinum (*Podophylli resina*), das aus dem Wurzelstock (Rhizom) durch Ethanolextraktion gewonnene Harz

■ **Inhaltsstoffe**
Lignane (Podophyllotoxin, α-, β-Peltatin)

■ **Wirkung**
Antimitotisch, zytostatisch, virustatisch, Mitosegift

■ **Anwendungsgebiete**
Entfernung spitzer Kondylome (äußere Anwendung)

■ **Neben-/Wechselwirkungen**

Bei Alkoholkonsum während der Therapie kommt es zu massiver Wirkungsverstärkung des Alkohols.

■ **Gegenanzeigen**

Schwangerschaft, Stillzeit, Kinder unter 12 Jahren, Immunschwäche, rezidivierende Herpesinfektionen, offene Wunden, blutende oder entzündete
Kondylome

Praxistipp

1- bis 2-mal täglich 3 Tage lang auf die einzelne Warze auftragen. Um-
gebende Haut ist mit einer Fettsalbe zu schützen. Bei Rötung und Schmerz-
entwicklung Behandlung beenden. Erfahrungsgemäß beginnt die Warze
sich anfänglich zu vergrößern (!), um danach zu schrumpfen und spontan
abzufallen; diesen Vorgang nicht mechanisch versuchen zu beschleunigen.

Fertigarzneimittel
**Monopräparate (verschreibungspflichtig; die Präparateanleitung ist jeweils
genau zu beachten!)**
━ *Condylox Lösung*
━ *Wartec Creme* 0,15 %

21.2.4 Wirkstoffkomplexe

Die im Folgenden genannten Arzneipflanzen enthalten mehrere Wirkstoffe,
die synergistisch für die arzneiliche Wirkung verantwortlich sind, wobei es
sich bei den sechs genannten Pflanzen um sehr unterschiedliche Wirkstoffe
handelt.

Arnika, Bergwohlverleih (*Arnica montana*)

■ **Verwendeter Pflanzenteil**

Blüten (*Arnicae flos*)

■ **Inhaltsstoffe**

Sesquiterpenlactone (Ester des Helenalins und Derivate), Flavonoidaglyka, Flavonoidglykoside, ätherisches Öl (v. a. Thymol und Thymolderivate), Cumarine (z. B. Scopoletin und Umbelliferon), Polyine, Schleimstoffe, Fettsäuren, Phenolcarbonsäuren (u. a. Chlorogensäure), in Spuren die nichttoxischen Pyrrolizidin-Alkaloide Tussilaginsäure und Isotussilaginsäure

■ **Wirkung**

Bei topischer Anwendung antiphlogistisch, analgetisch, antiseptisch (v. a. gegen grampositive Keime), antimykotisch, haut- und schleimhautreizend, hyperämisierend

■ **Anwendungsgebiete**

— Zur äußerlichen Anwendung bei Verletzungs- und Unfallfolgen
— Bei z. B. Hämatomen, Distorsionen, Prellungen, Quetschungen, Frakturödemen, bei rheumatischen Muskel- und Gelenkbeschwerden
— Entzündungen der Schleimhäute von Mund- und Rachenraum
— Furunkulose und Entzündungen als Folge von Insektenstichen
— Thrombophlebitis

■ **Neben-/Wechselwirkungen**

— Bei vorgeschädigter Haut möglicherweise Ödeme oder Bläschenbildung, bei längerer Anwendung Ekzeme, bei häufiger Anwendung Sensibilisierung mit allergischen Reaktionen (Hautausschläge, Juckreiz, Blasen, Geschwüre)
— Bei unverdünnter äußerlicher Anwendung toxische Bläschenbildung, Nekrotisierung
— Bei innerlicher Anwendung und Überdosierung: Schwindel, Herzklopfen, Herzrhythmusstörungen, Durchfall, Kollaps

■ **Gegenanzeigen**

Allergie gegen Arnika oder andere Korbblütler

Praxistipp

Für Umschläge Arnikatinktur (1 TL Tinktur, 1 Tasse Wasser). Keine unverdünnte Anwendung. Arnika-Präparate aus spanischen Arnikablüten lösen kaum Kontaktallergien aus (z. B. *Kneipp Arnika*).

Die systemische Anwendung von Arnika erfolgt als Arzneimittel der homöopathischen Therapierichtung.

Fertigarzneimittel
Monopräparate
— *Kneipp Arnika Salbe S*, 2- bis 3-mal tgl. einreiben

Ballonrebe (*Cardiospermum halicacabum*)

■ **Verwendeter Pflanzenteil**
Kraut (*Cardiospermi herba*); zur Herstellung der Urtinktur dienen die frischen, oberirdischen Teile der blühenden Pflanze

■ **Inhaltsstoffe**
Halicarsäure, Phytosterine, Saponine, Tannine, Alkaloide, Flavonoide,
pentazyklische Triterpene

■ **Wirkung**
Antiphlogistisch, juckreizstillend, feuchtigkeitsspendend (wahrscheinlich
durch Einfluss auf den Arachidonsäurestoffwechsel); Hauptwirkung wahrscheinlich auf die Phytosterine zurückzuführen

■ **Anwendungsgebiete**
Dermatitis, pruriginöse Ekzemkrankheit, Intervallbehandlung bei Neurodermitis, allergisches Kontaktekzem, kumulativ toxisches Kontaktekzem;
seborrhoisches, mikrobielles, Exsikkations-, Stauungsekzem, Insektenstich

■ **Neben-/Wechselwirkungen**
—

■ **Gegenanzeigen**
—

Praxistipp

Praxisbewährtes Dermatotherapeutikum zur Therapie von Ekzemen mit
starkem Pruritus.

Fertigarzneimittel
Monopräparate
- *Halicar Creme*, 2- bis 3-mal tgl. auftragen
- *Halicar Salbe*, 2- bis 3-mal tgl. auftragen, auch als Salbenverband
- *Dermaplant Salbe*, 2- bis 3-mal tgl. auftragen

Bittersüßer Nachtschatten (*Solanum dulcamara*)

- **Verwendeter Pflanzenteil**

Stängel (*Dulcamarae stipes*)

- **Inhaltsstoffe**

Steroidalkaloidglykoside (v. a. Soladulcidin und Solasodin); neben den Spirostanolsaponinen finden sich auch bisdesmosidische Furostanolglykoside und Gerbstoffe

- **Wirkung**
- *Gerbstoffe*: adstringierend; antimikrobiell, schleimhautreizend, sekretionshemmend, gewebeverdichtend, juckreizstillend
- *Alkaloide*: anticholinerg
- *Solasodin*: antiphlogistisch
- außerdem antiallergisch, Cortison-ähnlich, immunmodulierend

- **Anwendungsgebiete**

Adjuvant bei chronischem Ekzem

- **Neben-/Wechselwirkungen**

–

- **Gegenanzeigen**

–

Praxistipp

Bewährt bei Hautleiden, die mit Stoffwechselstörungen assoziiert sind und Juckreiz verursachen.

> **Fertigarzneimittel**
> **Monopräparate**
> — Äußerlich: *Cefabene-Salbe*, 2- bis 3-mal tgl. auftragen

Johanniskraut (*Hypericum perforatum*)

■ **Verwendeter Pflanzenteil**

Kraut (*Hyperici herba*)

■ **Inhaltsstoffe**

Naphtodianthronderivate (Hypericin, Pseudohypericin), Phloroglucin-derivate (u. a. Hyperforin), Flavonoide (v. a. Hyperosid), Biflavonoide (Amentoflavon), Catechingerbstoffe, Xanthone, ätherisches Öl mit Mono- und Sesquiterpenen

■ **Wirkung**

Antidepressiv und anxiolytisch (► Kap. 3). Hypericine wirken photo-dynamisch, antiviral und antiretroviral, sie verbessern die Durchblutung in den Kapillaren. Hyperforin wirkt antibakteriell, die Flavonoide und Biflavo-noide (v. a. im Öl enthalten) antiphlogistisch, das Biflavon Amentoflavon an-tiulcerogen, die Gerbstoffe wirken adstringierend und eiweißfällend. Diese letztgenannten Wirkungen erklären den traditionellen Einsatz von Johannis-krautöl als Wundöl.

■ **Anwendungsgebiete**

— *Äußerlich*: ölige Hypericumzubereitungen zur Behandlung und Nach-behandlung von scharfen und stumpfen Verletzungen, Myalgien und Verbrennungen 1. Grades

— *Innerlich*: vgl. auch ► Kap. 3 „Psychische und neurovegetative Er-krankungen"

■ **Neben-/Wechselwirkungen**

Bei therapeutischer Dosis keine Photosensibilisierung

■ **Gegenanzeigen**

Keine für äußerliche Anwendung

Fertigarzneimittel
Monopräparate
— *Äußerlich*: *Rotöl Jukunda*, 2- bis 3-mal tgl. einmassieren

Ringelblume (*Calendula officinalis*)
■ **Verwendeter Pflanzenteil**
Blüten (*Calendulae flos*)

■ **Inhaltsstoffe**
Triterpensaponine (Calenduloride A–F), ätherisches Öl, Flavonoide, Carotinoide, Triterpenalkohole (v. a. Faradiol), Polysaccharide, ferner Cumarine, Polyine und Phenolcarbonsäuren

■ **Wirkung**
Antiphlogistisch, granulations- und wundheilungsfördernd, antiödematös, antibakteriell, fungistatisch, virustatisch

■ **Anwendungsgebiete**
— *Innerlich, lokale Anwendung*: entzündliche Veränderungen der Mund- und Rachenschleimhaut
— *Äußerlich*: Wunden, auch mit schlechter Heilungstendenz, Ulcus cruris

■ **Neben-/Wechselwirkungen**
Allergische Reaktionen

■ **Gegenanzeigen**
Allergien gegen Korbblütler

❯ **Praxistipp**
Vorsicht mit selbsthergestellten Salben auf Basis von Schweineschmalz, weil es insbesondere bei Neurodermitikern zu Hautreizungen kommen kann.

Die systemische Anwendung von Calendula erfolgt als Arzneimittel der homöopathischen Therapierichtung.

Fertigarzneimittel
Monopräparate
— *Calendumed-Creme, -Gel, -Salbe*, 2- bis 3-mal tgl. auftragen

Stiefmütterchen (*Viola tricolor*)

❯ Verwechslungsmöglichkeiten von *Violae tricoloris herba* mit *Violae odoratae radix* (Wurzel, wohlriechendes Veilchen, Expektorans)

■ **Verwendeter Pflanzenteil**
Kraut (*Violae tricoloris herba*)

■ **Inhaltsstoffe**
Saponine, Flavonoide, Salizylsäure und -derivate (z. B. Methylsalizylat), Phenolcarbonsäuren, ca. 10 % Schleimpolysaccharide, Gerbstoffe, Peptide (hämolytisch wirksam)

■ **Wirkung**
Antioxidativ, antiphlogistisch, kortisonähnlich

■ **Anwendungsgebiete**
Leichte seborrhoische Hautkrankheiten, Milchschorf von Kindern

■ **Neben-/Wechselwirkungen**
–

■ **Gegenanzeigen**
–

Praxistipp

Innerlich und äußerlich als Tee sehr bewährt! Für den Tee 1 EL Stiefmütterchenkraut mit 200 ml kochendem Wasser überbrühen, zugedeckt 5 Min. ziehen lassen, 3- bis 5-mal tgl. 1 Tasse trinken. Für ein Sitzbad 2–3 EL Stiefmütterchenkraut mit 1 l kochendem Wasser überbrühen, zugedeckt 15 Min. ziehen lassen. Abseihen, Sud zum Badewasser geben.

Fertigarzneimittel
- *Ekzevowen derma Creme*, 1- bis 3-mal tgl. auftragen

Praxistipp

21

Bei den verschiedensten Hauterkrankungen im Kindesalter (▶ Kap. 23) wie z. B. Milchschorf, Windeldermatitis und Neurodermitis mit nässender Exazerbation sind Umschläge mit Stiefmütterchenkraut sehr bewährt: Zubereitung wie als Tee beschrieben, nach dem Abkühlen die betroffenen Stellen abtupfen.

Onkologische Erkrankungen

Inhaltsverzeichnis

© Springer-Verlag GmbH Deutschland, ein Teil von Springer Nature 2024
M. Wiesenauer, *PhytoPraxis*, https://doi.org/10.1007/978-3-662-68226-5_22

Die supportive Behandlung beim onkologischen Patienten erfährt stetig steigende Nachfrage. Sie umfasst ein multimodales Behandlungskonzept, das sich in den „5 Säulen" der Kneipp-Therapie widerspiegelt und aktuell als „nature-based therapies" etabliert: Hydrotherapie, Bewegung, Ernährung, Entspannungstechniken („Ordnungstherapie") sowie Phytotherapie.

22.1 Phytotherapie

Die Phytotherapie (◘ Tab. 22.1) verfolgt zwei komplementäre Behandlungsstrategien:

- Die Behandlung von Chemo- und Radiotherapie assoziierten Beschwerden und Begleiterkrankungen sowie Folgen einer endokrinen Therapie
- Die Mistel und zunehmend die Christrose als supportives onkologisches Behandlungsprinzip
- Auf die Leitlinie „Komplementärmedizin in der Onkologie" wird verwiesen.

◘ Tab. 22.1 Phytotherapie bei onkologischen Erkrankungen

Symptomatik	Arzneidrogen	Präparatebeispiel
Prä- und postoperative Basisbehandlung	Mistelkraut	*Iscador Ampullen* (Anwendung nach Herstellerangaben)
Veränderungen des weißen Blutbildes (Leukozyten-depression)	Färberhülsenwurzel, Lebensbaumspitzen, Sonnenhutwurzel	*Esberitox Compact* 1–1–1 Tabl. (Intervalltherapie)
Begleitbehandlung bei Chemotherapie	Mariendistelfrüchte	*Silimarit* 1–0–1 Kps.
Verzögerte Rekonvaleszenz, Infektanfälligkeit	Taigawurzel	*Eleu-Kokk* 1–0–1 Tabl.
Allgemeine Erschöpfung, Müdigkeit	Ginsengwurzel	*Orgaplasma* 2–0–2 Tabl.
Depressive Verstimmung, Mutlosigkeit	Johanniskraut[a]	*Laif 900* 1–0–0 Tbl.
Chemotherapieinduzierte Kardiomyopathie	Weißdornblätter mit Blüten	*Crataegutt novo 450 mg* 1–0–1 Tabl.

◘ Tab. 22.1 (Fortsetzung)

Symptomatik	Arzneidrogen	Präparatebeispiel
entzündete Mundschleimhaut (Mukositis), Mundtrockenheit	Eibischwurzel	*Phytohustil Sirup* 6x tgl. 10 ml
Appetitlosigkeit, Aufstoßen, Sodbrennen, Blähungen, Übelkeit, Magen-Darm-Krämpfe	Kamillenblüten, Kümmelfrüchte, Melissenblätter, Pfefferminzblätter, Schleifenblumenkraut, Süßholzwurzel	*Iberogast Advance* 20–20–20 Tr.
Chemotherapieassoziierte Durchfälle mit Darmspasmen	Uzarawurzel	*Uzara* 2–2–2–2 Drg. initial; 1–1–1–1 Drg. bei Besserung
Schmerzzustände, insbesondere an Wirbelsäule, Gelenken, Knochen	Eschenrinde, Goldrutenkraut, Zitterpappelrinde und -blätter	*Phytodolor Tinktur* 40–40–40–40 Tr. initial, 30–30–30–30 Tr. bei Besserung
Lymphödemschwellungen	Bromelain	*Bromelain-POS* 1–0–(1) Tabl.
Narbenschmerzen, neuralgische Schmerzen	Johanniskrautöl	*Rotöl Jukunda* 3 × tgl. einreiben

[a]Kontraindikationen von Johanniskraut unter Chemotherapie beachten
(► Kap. 3 „Psychische und neurovegetative Erkrankungen")

Bei den seit Jahrzehnten eingesetzten Mistelpräparationen handelt es sich um *Mistelgesamtextrakte* verschiedener Wirtsbäume. Die pharmazeutischen Herstellungsprozesse erfolgen nach Erkenntnissen der anthroposophisch erweiterten Medizin. Konsekutiv wird je nach Tumorart die Mistelspezies ausgewählt. Die Applikation erfolgt parenteral, der Therapieverlauf lässt sich an der klinischen und immunologischen Reiz-Reaktion verfolgen.

Die Zweckmäßigkeit der Misteltherapie in der Onkologie ist mit experimentellen und klinischen Daten hinreichend belegt und keineswegs nur zur Palliativbehandlung geeignet. Ausdrücklich ist darauf hinzuweisen, dass die Misteltherapie per se keine Alternative zu konventionellen onkologischen Maßnahmen darstellt.

Die Misteltherapie wird prä- und postoperativ, nach Chemo- und Radiotherapie sowie additiv zur endokrinen Therapie im Sinne einer Langzeitnachsorge – auch zur Rezidivprophylaxe – eingesetzt; eine Anwendung bei Präkanzerosen ist ebenfalls möglich.

Die Präparateauswahl und der Applikationsmodus sollten unter besonderer Berücksichtigung der Herstellerangaben erfolgen. Dabei erfolgt das Therapiekonzept nach klinischen und Patienten bezogener Kriterien. Unter einer Misteltherapie werden die allgemeine Lebensqualität verbessert und stabilisiert, Nebenwirkungen der Chemotherapie wie Übelkeit, Appetitlosigkeit, Schmerzen und Cancer-related-Fatigue reduziert. Ausdrücklich ist darauf hinzuweisen, dass keine Wechselwirkungen mit Zytostatika bestehen, auch wird deren Wirksamkeit nicht verringert. Die Datenlage zur Mistel in der Onkologie ist experimentell und in kontrollierten Studien belegt; hinzu kommen umfangreiche Real-world-Daten.

22

Praxisbewährt

Die Reaktion auf eine Mistelinjektion zeigt sich beim Patienten in Form einer lokalen Rötung und moderaten Schwellung als eine gewünschte Reaktion und ist als Ansprechen auf die ausgewählte Tumor bezogene Mistelart zu interpretieren.

❯ In Einzelfällen kann es – wie bei jeder Therapiemaßnahme – zu einer Unverträglichkeitsreaktion auf das Mistelpräparat kommen: Die Therapie darf nicht fortgesetzt werden.

Eine weitere Option bietet die Christrose (*Helleborus niger*), die derzeit als parenterales Arzneimittel der anthroposophisch erweiterten Medizin zur Verfügung steht. Insbesondere in präklinischen Untersuchungen konnten diverse zytotoxische und entzündungshemmende Wirkungen nachgewiesen werden. Zur Christrose liegen insbesondere Real-world-Daten vor, demnach die Pflanze u. a. bei Hirntumoren, Lungentumoren und malignen Systemerkrankungen wie Leukämien, Plasmozytom und maligne Lymphome adjuvant eingesetzt werden kann.

Praxistipp

Für die Praxis relevant ist die Option einer alternierenden Behandlung mit Christrose und Mistel, die jedoch nicht tagesgleich injiziert werden sollen.

Eine weitere Droge, die in der Onkologie zunehmende Bedeutung erfährt, ist das Harz des Weihrauchbaumes, *Boswellia serrata* (▶ Kap. 20). Da erwiesenermaßen die Boswelliasäuren als Hauptinhaltsstoffe potente Lipoxygenase-Inhibitoren sind, werden sie bei primären Hirntumoren wie auch bei Hirnmetastasen eingesetzt. Da bei diesen Tumoren die Lipoxygenase stark erhöht ist, lösen die Boswellisäuren Apoptosevorgänge in den Tumorzellen aus. Zur klinischen Anwendung liegen inzwischen mehrere Studien vor, welche die Praxiserfahrungen als Add-on-Therapie bestätigen.

Ebenfalls in der supportiven Krebstherapie von zunehmender Bedeutung ist das aus dem **Hanf** gewonnene Dronabinol (sog. Freiname für Delta-9-Tetrahydrocannabinol). Seit 1998 darf der Wirkstoff Dronabinol als Rezepturarzneimittel auf BtM-Rezept verordnet werden. Indikationen sind u. a. therapierefraktäre Übelkeit und Erbrechen sowie Appetitlosigkeit und Kachexie. Inzwischen sind cannabisbasierte Arzneimittel mit genuinen Inhaltsstoffen der Pflanze verfügbar. Eine Begleiterhebung des BfArM zur Anwendung von Cannabisarzneimitteln liegt seit 2022 vor. Als wesentliche Indikation werden „chronische Schmerzen" unterschiedlicher Genese sowie Tumor assoziierte Symptome genannt.

Praxisbewährt

Gezielte Behandlung von Beschwerden, die postoperativ sowie durch Chemo- und Radiotherapie bedingt sind. Hier kommen die in den jeweiligen Kapiteln genannten Arzneidrogen in Frage.

Dabei spielt die Stoffgruppe der Adaptogene Ginseng, Rotwurzel und Taigawurzel können alternierend angewendet werden (Wechsel jeweils nach 4-wöchiger Therapie), vgl. ▶ Kap. 2 „Erkrankungen des Allgemeinbefindens". In diesen Kontext gehören auch die „nature-based therapies".

- Zur Stabilisierung und Regeneration der Leberfunktion während einer Chemo- und Radiotherapie sollten Mariendistelfrüchte (z. B. *Silimarit* 1–0–1) eingesetzt werden (vgl. auch ▶ Kap. 16). Im Übrigen werden in der Naturheilkunde zur Behandlung von depressiven Verstimmungen pflanzliche Lebertherapeutika eingesetzt. Dies ist ein weiterer Ansatz, um die Lebensqualität zu steigern.
- Die durch die Chemotherapie induzierte Übelkeit sowie Brechreiz und Erbrechen können mit Ingwer unterstützend behandelt werden: Ingwerwurzel-Stückchen in (lauwarmes) stilles Wasser legen und während des Tages schlückchenweise trinken.

— Studiengesichert ist auch die Anwendung von Pfefferminzöl bei Übelkeit, Brechreiz und Erbrechen: 30 min vor Beginn der Zytostatikatherapie sowie nach Abschluss im Abstand von 4 h. Eine freie Kombination mit Ingwer ist möglich (vgl. auch ▶ Kap. 15).

— Auch in das schmerztherapeutische Stufenschema lassen sich die pflanzlichen Analgetika sinnvoll integrieren, ▶ Kap. 20 „Rheumatische Erkrankungen und Schmerzsyndrome".

— Bei Chemotherapie-assoziierter Kardiomyopathie (add-on), die sich auch als Spätmanifestation entwickeln kann, bewährt sich hochdosierter Weißdorn, da die Pflanze kardioprotektive Eigenschaften besitzt (▶ Kap. 12 „Herzerkrankungen").

— Bewährt hat sich die dermatologische Phytotherapie zur Behandlung von Hautläsionen durch Chemo- und Radiotherapie. Dazu gehört auch die Hyperhidrosis, wie sie bei Patienten unter einer in das Hormonsystem eingreifenden Therapie auftritt (▶ Kap. 21 „Hauterkrankungen und -verletzungen").

— Bei Brustkrebs-Patientinnen unter einer endokrinen Behandlung (Antihormontherapie) ist eine Behandlung mit der Traubensilberkerze möglich, um die unerwünschten Wirkungen (Symptome des „Klimakteriums") zu reduzieren (▶ Kap. 19 „Erkrankungen der weiblichen Geschlechtsorgane").

22

22.2 Wirkstoffe

— **Mistel-Lektine** ▶ Abschn. 22.2.1
  – Mistel

Weitere Arzneipflanzen bei onkologischen Erkrankungen

— Bromelain ▶ Kap. 8 „Erkrankungen der unteren Atemwege"
— Enzian ▶ Kap. 15 „Magen-Darm-Erkrankungen"
— Ginseng ▶ Kap. 2 „Erkrankungen des Allgemeinbefindens"
— Johanniskraut ▶ Kap. 3 „Psychische und neurovegetative Erkrankungen"
— Mariendistel ▶ Kap. 16 „Erkrankungen der Gallenwege und der Leber einschließlich Fettstoffwechselstörungen"
— Sonnenhut ▶ Kap. 10 „Rezidivierende Infekte" – Infektanfälligkeit
— Taigawurzel ▶ Kap. 2 „Erkrankungen des Allgemeinbefindens"
— Zitterpappel ▶ Kap. 20 „Rheumatische Erkrankungen und Schmerzsyndrome"

22.2.1 Mistel-Lektine

Mistel (*Viscum album*)

Die parenterale Anwendung der Mistel als Onko-Therapeutikum geht auf Anregungen Rudolf Steiners zurück, sie wurde bereits 1917 in der anthroposophischen Medizin zur Krebsbehandlung eingesetzt.

■ **Verwendeter Pflanzenteil**
Kraut (*Visci albi herba*)

■ **Inhaltsstoffe**
Toxische Polypeptide (Viscotoxine), basische Proteine, Lektine (spezifische Mistel-Lektine), Flavonoide, Lignane, Kaffeesäurederivate, biogene Amine, wasserlösliche Polysaccharide, Phytosterine

■ **Wirkung**
— Blutdrucksenkend (orale Anwendung), zytostatisch, unspezifische Immunmodulation;
— Bei Injektionen ins Gewebe lokale Entzündungen bis zur Nekrose, zytostatisch, unspezifisch immunstimulierend (Tierversuch), blutdrucksenkend (umstritten).
— Experimentelle Untersuchungen zeigen bezüglich der drei wichtigsten Inhaltsstoffgruppen bemerkenswerte Ergebnisse: Lektine wirken gegen unterschiedliche Zelllinien zytotoxisch, aktivieren Makrophagen und haben immunmodulierende Eigenschaften. Die Oligo- und Polysaccharide aktivieren Monozyten, stimulieren die Proliferation von CD+-T-Lymphozyten und verstärken die NK- (natural killer cells) sowie die Lymphokin-aktivierte zellvermittelte Zytotoxizität. Viscotoxine haben eine erhöhte durch NK-Zellen vermittelte Toxizität.

■ **Anwendungsgebiete**
Palliativtherapie bei Tumorerkrankungen, Intervalltherapie bei Chemo- und Strahlentherapie, Nachsorgetherapie, Rezidivprophylaxe, Präkanzerosen

■ **Neben-/Wechselwirkungen**
Bei parenteraler Anwendung Schüttelfrost, Fieber, Kopfschmerzen, pektanginöse Beschwerden, orthostatische Kreislaufstörungen, allergische Reaktionen

■ **Gegenanzeigen**

Chronisch progrediente Infektionserkrankungen (Tbc, Kollagenosen), akut fieberhafte Infekte, Hyperthyreose mit Tachykardie

Zu unterscheiden ist zwischen anthroposophischen Mistelpräparaten und phytotherapeutischen Präparaten. Während die pflanzlichen Arzneimittel auf die Mistel-Lektine standardisiert sind, wird bei anthroposophischen Präparaten als standardisierter Gesamtextrakt der Wirtsbaum priorisiert; auch werden einzelne Mistelpräparate mit potenzierten Metallsalzen im Sinne einer Wirkungsverstärkung versetzt. Für ihre Auswahl spielt die Sichtweise der anthroposophisch erweiterten Medizin eine Rolle, die zwangsläufig von der rein naturwissenschaftlichen Betrachtungsweise abweicht. Dies schmälert nicht deren therapeutische Relevanz wie die Datenlage zeigt.

Fertigarzneimittel

Monopräparate

▬ Anthroposophische Präparate (Anwendung gemäß jeweiliger Herstellerangaben)

– *abnobaViscum* Injektionslösung

– *Helixor* Injektionslösung

– *Iscodor* Injektionslösung

– *Iscucin* Injektionslösung

▬ Phytotherapeutische Präparate (Anwendung gemäß Herstellerangaben)

– *Lektinol* Injektionslösung

Erkrankungen im Kindesalter

Inhaltsverzeichnis

© Springer-Verlag GmbH Deutschland, ein Teil von Springer Nature 2024
M. Wiesenauer, *PhytoPraxis*, https://doi.org/10.1007/978-3-662-68226-5_23

Pflanzliche Arzneimittel können bei vielen Erkrankungen im Kindesalter sowie bei den klassischen Kinderkrankheiten je nach Schwere und Stadium als alleinige oder als Add-on-Therapie eingesetzt werden. Im Hinblick auf die zunehmend restriktive Empfehlung von Antibiotika in den entsprechenden Leitlinien und auf die Evidenz einer symptomatischen Therapie kann bei akuten Infekten die Phytotherapie als First-line-Therapie verordnet bzw. empfohlen werden – dafür besteht eine hohe Akzeptanz bei den Eltern und damit eine gute Compliance.

23.1 Phytotherapie

23

- **Psychische und neurovegetative Erkrankungen** ▶ Abschn. 23.1.1
- **Neurologische Erkrankungen** ▶ Abschn. 23.1.2
- **Augenkrankheiten** ▶ Abschn. 23.1.3
- **Erkrankungen in Mund- und Rachenraum sowie der Zähne** ▶ Abschn. 23.1.4
- **Hals-Nasen-Ohren-Erkrankungen** ▶ Abschn. 23.1.5
- **Erkrankungen der unteren Atemwege** ▶ Abschn. 23.1.6
- **Fieberhafter Infekt, rezidivierende Infekte** ▶ Abschn. 23.1.7
- **Herz- und Kreislauferkrankungen** ▶ Abschn. 23.1.8
- **Magen-Darm-Erkrankungen** ▶ Abschn. 23.1.9
- **Rheumatische Erkrankungen, Schmerzsyndrome, stumpfe Verletzungen** ▶ Abschn. 23.1.10
- **Erkrankungen der ableitenden Harnwege** ▶ Abschn. 23.1.11
- **Hauterkrankungen** ▶ Abschn. 23.1.12

Aus Gründen der Praktikabilität ist das Kapitel analog zur Buchkonzeption nach dem „Kopf-zu-Fuß-Schema" aufgebaut. Hier nicht genannte Indikationen respektive Arzneidrogen sind in den Hauptkapiteln zu finden und bei Beachtung von Kontraindikationen gemäß Dosierungsschema anzuwenden. Auch die Arzneidrogen sind in den jeweiligen Hauptkapiteln beschrieben.

Die Phytotherapie klassischer Kinderkrankheiten wird entsprechend ihrer Symptomatik in den korrespondierenden Abschnitten dieses Kapitels beschrieben:

Drei-Tage-Fieber	▶ Abschn. 23.1.7 „Fieberhafter Infekt, rezidivierende Infekte"
Keuchhusten	▶ Abschn. 23.1.6 „Erkrankungen der unteren Atemwege"
Mumps	▶ Abschn. 23.1.5 „Hals-Nasen-Ohren-Erkrankungen"
Pfeiffersches Drüsenfieber	
Röteln, Ringelröteln	▶ Abschn. 23.1.12 „Hauterkrankungen"
Scharlach	
Windpocken	

Praxistipp

Impfreaktionen lassen sich phytotherapeutisch gut behandeln und zeigen keine Interaktion mit der Impfwirkung. Die Auswahl der Arzneidroge richtet sich nach der lokalen oder systemischen Reaktion; in der Praxis sind häufiger Impffolgen zu beobachten wie

- Schlafstörungen, Schreiattacken (▶ Abschn. 23.1.1 „Psychische und neurovegetative Erkrankungen");
- Fieber (▶ Abschn. 23.1.7 „Fieberhafter Infekt");
- Exanthem (▶ Abschn. 23.1.12 „Hauterkrankungen").

Folgende Aspekte der Phytotherapie in der Kinderheilkunde sind aus Sicht der Praxis näher zu erläutern:

- Wässrig-alkoholische Extraktionsmittel sind in aller Regel das am besten geeignete Medium für Arzneipflanzen: Nur sie ermöglichen standardisierbare Konzentrate. Bis auf wenige, durch Inhaltsstoffe der Arzneidrogen bedingte wässrige Extrakte müssen diese aus Gründen der Konservierung andere Stabilisatoren enthalten (z. B. Glykole). Deren Nebenwirkungspotenzial ist nicht hinreichend bekannt. Die Konzentration des Alkohols (ein natürlicher Konservierungsstoff) ist in den Kinderdosierungen vernachlässigbar gering und liegt in Konzentrationsbereichen, die mit täglichen Nahrungsmitteln vergleichbar sind. Zur Geschmacksverbesserung können die pflanzlichen Arzneimittel in Saft oder Tee gelöst und gegeben werden.

— Bei immer mehr pflanzlichen Arzneimitteln findet sich der vom Gesetzgeber erzwungene Hinweis, wonach das Arzneimittel „für Kinder unter
12 Jahren nicht geeignet" ist. In aller Regel handelt es sich dabei aber
um Arzneidrogen (z. B. Baldrian, Kamille), die seit jeher speziell bei
Kindern eingesetzt werden. Sofern es sich nicht um Arzneidrogen handelt, deren Inhaltsstoffe als besonders stark wirksam bekannt sind
(z. B. Alkaloide), können pflanzliche Arzneimittel gemäß folgendem
Schema dosiert werden:
  – 1.–2. Lebensjahr: ¼ Erwachsenendosis,
  – 2.–6. Lebensjahr: 1/3 Erwachsenendosis,
  – 6.–12. Lebensjahr: ½ Erwachsenendosis,
  – ab 12. Lebensjahr: 1/1 Erwachsenendosis.
  – Grundsätzlich sind die Herstellerangaben zu berücksichtigen.

23

Praxistipp

Für Säuglinge und Kleinkinder können Tabletten auch zerstoßen und pul-
verisiert in Wasser oder verdünntem Saft eingenommen werden.

— In der Kinderheilkunde werden pflanzliche Arzneimittel vielfach „off-
label-use" verordnet. Dies ist – wie generell bei Arzneimitteln – durch feh-
lende oder zu wenige klinisch-kontrollierte Studien bedingt. Im Vergleich
zu chemisch-synthetischen Substanzen verfügt die Phytotherapie zumeist
jedoch über eine umfassende Empirie in der Anwendung der Arzneidrogen, die einer kritischen Würdigung – zumal mit Praxisbezug– Stand
hält. Hinzu kommt, dass die einzelne Arzneidroge mit ihren Inhaltsstoffen oftmals als gut untersucht zu bewerten ist, sodass sich das Fehlen
klinisch „kontrollierter" Studiendaten in der Gesamtbewertung einer solchen Arzneidroge relativiert, zumal Real-world-Daten ungleich viel
transparenter die Praxisrealität abbilden.
— Beispiele dazu finden sich unter den Arzneidrogen zur Behandlung von
Erkrankungen der unteren Atemwege (▸ Kap. 8) und von Magen-Darm-
Erkrankungen (▸ Kap. 15)
— Pflanzliche Arzneimittel sind GKV-erstattungsfähig bei Kindern bis zum
vollendeten 12. Lebensjahr und bei Jugendlichen mit Entwicklungsstörungen bis zum 18. Lebensjahr (▸ Kap. 1 „Phytotherapie – Qualität
und Verordnung").

23.1.1 Psychische und neurovegetative Erkrankungen (▶ Kap. 3)

Grundsätzlich sollte gerade bei Kindern den Allgemeinmaßnahmen im Sinne von nichtmedikamentösen Verfahren der Vorzug gegeben werden bzw. sollten diese als Basistherapie eingesetzt werden, die als „nature-based therapies" eine zunehmende Akzeptanz erfahren. Darauf aufbauend ist die Phytotherapie die erste Wahl.

Auch bei den verschiedenen Varianten des ADHS (Aufmerksamkeitsdefizit- und Hyperaktivitätssyndrom) ist eine den Symptomen angemessene Phytotherapie empfehlenswert. Dabei bewährt sich insbesondere auch Ginkgo biloba (z. B. *Tebonin spezial 80 mg*, 1–1–0 Tbl.), wobei auch Tagesdosen bis zu 240 mg eingesetzt werden können, was in einer Pilotstudie die ADHS-Symptomatik deutlich verbesserte. Zur Nacht können sedierend wirkende Arzneidrogen angewendet werden; sie eignen sich im Sinne eines Tagessedativums auch zur Behandlung von Verhaltensauffälligkeiten wie Wutanfällen und Trotzreaktionen sowie für sogenannte Schreikinder und lassen sich sinnvoll mit psychotherapeutischen Interventionen kombinieren; ursächlich ist auch an eine Impfreaktion, bei älteren Kindern und Jugendlichen an eine nicht selten auftretende Hyperthyreose zu denken (▶ Kap. 11).

Praxistipp

Zu Beruhigung und psychischen Harmonisierung eignet sich die Baldrianwurzel in Kombination mit weiteren Arzneidrogen besonders gut (◘ Tab. 23.1).

Praxiserfahrungen mit solchen Arzneidrogen bestehen auch bei unterschiedlichen seelisch bedingten Auffälligkeiten wie Essstörungen, Problemen beim Sprechen (Verhaspeln, Stottern) und Verstimmungszuständen, die sich in Form von Heimweh, Kummersituation oder Stimmungslabilität zeigen können. Letztere werden bei Kindern und Jugendlichen bevorzugt mit *Johanniskrautextrakt*-Präparaten in Konzentrationen von 450–600 mg/ die studiengesichert behandelt. Präparate-spezifisch wird aus arzneimittelrechtlichen Gründen erst eine Anwendung ab dem 18. Lebensjahr genannt. Eine vergleichbare Restriktion trifft auch für die *Rosenwurz* zu (▶ Abschn. 2.1).

◘ Tab. 23.1 Phytotherapie bei psychischen und neurovegetativen Erkrankungen (▶ Kap. 2)

Symptomatik	Arzneidrogen	Präparatebeispiel
Unruhe- und Spannungszustände, Lampenfieber, Prüfungsangst, Schreiattacken	Baldrianwurzel, Hopfenzapfen, Melissenblätter	*Sedacur forte* 1(2)–1(2)–1(2) Tabl.
Angst- und Unruhezustände, auch mit Daumenlutschen, Nägelkauen	Baldrianwurzel, Melissenblätter	*Euvegal 320/160 mg* 1–0–1 Tabl.
Ein- und Durchschlafstörungen	Baldrianwurzel, Hopfenzapfen	*Alluna Schlaf* 0–0–1(2) Tabl.
Verstimmungszustände, Heimweh, Kummersituation, Stimmungslabilität	Johanniskraut	*Jarsin 450 mg* 1–0–0 Tabl.
Nachlassende Leistungsfähigkeit durch Überforderung, wiederkehrende Infekte	Taigawurzel	*Eleu Curarina* 15(30)–0–15(30) Tr.
Konzentrationsmangel, starke schulische Beanspruchung mit rascher Ermüdbarkeit, Neigung zu Kopfschmerzen	Ginsengwurzel	*Orgaplasma* 2–2–0 Tabl.

23

Praxisbewährt

Ängste und Anspannung vor medizinischen Maßnahmen („Angst vor Spritzen/Impfungen") wie auch vor zahnärztlichen Besuchen lassen sich mit den in ◘ Tab. 23.1 genannten Präparaten ebenfalls behandeln. Durch die anxiolytische Komponente von Baldrianwurzel haben solche Phyto-Kombinationen einen gewissen relaxierenden und analgetischen Effekt. Die Einnahme sollte situativ erfolgen, und zwar am Vortag abends, am Behandlungstag morgens und vor Verlassen der Wohnung je 1 Dosis, ggf. unmittelbar vor Beginn der ärztlichen Maßnahme nochmal 1 Dosis.

23.1.2 Neurologische Erkrankungen (▶ Kap. 4)

Klagen Kinder über Kopfschmerzen, Schwindel und allgemeines Unwohlsein, ohne dass ein akuter Infekt vorliegt, sollte durch eine sorgfältige Anamnese das Beschwerdebild erfasst und ernstgenommen werden (◘ Tab. 23.2). Für eine Therapieentscheidung ist besonders das familiäre

Tab. 23.2 Phytotherapie bei neurologischen Erkrankungen (▶ Kap. 4)

Symptomatik	Arzneidrogen	Präparatebeispiel
Beginnende Kopfschmerzen	Pfefferminzöl	*Euminz-Lösung* auf Stirn und Schläfen auftragen (ab 6. Lebensjahr)
Migräneanfälle	Mutterkraut	*Nemagran* 10–10–10 Tr. (ab 12. Lebensjahr; zur Langzeitbehandlung geeignet)
Kopfschmerzen durch Überanstrengung: intensives Lernen, Reizüberflutung	Baldrianwurzel, Melissenblätter	Euvegal 320/160 mg 1–0–1 Tabl.
Schwindelanfälle bei zu niedrigem Blutdruck, Orthostase	Campher, Weißdornbeeren	Korodin Herz-Kreislauf-Tropfen 10–10–10 Tr.
Schwindel, Kopfschmerzen, mangelnde Leistungsfähigkeit, auch durch Überforderung	Ginkgoblätter (Spezialextrakt)	*Tebonin spezial* 80 mg 1–(1)–0 Tabl.
Neigung zu Kopfschmerzen, rasche Ermüdbarkeit, Konzentrationsmangel	Ginsengwurzel	*Orgaplasma* 2–2–0 Tabl.

Umfeld relevant; Erkenntnisse der „green space intervention“ sollten unbedingt mitberücksichtigt werden.

- Sinnvoll sind bei Kopfschmerzen und Migräne im Kindesalter auch differenzialdiagnostische Überlegungen im Hinblick auf eine (Pseudo-) Allergie, z. B. bedingt durch Nahrungsmittel bzw. deren Zusätze wie Farbstoffe und Geschmacksverstärker. Neben der bei Kindern oft schwierigen Karenz kann deshalb eine probiotische Behandlung und damit Modulation des darmassoziierten Immunsystems zielführend sein (▶ Kap. 15, „Akute Diarrhö“).
- Das Symptom Schwindel kann vielfältige Ursachen haben, wobei insbesondere bei älteren Kindern und Jugendlichen an eine orthostatische Dysregulation zu denken ist. Bei Mädchen ist Menstruations-bedingt auch eine Eisenmangelanämie möglich, die ursächlich zu behandeln ist.
- Schwindelanfälle können aber auch Zeichen einer seelischen und körperlichen Überforderung in der Wachstumsphase sein, was außer mit Allgemeinmaßnahmen, z. B. einer sinnvollen Freizeitgestaltung, auch phytotherapeutisch gut zu behandeln ist.

Praxisbewährt

Bei Schwindelanfällen hat sich *Ginkgo biloba* in einer Konzentration von 80–120 mg/die bei Einnahme morgens und nachmittags als geeignet erwiesen.

23.1.3 Augenkrankheiten (▶ Kap. 5)

Erkrankungen am Auge betreffen im Kindesalter vor allem die oft rezidivierend auftretende Konjunktivitis, die meist mit einer verlegten Nasenatmung assoziiert ist und durch einen Sekretstau im Tränengangkanal verursacht ist, nicht selten auch als Symptom eines Tubenkatarrhs (◘ Tab. 23.3).

— Das Gerstenkorn (Hordeolum) als eine akute bzw. rezidivierende Entzündung am Augenlidrand lässt sich ebenfalls add-on phytotherapeutisch behandeln, was erfahrungsgemäß die Rezidivrate senkt; aus diesem Grund ist eine frühzeitige antiinflammatorische Behandlung zweckmäßig.

— Das Hagelkorn (Chalazion) als eine schmerzfreie Schwellung durch chronische Entzündung der Talgdrüsen am Lidrand lässt sich ebenfalls durch eine längerfristige Phytotherapie ausheilen; auch hierbei kommen antiphlogistisch und analgetisch wirkende Arzneidrogen in Betracht.

◘ **Tab. 23.3** Phytotherapie bei Augenkrankheiten (▶ Kap. 5)

Symptomatik	Arzneidrogen	Präparatebeispiel
Rezidivierende Konjunktivitis („gerötete Augen"); rezidivierendes Gersten- oder Hagelkorn	Sonnenhutwurzel, Lebensbaumspitzen, Färberhülsenwurzel	*Esberitox* 1–1–1 Tabl. (Kinder ab 7 Jahren: je 2 Tbl.)
Schleimbedingte Verlegung des Tränengangkanals, (rezidivierende) eitrige Konjunktivitis	Gartensauerampferkraut, Eisenkraut, Enzianwurzel, Holunderblüten, Schlüsselblumenblüten mit Kelch	*Sinupret Tropfen* 2–6 Jahre: 15–15–15 Tr. 6–11 Jahre: 25–25–25 Tr. ab 12 Jahre: 50–50–50 Tr.
Infektanfälligkeit mit rezidivierendem Gerstenkorn, Tonsillitiden und Lymphadenopathie	Eibischwurzel, Eichenrinde, Kamillenblüten, Löwenzahnkraut, Schachtelhalmkraut, Schafgarbenkraut, Walnussblätter	*Imupret N Tropfen* 2–6 Jahre: 10–10–10 Tr. 6–11 Jahre: 15–15–15 Tr. ab 12 Jahre: 25–25–25 Tr. (akut: 5- bis 6-mal tgl.)

23

━ Klagen Kinder über Kopfschmerzen nach dem Schulbesuch, ist auch eine
verminderte Sehschärfe in Betracht zu ziehen, die ursächlich sein kann.

Praxisbewährt

Euphrasia comp. Augensalbe eignet sich bei akutem und rezidivierendem Gerstenkorn und Hagelkorn sowie *Calendula Augentropfen* bei akuter Konjunktivitis;
beide Mittel sollten je nach Akzeptanz durch das Kind eingesetzt werden.

23.1.4 Erkrankungen im Mund- und Rachenraum sowie der Zähne (▶ Kap. 6)

Entzündliche Prozesse im Mund- und Rachenraum sind eine bewährte Indikation für die Phytotherapie (◘ Tab. 23.4). Dabei bewähren sich im
Kindesalter auch analgetisch und antiphlogistisch wirkende Lokalmaßnahmen u. a. mit *Kamille* und *Salbei*, vor allem beim Zahnen. Leidet das
zahnende Kind unter Durchfall, dann sind die in ▶ Kap. 15, „Akute Diarrhö", genannten Präparate wirkungsvoll, die u. a. Kamillenblüten enthalten,
z. B. *Myrrhinil-Intest,* 1–1–1 Tbl., oder *Diarrhoesan,* stündl. 1 TL.

◘ **Tab. 23.4** Phytotherapie bei Erkrankungen im Mund- und Rachenraum sowie
der Zähne (▶ Kap. 6)

Symptomatik	Arzneidrogen	Präparatebeispiel
Akute Entzündungen der Mundschleimhaut: Soor, Aphthen, adjuvant bei Stomatitis aphthosa	Isländisches Moos	*Isla-Moos* 1(2)–1(2)–1(2) Past. (ab 1. bzw. 6. Lebensjahr)
Zahnungsbedingte Schmerzen und Zahn-fleischschwellung	Salbeiblätter	Salvysat 10 Tr. in Wasser verd.
Mundwinkelrhagaden	Salbeiblätter	*Aperisan-Gel* mehrmals tgl. auftragen
Durchfall, bedingt durch Zahnen	Kamillenblüten, Pektin	*Diarrhoesan* Saft stündlich 2–3 Jahre: 5 ml 4–5 Jahre: 10 ml ab 6 Jahre: 30 ml

(Fortsetzung)

◻ Tab. 23.4 (Fortsetzung)

Symptomatik	Arzneidrogen	Präparatebeispiel
Infektanfälligkeit mit rezidivierenden Tonsillitiden und Lymphadenopathie; Soor, Mundwinkelrhagaden	Eibischwurzel, Eichenrinde, Kamillenblüten, Löwenzahnkraut, Schachtelhalmkraut, Schafgarbenkraut, Walnussblätter	*Imupret N Tropfen* 2–5 Jahre: 10–10–10 Tr. 6–11 Jahre: 15–15–15 Tr. ab 12 Jahre: 25–25–25 Tr. (akut: 5- bis 6-mal tgl.)
Ängste vor Zahnarzttermin, Unruhe- und Spannungszustände	Baldrianwurzel, Hopfenzapfen, Melissenblätter	*Sedacur forte* Tabl.[a]

[a]Dosierungshinweis: Einnahme am Vortag abends, am Behandlungstag morgens und vor Verlassen der Wohnung je 1 Tbl., ggf. unmittelbar vor Beginn der ärztlichen Maßnahme nochmal 1 Tbl.

23

Praxistipp

Bei Angst- und Spannungszuständen vor einem zahnärztlichen Eingriff bewähren sich Baldrianwurzel enthaltende Phyto-Kombinationen, vgl. ◻ Tab. 23.1 mit Dosierungshinweis.

— Bei Stomatitis aphthosa bewährt sich eine Pinselung der Mundschleimhaut mit einem Eibischwurzelextrakt als Sirup: *Phytohustil* (ab 1. Lebensjahr) 3-mal täglich einpinseln.
— Eine solche Anwendung bewährt sich auch bei der virusbedingten Hand-Mund-Fuß-Krankheit, die meistens im Alter zwischen 2 und 6 Jahren auftritt und auf Grund der Schmerzen bis zur Nahrungsverweigerung führen kann; zur Behandlung der Hautaffektionen siehe unter Hauterkrankungen in diesem Kapitel (▶ Abschn. 23.1.12) sowie (▶ Kap. 21).

23.1.5 Hals-Nasen-Ohren-Erkrankungen (▶ Kap. 7)

Bei Hals-Nasen-Ohren-Erkrankungen sind pflanzliche Arzneimittel in der Kinderheilkunde besonders gut geeignet (◻ Tab. 23.5). Sie können auch mit einer notwendigen Antibiose kombiniert werden, wobei einmal mehr auf deren restriktive Anwendung hingewiesen werden soll, was zudem der Leitlinie entspricht.

◘ Tab. 23.5 Phytotherapie bei Hals-Nasen-Ohren-Erkrankungen (► Kap. 7)

Symptomatik	Arzneidrogen	Präparatebeispiel
Kratzen im Hals, raue Stimme, adjuvant bei Neigung zu Krupp-Husten	Eibischwurzel	Phytohustil Sirup 1–2 Jahre: 3–3–3–3 ml 3–5 Jahre: 4–4–4–4 ml 6–11 Jahre: 5–5–5–5–5 ml ab 12 Jahre: 3- bis 6-mal tägl. 10 ml
Kratzen im Hals, raue Stimme	Kamillenblüten	*Kamillin Konzentrat Robugen* 1 ml auf 100 ml warmes Wasser zum Spülen und Gurgeln, ggf. Inhalieren (je nach Alter)
Verlegte Nasenatmung mit Ohrenschmerzen und Druckgefühl	Eisenkraut, Enzianwurzel, Gartensauerampferkraut, Holunderblüten, Schlüsselblumenblüten mit Kelch	*Sinupret Saft* 2–6 Jahre: 2,1–2,1–2,1 ml 6–11 Jahre: 3,5–3,5–3,5 ml Sinupret forte 1–1–1 Drg. (ab 12 Jahre)
Verschleimung bei verlegter Nasenatmung	Eukalyptusöl, Kiefernnadelöl	*Tumarol Kinderbalsam N* Salbenstrang zum Inhalieren auf heißes Wasser aufbringen

— Für die im Vordergrund stehende Sekretolyse bei Seromukotympanon bewähren sich *Sinupret* Saft oder Tropfen. Sinnvoll sind auch pflanzliche Nasentropfen auf Basis von Salzlösungen (► Kap. 7, „Otitis media, Seromukotympanon").

— Auch bei Mumps sowie beim Pfeiffer-Drüsenfieber (Mononucleosis infectiosa) bewährt sich eine Add-on-Phytotherapie; dazu geeignet sind Präparate, die antiphlogistisch sowie antiinflammatorisch wirkende Arzneidrogen enthalten, z. B. *Tonsipret* (3- bis 5-mal tgl. 1 Tbl. oder 10 Tr. auf Flüssigkeit), das auch analgetisch wirkt. Zur äußerlichen Lokalbehandlung am Hals eignen sich Quarkumschläge (► Kap. 7, „Laryngo-Pharyngitis, Tonsillitis").

— Beim atopischen Formenkreis mit Pollenallergie sowie Asthma bronchiale und irritablem Bronchialsystem (► Abschn. 7.1.4) sind Probiotika ein bewährter Add-on-Behandlungsansatz; sie wirken auf das darmassoziierte Immunsystem, sodass es unter einer mehrmonatigen Therapie zu einem hyposensibilisierenden Effekt kommt (► Kap. 15, „Akute Diarrhö").

— Bei Neurodermitis siehe ► Kap. 21.

23.1.6 Erkrankungen der unteren Atemwege (▶ Kap. 8)

Je nach Lebensalter lassen sich die Arzneidrogen in den verschiedenen Darreichungsformen einsetzen (inhalativ, perkutan, systemisch) und so auch effektiv miteinander kombinieren (❏ Tab. 23.6). Auf die Präparate-spezifischen Altersbegrenzungen ist zu achten.

− Ein solches Therapieregime gilt vor allem auch für das Krankheitsbild des Pseudokrupp-Hustens sowie für Pertussis und Pneumonie. Bei diesen beiden Erkrankungen ist gerade wegen der Antibiose eine immun-modulierend sowie antitussiv bzw. sekretolytisch wirkende Phytotherapie sinnvoll, da sie zur Verlaufsabkürzung und einer raschen Besserung der klinischen Symptome wesentlich beiträgt.

− Das Behandlungskonzept des Asthma bronchiale (Medikation, Schulung, Atemtherapie) sollte insbesondere im Kindesalter frühzeitig durch pflanzliche Arzneimittel erweitert werden. Die Auswahl der Arzneidrogen orientiert sich an der vorherrschenden Symptomatik (Bronchospasmus, Sekretstau). Auch die mit der Mukoviszidose assoziierten Symptome der Atemwege können durch eine Add-on-Phytotherapie reduziert werden, wozu Erkenntnisse aus der Praxis vorliegen.

❏ Tab. 23.6 Phytotherapie bei Erkrankungen der Atemwege (▶ Kap. 8)

Symptomatik	Arzneidrogen	Präparatebeispiel
Hustenanfälle, auch krampfartig; schwer löslicher Schleim, auch Adjuvans bei Pneumonie, Asthma bronchiale	Efeublätter, Thymiankraut	*Bronchipret* Saft TE 1–5 Jahre: 3,2–3,2–3,2 ml 6–11 Jahre: 4,3–4,3–4,3 ml ab 12 Jahre: 5,4–5,4–5,4 ml
Pertussiforme Hustenanfälle, als Adjuvans bei Pertussis, Krupp-Husten	Eibischwurzel	*Phytohustil Sirup* 1–2 Jahre: 3–3–3–3 ml 3–5 Jahre: 4–4–4–4 ml 6–11 Jahre: 5–5–5–5–5 ml ab 12 Jahre: 3- bis 6-mal tägl. 10 ml
Hustenanfälle, Verschleimung	Eukalyptusöl, Kiefernnadelöl	*Tumarol Kinderbalsam N* (nicht im Gesichtsbereich auftragen)

23

❯ Da bei beiden Krankheitsbildern, „Asthma bronchiale" und „Mukoviszidose", eine Exazerbation vielfach infektgetriggert ist, kommen auch die in ▶ Kap. 10 genannten Arzneidrogen in Betracht, die im Sinne einer Intervalltherapie eingesetzt werden.

— In diesem Kontext ist das bei Kindern häufig auftretende Krankheitsbild des irritablen Bronchialsystems zu nennen, das sich klinisch oftmals in einer Infekt-assoziierten Allergie zeigt. Dabei manifestiert sich die Akutphase typischerweise in den unteren Atemwegen mit Husten und Atemnot. Hier ist zwischen einer symptombezogenen Akutbehandlung (add-on) und einer immunmodulierenden Intervalltherapie zu unterscheiden; steht die allergische Komponente im Vordergrund, ist die längerfristige Add-on-Therapie mit Probiotika praxisbewährt (▶ Kap. 15, „Akute Diarrhö").

23.1.7 Fieberhafter Infekte (▶ Kap. 9 und 10)

Erhöhte Temperatur bzw. Fieber können bei Kindern eines der Frühsymptome für eine Erkältungskrankheit, einen fieberhaften Infekt oder eine klassische Kinderkrankheit sein; vielfach ergibt sich erst durch den Verlauf die eigentliche Diagnose, wie sie für das Drei-Tage-Fieber beispielhaft ist. Da es sich meist um virale Erreger handelt, ist eine immunmodulierende Therapie besonders sinnvoll. Dies schließt eine gleichzeitige chemisch-synthetische Antipyrese grundsätzlich nicht aus. Im Übrigen ist ein solches Therapiekonzept leitlinienorientiert, da primär eine symptomatische Medikation beschrieben wird; sie kann durch die Phytotherapie sinnvoll erweitert werden ◘ Tab. 23.7 Phytotherapie bei fieberhaftem Infekt und rezidivierenden Infekten (▶ Kap. 9)

Kommt es im weiteren Verlauf des fieberhaften Infekts zu einer Organmanifestation, sind die in den jeweiligen Kapiteln genannten Arzneidrogen angezeigt. Bei einer notwendigen Antibiose empfiehlt sich eine Add-on-Phytotherapie, wodurch Schwere und Dauer der Akutkrankheit erfahrungsgemäß verringert werden können.

Durch das phytotherapeutische Wirkprinzip lassen sich die Häufigkeit rezidivierender Infekte generell sowie auch organbezogene Rezidive (Atemwege, Magen-Darm-Trakt, Harnwege) senken, sodass längerfristig die Infektanfälligkeit abgebaut werden kann und unter Vermeidung einer wiederholten Antibiose eine Ausheilung der entzündungsbedingten Rezidive erreicht wird (▶ Kap. 10). Weitere Hinweise finden sich in den jeweiligen Kapiteln der organbezogenen Erkrankungen.

23

☐ **Tab. 23.7** Phytotherapie bei fieberjaftem Infekt und rezidivierenden Infekten (► Kap. 14)

Symptomatik	Arzneidrogen	Präparatebeispiel
Erste Anzeichen: es entwickelt sich ein fieberhafter Infekt	Sonnenhutkraut	*Echinacin Saft* 2,5–2,5–2,5 ml
Akut beginnender Infekt mit erhöhter Temperatur, Neigung zu wiederkehrenden Infekten	Eibischwurzel, Eichenrinde, Kamillenblüten, Löwenzahnkraut, Schachtelhalmkraut, Schafgarbenkraut, Walnussblätter	*Imupret N* Tropfen 2–5 Jahre: 10–10–10 Tr. 6–11 Jahre: 15–15–15 Tr. ab 12 Jahre: 25–25–25 Tr. (akut: 5- bis 6-mal tgl.)
Infektzeichen mit erhöhter Temperatur, Schnupfen, Hüsteln	Färberhülsenwurzel, Lebensbaumspitzen, Sonnenhutwurzel	*Esberitox* 1(2)–1(2)–1(2) Tbl. (Kinder ab 4 J. bzw. ab 7 J.)
Hüftschnupfen durch viralen Infekt (Coxalgia fugax)	Eschenrinde, Goldrutenkraut, Zitterpappelrinde- und blätter	*Phytodolor* Tinktur 20–20–20–20 Tr. auf Wasser

Auch bei exanthemischen Kinderkrankheiten lassen sich durch eine Add-on-Phytotherapie die Schwere und Dauer der Akutsymptomatik verkürzen sowie die Rekonvaleszenzphase unterstützen, vgl. ☐ Tab. 23.9, Hautkrankheiten.

Praxistipp

Zur Nachbehandlung einer Antibiose erweist sich auch bei Kindern ein Probiotikum als sinnvoll, um die Physiologie der Darmflora wiederherzustellen (► Kap. 15, „Akute Diarrhö"). Die dadurch bedingte Immunmodulation des darmassoziierten Immunsystems beugt rezidivierenden Atemwegs- und Harnwegsinfekten vor und ist deshalb eine praxisbewährte Methode bei Infektanfälligkeit. Auf demselben Wirkprinzip scheint die Behandlung allergischer Erkrankungen zu beruhen, die im Sinne einer unspezifischen Immuntherapie eine längerfristige Behandlung erfordern; in der Praxis zeigen sich gute Behandlungserfolge bei Pollenallergie und Neurodermitis (► Kap. 21).

Bei den im (Klein)-Kindesalter häufig auftretenden Erkältungskrankheiten und fieberhaften Infekten bewähren sich immunmodulierend wirkende Arzneipflanzen, die zudem antiphlogistische und antiinflammatorische Eigenschaften haben. Beispielhaft zu nennen ist das Fertigarzneimittel *Imupret N*, das zur Behandlung für Kinder ab dem 2. Lebensjahr zugelassen ist: bis zu 6-mal tägl. 10 Tropfen auf Saft oder in Wasser, Kleinkinder 15 Tropfen pro Dosis; bewährt hat sich ein frühzeitiger Behandlungsbeginn.

Praxisbewährt

Bei Coxalgia fugax (Hüftschnupfen), die durch virale Infekte ausgelöst werden kann, ist ein pflanzliches Antiphlogistikum geeignet. Es ist erfahrungsgemäß zielführender als ein NSAR, da keine Nebenwirkungen auftreten und die antiinflammatorische Wirkung mit dem immunmodulierenden Effekt kombiniert ist. Dies gilt insbesondere auch bei einem rezidivierenden Auftreten.

23.1.8 Herz- und Kreislauferkrankungen (▶ Kap. 12 und 13)

Funktionelle Herzbeschwerden treten in der Pubertätsphase nicht selten auf und zeigen nach adäquater Diagnostik eine behandlungsbedürftige Symptomatik. Sie sind vor allem auch subjektiv oft belastend und können zu nachlassenden Leistungen in Schule und Ausbildung führen. Eine zeitlich begrenzte Phytotherapie kann erfahrungsgemäß zu einer spürbaren Stabilisierung der oft mit vegetativen Begleitsymptomen einhergehenden Beschwerden beitragen (◘ Tab. 23.8). Selbstredend stehen gerade bei Kindern und Jugendlichen Allgemeinmaßnahmen im therapeutischen Mittelpunkt, wie sie in ▶ Kap. 1 „Erkrankungen des Allgemeinbefindens" dargestellt sind.

Wiederholt auftretende akute Kreislaufbeschwerden – zumal bei Mädchen – sollten Anlass für die Überprüfung des Blutbilds mit Berücksichtigung der Eisenwerte sein.

▫ Tab. 23.8 Phytotherapie bei funktionellen Herzbeschwerden und orthostatischer Dysregulation (► Kap. 12 und 13)

Symptomatik	Arzneidrogen	Präparatebeispiel
Schwindelanfälle, Schwarz-werden vor den Augen, heftiges Herzklopfen	Campher, Weißdornbeeren	*Korodin Herz-Kreislauf-Tropfen* 10–10–10 Tr. auf Zucker oder in Wasser (ab 12. Lj.)
Schwindelgefühl, Kopfweh, Konzentrationsschwäche	Ginsengwurzel	*Orgaplasma* 2–2–0 Tabl.
Innere Unruhe, rasches Schwit-zen, anfallsweises Herzjagen	Wolfstrappkraut	*ThyreoLoges comp.* 5–0–5 Tr.

23

Praxistipp

— Bei anhaltenden, vegetativ betonten Herz-Kreislauf-Beschwerden sollten die Schilddrüsenwerte bestimmt werden. Bei Zeichen einer latenten Hyperthyreose ist ein längerfristiger Behandlungsversuch mit Wolfstrappkraut geeignet (vgl. ▫ Tab. 23.8), der oftmals zu einer Regulierung grenzwertig erhöhter Werte führt.

— Bei organisch bedingten Herzerkrankungen im Kindesalter kann zusätzlich zu den konventionellen Kardiaka ein standardisierter Weißdornextrakt (z. B. *Crataegutt* 80 mg) eingesetzt werden, ohne dass ein Risiko für Wechselwirkungen oder eine gegenseitige Wirkungsabschwächung besteht. Dies beruht auf Erfahrungen in der Praxis.

23.1.9 Magen-Darm-Erkrankungen (► Kap. 15)

Von perioral bis perianal gibt es viele pädiatrische Krankheitsbilder, bei denen neben Hygiene und Pflege lokal und systemisch Arzneipflanzen eingesetzt werden können (▫ Tab. 23.9).

— Flüssigkeits- und Elektrolytsubstitution bei akuter Gastroenteritis gehören zu den grundlegenden Behandlungsmaßnahmen, ebenso die anschließende Sanierung der Darmflora. Dies gilt auch für die Therapie gastrointestinaler Nebenwirkungen einer Antibiose. Dabei bewährt sich eine Therapie mit Probiotika, z. B. *Mutaflor mite* 1–0–(1) Kps., die das darmassoziierte Immunsystem beeinflusst.

▣ **Tab. 23.9** Phytotherapie bei Magen-Darm-Erkrankungen (▶ Kap. 15)

Symptomatik	Arzneidrogen	Präparatebeispiel
Reiseübelkeit	Ingwerwurzelstock	*Zintona* 2 Kps. ¼ Std. vor Reiseantritt, dann 2 Kps. alle 4 Std. (ab 6. Lebensjahr)
Krampfartige (periumbilicale) Bauchschmerzen, Blähungen, Appetitlosigkeit, oft unregelmäßiger Stuhlgang, Neigung zu Verstopfung	Kamillenblüten, Kümmelfrüchte, Melissenblätter, Pfefferminzblätter, Schleifenblumenkraut, Süßholzwurzel	Iberogast Advance ab 12 Jahre:20–20–20 Tr. auf Wasser
Anhaltende oder immer wieder auftretende Verstopfung	Flohsamenschalen	Pascomucil 1–0–1 TL
Durchfällige Stühle, Bauchkrämpfe	Uzarawurzel	*Uzara Saft* 2–6 Jahre: 2–2–2 ml ab 6 Jahren: 4–4–4 ml
Durchfälle, auch durch Zahnen bedingt	Apfelpektin, Kamillenblüten	*Diarrhoesan Saft* stündlich 2–3 Jahre: 5 ml 4–5 Jahre: 10 ml ab 6 Jahre: 30 ml

▬ Ein solcher Therapieansatz ist aus Sicht der Praxis auch geeignet zur längerfristigen Anwendung bei Obstipation, die trotz ausreichender Flüssigkeitszufuhr im Säuglings- und Kleinkindalter hartnäckig anhalten kann; bei älteren Kindern ist die Anwendung von Flohsamenschalen bewährt.

▬ Eine Modulation des darmassoziierten Immunsystems ist ebenfalls sinnvoll bei *Nahrungsmittelunverträglichkeit* unter Einhaltung einer so weit wie möglichen Karenz. Eine probiotische Therapie kann auch dazu beitragen, dass die Rezidivhäufigkeit von Wurmbefall gesenkt wird. An diese Krankheitsursache sollte differenzialdiagnostisch bei anhaltenden oder rezidivierenden Bauchschmerzen immer gedacht werden. Pflanzliche Antihelmintika stehen nicht zur Verfügung, weshalb nach einer Wurmabtreibung neben Hygienemaßnahmen eine Nachbehandlung wie oben beschrieben praxisbewährt ist.

23

Praxisbewährt

Bei (Klein-)Kindern mit Bauchweh ist – nach sorgfältiger Diagnostik – die lokale Einreibung mit Kümmelöl geeignet; dies bewährt sich auch bei der *Drei-Monats-Kolik* wie überhaupt bei *Blähungskoliken.*

— Bei der sehr schmerzhaften *Analfissur* sind Sitzbäder mit Kamillenextrakt und anschließender Einreibung mit einer hamamelisblätterhaltigen Salbe sinnvoll; diese Maßnahme sollte auch zur Nachbehandlung einer *Windeldermatitis* nach einer antimykotischen Anogenitalbehandlung durchgeführt werden (▶ Kap. 21 „Hauterkrankungen"). Bei dieser Indikation ist Abtupfen mit einem Schwarztee- oder Stiefmütterchenkrauttee-Aufguss bewährt.

Allgemeinmaßnahmen bei Magen-Darm-Erkrankungen sind im ▶ Kap. 15 dargestellt; darüber hinaus sind im Anhang eine Reihe von Teezubereitungen zusammengestellt, die zumindest von älteren Kindern auch geschmacklich akzeptiert werden.

Die bei einem viralen Magen-Darm-Infekt auftretende *Coxalgia fugax* (Hüftschnupfen) lässt sich praxisbewährt mit einem pflanzlichen Antiphlogistikum behandeln (◘ Tab. 23.10, rheumatische Erkrankungen).

◘ Tab. 23.10 Phytotherapie bei rheumatischen Erkrankungen, Schmerzsyndromen, stumpfen Verletzungen (▶ Kap. 20)

Symptomatik	Arzneidrogen	Präparatebeispiel
Muskelkater, Muskelkrämpfe Schiefhals, Verrenkung, Wachstumsschmerzen; Hüftschnupfen	Eschenrinde, Goldrutenkraut, Zitterpappelrinde und blätter	*Phytodolor Tinktur* 20–20–20–20 Tr.
Entzündungsbedingte Schmerzen, schmerzhafte Bewegungseinschränkung, Gelenkschwellung	Bromelain	Bromelain-POS 1–0–1 Tabl. (ab 12 Jahre)
Schmerzende Gelenke mit Bewegungseinschränkung	Brennnesselblätter	*Rheuma Hek forte* 1–0–1 Tabl. (ab 12 Jahre)
Zerrung, Prellung, Dehnung	Beinwellwurzel	*Kytta Plasmaf Paste* 1- bis 2-mal tgl. auftragen

23.1.10 Rheumatische Erkrankungen, Schmerzsyndrome, stumpfe Verletzungen (▶ Kap. 19)

Beschwerden und Erkrankungen am Bewegungsapparat können im Kindes- und Jugendalter wie folgt eingeteilt werden:
- **Muskeln und Gelenke**
  - Bein- und Fußfehlstellung, Hüftdysplasie,
  - Muskelkater, Muskelkrämpfe,
  - Schiefhals, Verrenkung.
- **Wirbelsäule und Knochen**
  - Entwicklungsstörungen, Rachitisvorbeugung,
  - Wachstumsschmerzen,
  - Wirbelsäulenbeschwerden, Haltungsfehler, Skoliose.

Bei den genannten Krankheitsbildern stehen krankengymnastische Maßnahmen im Mittelpunkt, sofern kein operativer Eingriff angezeigt ist. In Abhängigkeit der Beschwerdesymptomatik bewährt sich eine Add-on-Phytotherapie mit solchen Arzneidrogen, die analgetische sowie antiphlogistische Eigenschaften besitzen. Dabei kommen lokale wie auch systemische Anwendungen infrage unter Berücksichtigung von Lebensalter sowie Lokalisation und Intensität der Beschwerden (◻ Tab. 23.10).

Die Praxiserfahrung legt nahe, bei der juvenilen rheumatoiden Arthritis die Phytotherapie ebenfalls add-on einzusetzen, auch und gerade wegen der Schwere des Krankheitsbildes sowie der zunehmenden Anwendung von Biologicals. Dabei ist eine ausführliche Beratung der Eltern notwendig, um ihnen die Sinnhaftigkeit einer begleitenden Behandlung mit Naturstoffen zu erläutern. Es können die in ▶ Kap. 20, „Rheumatische Erkrankungen, Schmerzsyndrome, stumpfe Verletzungen", genannten Arzneidrogen angewendet werden.

Praxistipp

Bei entzündlich bedingten Gelenkschmerzen empfiehlt es sich, die Arzneidroge jeweils nach einer 4- bis 6-wöchigen Anwendung zu wechseln, was erfahrungsgemäß zu einer effektiveren Behandlung führt.

Praxisbewährt

Bei einer hochakuten Gelenksschwellung hat sich das Auftragen von handelsüblichem Speisequark bewährt, der nach ca. 15–20 min Dauer entfernt wird; anschließend wird mit Beinwellwurzel eingerieben (z. B. *Traumaplant Salbe*). Diese Maßnahme kann 3-mal tgl. durchgeführt werden.

23.1.11 Erkrankungen der ableitenden Harnwege (► Kap. 16)

Bei Harnwegsinfekten im Kindesalter eignet sich die Phytotherapie als First-line-Behandlung, wenn eine frühzeitige Medikation auf Grund der anfangs oft unspezifischen Symptome möglich ist. In jedem Fall sollte bei einer Antibiose eine pflanzliche Begleittherapie Standard sein; bei Säuglingen und Kleinkindern ist eine probiotische Begleit- und Nachbehandlung sinnvoll (► Kap. 15, „Akute Diarrhö").

Wohlwissend, dass die Enuresis einen deutlichen psychosomatischen Bezug hat („Weinen aus der Blase"), beansprucht die Phytotherapie Priorität neben den Maßnahmen der Betreuung (► Kap. 2 „Psychische und neurovegetative Erkrankungen") (◘ Tab. 23.11).

◘ **Tab. 23.11** Phytotherapie bei Erkrankungen der ableitenden Harnwege (► Kap. 16)

Symptomatik	Arzneidrogen	Präparatebeispiel
Reizblase, Enuresis nocturna	Baldrianwurzel, Melissenblätter	Euvegal 320/160 mg 0–0–1 Tabl.
Immer wiederkehrende Entzündungen mit Missempfindungen und Brennen beim Wasserlassen	Liebstöckelwurzel, Rosmarinblätter, Tausendgüldenkraut	*Canephron uno* 1–1–1 Tabl. (ab 12 Jahre)
Harnreflux mit rez. Exazerbation und Zeichen einer akuten Entzündung	Echtes Goldrutenkraut	Cystinol long 1–1–1 Kps. (ab 12 Jahre)
Vorhautverklebung mit Symptom einer funktionellen Phimose	Kamillenblüten	*Kamillin-Konzentrat-Robugen* 10 ml auf 1 Becher lauwarmes Wasser
Scheidenentzündung	Sonnenhutkraut	Echinacin-Salbe

(Rezidivierende) Harnwegsinfekte sollten nach sorgfältiger Diagnostik phytotherapeutisch mitbehandelt werden; im einfachsten Fall ist das Kind anzuhalten, genügend Flüssigkeit zu sich zu nehmen, dabei bewährt sich der Zusatz von *Cranberry*-Saft oder Pulver, was auf Grund des Geschmacks auch von Kleinkindern akzeptiert wird.

Praxisbewährt

Bei Harnreflux bewährt sich ebenfalls eine pflanzliche (Begleit-)Behandlung, da eine durch akute Entzündungsphasen bedingte antibiotische Langzeittherapie oftmals verkürzt werden kann.

Praxisbewährt

- Bei Vorhautverklebung (Phimose) eignet sich folgendes Vorgehen: Einen Pappbecher mit lauwarmem Wasser füllen mit Zusatz von 10 ml Kamillenblütenextrakt (z. B. *Kamillin-Konzentrat-Robugen*); darin wird der Penis gebadet unter vorsichtigem Hin- und Herziehen der Vorhaut. Anschließend an der Luft trocknen lassen und auf die Penisspitze und, sofern möglich, auf die Eichel eine Salbe mit Sonnenhutkrautextrakt dünn auftragen (z. B. *Echinacin-Salbe*). In der langjährigen Praxis des Verfassers konnte mit dieser Behandlung bei vielen Kindern eine Phimose-OP vermieden werden, was zudem durch Rückmeldungen von Kollegen bestätigt wird.
- Ein vergleichbares Vorgehen mit Sitzbädern und anschließendem Auftragen von Sonnenhutkrautsalbe auf die Labien bewährt sich auch bei Scheidenverklebungen**, zumal es vergleichbar einer Phimose zu einem verzögerten Harnfluss kommen kann.

23.1.12 Hauterkrankungen (▶ Kap. 20)

Eitrige Hautentzündungen wie eine Nagelbettentzündung oder ein Furunkel können bei frühzeitiger Behandlung allein phytotherapeutisch behandelt werden, zumindest unter Vermeidung einer systemischen Antibiose. Hierfür kommt neben den Lokalmaßnahmen vor allem auch eine interne, immunmodulierende Therapie infrage. Vergleichbares Vorgehen bewährt sich auch bei Akne und Follikulitis, wie es in ▶ Kap. 21 dargestellt ist.

◘ Tab. 23.12   Phytotherapie bei Hauterkrankungen (▶ Kap. 21)

Symptomatik	Arzneidrogen	Präparatebeispiel
Neurodermitis	Nachtkerzenöl	(Derzeit nur als NEM) 1000 mg 2–0–2 Kps. (Kapseln aufschneiden und Inhalt einnehmen)
	Ballonrebenkraut	*Halicar-Creme,-Salbe* mehrfach tgl. einreiben
Windeldermatitis, Milchschorf	Kamillenblüten	*Kamillin-Konzentrat* 15 ml auf 10 l Wasser für Säuglingsbäder
	Hamamelis- blätter/-zweige	Hametum Wund- und Heilsalbe mehrmals tgl. dünn auftragen
	Kamillenblüten	*Kamillosan-Salbe* mehrmals tgl. dünn auftragen
Exanthemische Kinder- krankheiten (vgl. Text)	Stiefmütterchenkraut	*Lokal:* 1 EL auf 1 Tasse heißes Wasser, nach dem Abkühlen die Hautstellen betupfen
	Sonnenhutkraut	*Echinacin-Saft* 2,5–2,5–2,5 ml
Dellwarzen, Mollusken	Färberhülsenwurzel, Lebensbaumspitzen, Sonnenhutwurzel	*Esberitox* 1(2)–1(2)–1(2) Tabl. (Kinder ab 4 J. bzw. ab 7 J.)

(Windel-)Dermatitis und (endogenes) Ekzem sind bei Kindern häufig auftretende Erkrankungen. In Form einer konsequenten Phytotherapie (innerlich/äußerlich) lassen sich stark wirksame Dermatotherapeutika einsparen (◘ Tab. 23.12). Dies betrifft auch die Urticaria, deren eigentliche Ursache oftmals schwer zu eruieren ist, wobei eine sorgfältige Anamnese meistens zielführender ist als eine bei Kindern nur bedingt durchführbare Allergiediagnostik.

Praxistipp

Die längerfristige Behandlung des darmassoziierten Immunsystems ist eine praxisbewährte Option bei Hauterkrankungen (▶ Kap. 15, „Akute Diarrhö").

Auch die klassischen Kinderkrankheiten, die durch ein Exanthem gekennzeichnet sind und dadurch differenziert werden, lassen sich phytotherapeutisch gut behandeln, was eine Antibiose (Scharlach) bzw. eine symptomatische Therapie einschließt. Mit den in ❏ Tab. 23.12. genannten Maßnahmen lassen sich folgende exanthemische Krankheiten behandeln:

— Hand-Mund-Fuß-Krankheit,
— Röteln, Ringelröteln,
— Scharlach,
— Windpocken.

Dabei bewährt sich vor allem das Stiefmütterchenkraut, mit dem die am meisten entzündeten Hautstellen abgetupft werden, sowie die Einnahme von einem sonnenhutkrauthaltigen Monopräparat (z. B. *Echinacin-Saft* 2,5–2,5–2,5 ml). Gerade auch beim Scharlach (add-on!), bei Windpocken sowie der Hand-Mund-Fuß-Krankheit erweisen sich pflanzliche Arzneimittel als sinnvoll.

Auf Grund der immunmodulierenden Eigenschaften zeigen sie klinisch verifizierbar antiinflammatorische und antiphlogistische Wirkungen, wie z. B. *Imupret N*, das zur Behandlung von Kindern ab dem 2. Lebensjahr zugelassen ist: bis zu 6-mal täglich 10 Tropfen, Kinder ab 6 Jahre 15 Tr./Dosis.

Zur Behandlung der bei Kindern häufig auftretenden Mollusken haben sich sonnenhutkrauthaltige Kombinationspräparate bewährt (z. B. *Esberitox,* Tabl. 1–1–1), was wiederum die Erfahrung aus der Praxis widerspiegelt und die Inhaltsstoffe der Arzneidrogen erklärbar macht. Einmal mehr ist aus Sicht der Patientenversorgung darauf hinzuweisen, dass gerade in der Kinderheilkunde die Phytotherapie bei einem off-label-use bei den unterschiedlichsten Erkrankungen eingesetzt werden können.

Teemischungen

Inhaltsverzeichnis

© Springer-Verlag GmbH Deutschland, ein Teil von Springer Nature 2024
M. Wiesenauer, *PhytoPraxis*, https://doi.org/10.1007/978-3-662-68226-5_24

Teemischungen sind eine traditionelle Anwendung von Arzneipflanzen, die sich in der Praxis als unterstützende Maßnahme bewährt haben. Die nachstehende Auswahl orientiert sich an den Vorgaben der Zulassungsbehörde (Standardzulassungen). Teemischungen sind nicht zu Lasten der GKV verordnungsfähig.

24.1 Tee bei Schlafstörungen

24.1.1 Beruhigungstee I

Zusammensetzung: Beruhigungstee I
- Baldrianwurzel 40,0 g
- Pomeranzenschale 10,0 g
- Hopfenzapfen 20,0 g
- Melissenblätter 15,0 g
- Pfefferminzblätter 15,0 g

24

■ **Anwendungsgebiete**
Nervöse Erregungszustände, Einschlafstörungen

■ **Neben-/Wechselwirkungen**
–

■ **Gegenanzeigen**
–

■ **Dosierungsanleitung und Art der Anwendung**
Etwa 1 EL Tee mit siedendem Wasser (ca. 150 ml) übergießen, bedeckt etwa 10–15 Min. ziehen lassen und dann durch ein Teesieb geben.
Soweit nicht anders verordnet, 2- bis 3-mal tgl. und v. d. Schlafengehen 1 Tasse frisch zubereiteten Tee trinken.

24.2 Hustentee (eher reizlindernd)

24.2.1 Brusttee

Zusammensetzung: Brusttee
- Anis 15,0 g
- Süßholzwurzel 25,0 g
- Eibischwurzel 25,0 g
- Eibischblätter 35,0 g

■ **Anwendungsgebiete**
Zur Reizlinderung bei Schleimhautentzündungen der oberen Atemwege und damit verbundenem trockenen Husten

■ **Neben-/Wechselwirkungen**
Bei längerer Anwendung und höherer Dosierung können mineralokortikoide Effekte in Form von Natrium- und Wasserretention, Kaliumverlust mit Bluthochdruck, Wasseransammlungen in Geweben, Verminderung des Kaliumgehaltes im Blut verbunden mit Muskelschwäche und in seltenen Fällen Rotfärbung des Urins durch Beimengung von Myoglobin auftreten.

Gelegentlich kann es zu allergischen Reaktionen der Haut, Atemwege und des Magen-Darm-Trakts kommen.

Kaliumverluste durch andere Arzneimittel, z. B. Thiazide und Schleifendiuretika, können verstärkt werden. Durch Kaliumverlust nimmt die Empfindlichkeit gegenüber Digitalisglykosiden zu.

❯ Die Resorption anderer, gleichzeitig eingenommener Arzneimittel kann verzögert werden.

■ **Gegenanzeigen**
Durch Gallenstauung entstandene Lebererkrankungen, Leberzirrhose, Bluthochdruck, Verminderung des Kaliumgehaltes im Blut, schwere Nierenfunktionsschwäche, Schwangerschaft, Überempfindlichkeit gegen Anis und Anethol

■ **Dosierungsanleitung und Art der Anwendung**
Etwa 1 EL Tee mit siedendem Wasser (ca. 150 ml) übergießen, bedeckt etwa 10 Min. ziehen lassen und dann durch ein Teesieb geben.
Soweit nicht anders verordnet, mehrmals tgl. 1 Tasse trinken.

24.3 Hustentee (eher auswurffördernd)

24.3.1 Hustentee I

Zusammensetzung: Hustentee I
— Bitterer Fenchel 10,0 g
— Spitzwegerichkraut 40,0 g
— Süßholzwurzel 25,0 g
— Thymian 25,0 g

■ **Anwendungsgebiete**
Symptome der Bronchitis sowie zur Reizlinderung bei Katarrhen der oberen Atemwege mit lockerem Husten

■ **Neben-/Wechselwirkungen**
Gelegentlich allergische Reaktionen der Haut, der Atemwege und des Gastrointestinaltrakts

■ **Gegenanzeigen**
Allergie gegen Anis und Anethol

■ **Dosierungsanleitung und Art der Anwendung**
Etwa 1 EL Tee mit siedendem Wasser (ca. 150 ml) übergießen, bedeckt etwa 10 Min. ziehen lassen und dann durch ein Teesieb geben.
Soweit nicht anders verordnet, mehrmals tgl. 1 Tasse trinken.

24.4 Tee bei grippalem Infekt

24.4.1 Erkältungstee

> **Zusammensetzung: Erkältungstee**
> – Holunderblüten 30,0 g
> – Lindenblüten 30,0 g
> – Mädesüßblüten 20,0 g
> – Hagebuttenschalen 20,0 g

■ **Anwendungsgebiete**
Fieberhafte Erkältungskrankheiten, bei denen eine Schwitzkur erwünscht ist

■ **Neben-/Wechselwirkungen**
–

■ **Gegenanzeigen**
–

■ **Dosierungsanleitung und Art der Anwendung**
Etwa 1 EL Tee wird mit siedendem Wasser (ca. 150 ml) übergossen, bedeckt etwa 10 Min. ziehen lassen und dann durch ein Teesieb gegeben.
Soweit nicht anders verordnet, mehrmals tgl. 1 Tasse frisch bereiteten Tee trinken.

24.5 Tee bei Appetitlosigkeit

24.5.1 Magentee II

> **Zusammensetzung: Magentee II**
> – Angelikawurzel 20,0 g
> – Schafgarbenkraut 30,0 g
> – Tausendgüldenkraut 25,0 g
> – Wermutkraut 25,0 g

■ **Anwendungsgebiete**
Magenbeschwerden wie Völlegefühl und Blähungen, z. B. durch mangelnde
Magensaftbildung; zur Appetitanregung

■ **Neben-/Wechselwirkungen**
Gelegentlich können bei bitterstoffempfindlichen Personen Kopfschmerzen
ausgelöst werden.

■ **Gegenanzeigen**
Magen- und Darmgeschwüre

■ **Dosierungsanleitung und Art der Anwendung**
2 TL Tee mit siedendem Wasser (ca. 150 ml) übergießen, bedeckt 10–15 Min.
ziehen lassen und dann durch ein Teesieb geben.
 Soweit nicht anders verordnet, mehrmals tgl. 1 Tasse frisch bereiteten Tee
mäßig warm ½ Std. v. d. Mahlzeiten trinken.

24

24.6 Tee bei dyspeptischen Beschwerden

24.6.1 Magen-Darm-Tee VI

Zusammensetzung: Magen-Darm-Tee VI
 ▬ Anis 15,0 g
 ▬ Bitterer Fenchel 15,0 g
 ▬ Kümmel 30,0 g
 ▬ Kamillenblüten 40,0 g

■ **Anwendungsgebiete**
Magen-Darm-Beschwerden wie Völlegefühl, Blähungen und leichte, krampfartige Magen-Darm-Störungen; nervöse Herz-Magen-Beschwerden

■ **Neben-/Wechselwirkungen**
Gelegentlich allergische Reaktionen der Haut, der Atemwege und des
Gastrointestinaltrakts

■ **Gegenanzeigen**

Allergie gegen Anis und Anethol

■ **Dosierungsanleitung und Art der Anwendung**

Etwa 1 EL Tee mit siedendem Wasser (ca. 150 ml) übergießen, bedeckt etwa 10 Min. ziehen lassen und dann durch ein Teesieb geben.

Soweit nicht anders verordnet, mehrmals tgl. 1 Tasse frisch bereiteten Tee warm zwischen den Mahlzeiten trinken.

24.7 Tee bei akutem Harnwegsinfekt

24.7.1 Blasen- und Nierentee II

> **Zusammensetzung: Blasen- und Nierentee II**
> ▬ Bärentraubenblätter 40,0 g
> ▬ Birkenblätter 20,0 g
> ▬ Samenfreie Gartenbohnenhülsen 20,0 g
> ▬ Schachtelhalmkraut 20,0 g

■ **Anwendungsgebiete**

Zur Unterstützung der Therapie von Blasen- und Nierenbeckenkatarrhen

■ **Neben-/Wechselwirkungen**

Bei Magenempfindlichkeit und bei Kindern können Übelkeit und Erbrechen auftreten.

Der Tee soll nicht zusammen mit Mitteln gegeben werden, die zur Bildung eines sauren Harns führen.

■ **Gegenanzeigen**

Wasseransammlungen (Ödeme) infolge eingeschränkter Herz- und Nierentätigkeit.

Bei chronischen Nierenerkrankungen sollte vor der Anwendung von Blasen- und Nierentee der Arzt befragt werden.

■ **Dosierungsanleitung und Art der Anwendung**

1 TL (2–4 g) Tee mit Wasser (ca. 150 ml) etwa 15 Min. lang zugedeckt kochen und dann durch ein Teesieb geben. Der Tee kann auch durch Ansetzen mit kaltem Wasser und mehrstündiges Ziehen bereitet werden. Nach dem Durchsieben ist der Tee dann kurz aufzukochen.

Soweit nicht anders verordnet, 3- bis 4-mal tgl. 1 Tasse trinken.

24

Serviceteil

© Springer-Verlag GmbH Deutschland, ein Teil von Springer Nature 2024
M. Wiesenauer, *PhytoPraxis*, https://doi.org/10.1007/978-3-662-68226-5

Literatur und Adressen

Bücher

Blaschek, W. (Hrsg.): Wichtl – Teedrogen und Phytopharmaka. 6. Aufl. Wissenschaftliche Verlagsgesellschaft Stuttgart 2016

Dingermann, Th. (Hrsg.): Transparenzkriterien für pflanzliche, homöopathische und anthroposophische Arzneimittel. S. Karger Verlag, Basel 2000

Dingermann, Th., Loew, D.: Phytopharmakologie. Wissenschaftliche Verlagsgesellschaft Stuttgart 2003

Dorsch, W., Loew, D., Meyer-Buchtela, E., Schilcher, H.: Kinderdosierungen von Phytopharmaka. Kooperation Phytopharmaka, Bonn 1999

Fintelmann, V.,Weiss, R.: Lehrbuch der Phytotherapie. 13. Auflage Hippokrates Verlag Stuttgart 2016

Frohne, D.: Heilpflanzenlexikon. 9. Auflage Wissenschaftliche Verlagsgesellschaft Stuttgart 2021

Hänsel, R., Sticher, O.: Pharmakognosie – Phytopharmazie. 10. Auflage Springer-Verlag Heidelberg 2015

Hiller, K., Melzig, M.F.: Lexikon der Arzneipflanzen und Drogen: E-Book. 3. Auflage Spektrum Springer 2023

Loew, D., Ritebrock, N. (Hrsg.): Phytopharmaka in Forschung und klinischer Anwendung. Band I bis VI. Steinkopff Verlag, Darmstadt 1995 bis 2000

Schilcher, H., Kammerer, S., Wegener, T.: Leitfaden Phytotherapie. 5. Auflage Urban&Fischer Verlag München 2016

Wagner, H., Wiesenauer, M.: Phytotherapie. 2. Auflage Wissenschaftliche Verlagsgesellschaft Stuttgart 2003

Walach, H., Michael, S., Schlett, S. (Hrsg.): Das große Komplementär Handbuch. Wissenschaftliche Verlagsgesellschaft, Stuttgart 2018

Zeitschriften

Complementary Medicine Research, S. Karger-Verlag, CH-Basel

Phytokompass, Organ des KFN, Komitee Forschung Naturmedizin, Marienplatz 3, 80331 München

Phytomedicine, International Journal of Phytotherapy and Phytopharmakology, Urban & Fischer Verlag, Löbdergraben 14a, 07734 Jena

Zeitschrift für Phytotherapie, Organ der Gesellschaft für Phytotherapie., Haug Verlag, Postfach 30054, 70445 Stuttgart

Internetadressen

Deutsche Gesellschaft für Phytotherapie: www.phytotherapie.org

Gesellschaft für Arzneipflanzenforschung: www.GA-online.org

Schweizerische Medizinische Gesellschaft für Phytotherapie: www.smgp.ch

Kneippärztebund – Gesellschaft für Naturheilverfahren: www.Kneippaerztebund.de

Komitee Forschung Naturmedizin, KFN: www.phytotherapie-komitee.de

Zentralverband der Ärzte für Naturheilverfahren, ZÄN: www.zaen.org

Cochrane-Reviews

Artischocke, Cochrane-Review 2009
Cranberry, Cochrane-Review 2008
Ginseng, Cochrane-Review 2010
Johanniskraut, Cochrane-Review 2008
Knoblauch, Cochrane-Review 2012
Mariendistel, Cochrane-Review 2007
Rosskastanie, Cochrane-Review 2006
Sägepalmfrüchte, Cochrane-Review 2008
Sonnenhut, Cochrane-Reviews 2006 u. 2009
Taigawurzel, Cochrane-Review 2009
Weißdorn, Cochrane-Review 2008

Leitlinien (eine Auswahl)

Leitlinie der European Association of Urology (EAU)
Leitlinie des Weltverbandes für Biologische Psychiatrie
Nationale Versorgungsleitlinie „Nicht spezifischer Kreuzschmerz"
Nationale Versorgungsleitlinie „Unipolare Depression"
S2e-Leitlinie „Benignes Prostatasyndrom" der Deutschen Gesellschaft für Urologie (DGU)
S2k-Leitlinie „Chronische Obstipation bei Erwachsenen" DGVS
S2k-Leitlinie „Chronischer Pruritus" Deutsche dermatologische Gesellschaft (DDG)
S2k-Leitlinie „Gonrthrose" Deutsche Gesellschaft für Orthopädie und Orthopädische Chirurgie (DGOU)
S2k-Leitlinie „Rhinosinusitis" der Deutschen Gesellschaft für HNO-Heilkunde und DEGAM
S3-Leitlinie „Colitis ulcerosa" DGVS
S3-Leitlinie „Demenzen" (Fachgesellschaften)
S3-Leitlinie „Halsschmerzen" der Deutschen Gesellschaft für Allgemeinmedizin und Familienmedizin (DEGAM)
S3-Leitlinie „Husten bei Erwachsenen" der Deutschen Gesellschaft für Pneumologie (DGP)
S3-Leitlinie „Funktionelle Dyspepsie und Reizdarm-Syndrom" Deutsche Gesellschaft für Gastroenterologie (DGVS)
S3-Leitlinie „Funktionelle Körperbeschwerden"
S3-Leitlinie „Komplementärmedizin in der Onkologie" Deutsche Krebsgesellschaft (DKG)
S3-Leitlinie „Morbus Crohn" DGVS

Sachverzeichnis

Präparateverzeichnis

Printed by Wilco bv, the Netherlands